Bentham Books

儿童麻醉
儿童麻醉医师成长必经之路

（第二卷）

Pediatric Anesthesia:
A Guide for the Non-Pediatric Anesthesia Provider
Part II

主　编

[美]巴拉蒂·古尔坎蒂（Bharathi Gourkanti）

[美]欧文·格拉茨（Irwin Gratz）

[美]格蕾丝·迪波（Grace Dippo）

[美]娜塔莉·佩里斯（Nathalie Peiris）

[美]迪内什·乔杜里（Dinesh K. Choudhry）

主　译

成黎明　李建钢　张明

科学技术文献出版社
SCIENTIFIC AND TECHNICAL DOCUMENTATION PRESS
·北京·

图书在版编目（CIP）数据

儿童麻醉：儿童麻醉医师成长必经之路. 第二卷/（美）巴拉蒂·古尔坎蒂（Bharathi Gourkanti）等主编；成黎明，李建钢，张明主译. —北京：科学技术文献出版社，2024.1

书名原文：Pediatric Anesthesia: A Guide for the Non–Pediatric Anesthesia Provider Part Ⅱ

ISBN 978-7-5235-1128-2

Ⅰ. ①儿…　Ⅱ. ①巴…　②成…　③李…　④张…　Ⅲ. ①儿科学—麻醉学　Ⅳ. ① R726. 14

中国国家版本馆 CIP 数据核字（2024）第 002207 号

著作权合同登记号 图字：01-2023-4599

中文简体字版权专有权归科学技术文献出版社所有

Pediatric Anesthesia:A Guide for the Non-Pediatric Anesthesia Provider Part Ⅱ

First Published in English under Bentham eBooks imprint© [2022] Bentham Science Publishers, UAE. Email:subscriptions@benthamscience.net.

1500 Copies of Chinese Edition published under license from Bentham Science Publishers by Scientific and Technical Documentation Press Co.,Ltd.

儿童麻醉——儿童麻醉医师成长必经之路（第二卷）

策划编辑：张　蓉　责任编辑：崔凌蕊　郑　鹏　责任校对：张永霞　责任出版：张志平

出　版　者	科学技术文献出版社
地　　　址	北京市复兴路15号　邮编 100038
编　务　部	（010）58882938，58882087（传真）
发　行　部	（010）58882868，58882870（传真）
邮　购　部	（010）58882873
官 方 网 址	www.stdp.com.cn
发　行　者	科学技术文献出版社发行　全国各地新华书店经销
印　刷　者	北京地大彩印有限公司
版　　　次	2024年1月第1版　2024年1月第1次印刷
开　　　本	889×1194　1/16
字　　　数	360千
印　　　张	13.5
书　　　号	ISBN 978-7-5235-1128-2
定　　　价	168.00元

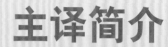
主译简介

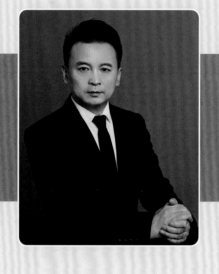

成黎明

主任医师，硕士研究生导师，昆明医科大学附属儿童医院麻醉科主任

【社会任职】

现任中华医学会麻醉学分会小儿学组委员，云南省优生优育妇幼保健协会小儿麻醉专业委员会主任委员，云南省医学会麻醉学分会副主任委员，云南省医师协会麻醉科医师分会常务委员，云南省医院协会ICU专业委员会委员，云南省临床麻醉质量控制中心专家，昆明医学会麻醉学专科分会副主任委员。

【专业特长】

掌握麻醉及危重症相关先进医疗技术，如经食管超声心动图检查、床旁心脏彩超、肺部超声、血流动力学监测及管理、困难气道管理，尤其擅长危重症患儿、早产儿、低体重儿、气管异物、巨大腹腔肿瘤、颅脑肿瘤、复杂先天性心脏病的麻醉管理及术后监测。

【学术成果】

担任云南省"十四五"省级临床重点专科项目负责人；主持省级课题2项，市级课题1项，获实用新型发明专利2项；共发表论文30余篇，其中SCI收录论文3篇。

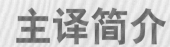
主译简介

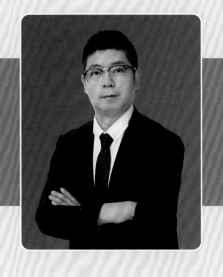

李建钢

硕士研究生导师，曲靖市第一人民医院麻醉科主任，曲靖市麻醉质量控制中心主任

【社会任职】

中华医学会麻醉学分会创伤急救学组委员，中国心胸血管麻醉学会非心脏麻醉专业委员会委员，云南省医师协会麻醉科医师分会常务委员，云南省医学会麻醉学分会常务委员，曲靖市医学会麻醉专业委员会主任委员。

【专业特长】

具有丰富的临床经验，擅长疑难危重患者的麻醉管理。

【学术成果】

云南省"十四五"省级临床重点专科项目负责人，参编专著4部，开展药物临床试验项目7项。

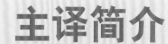

主译简介

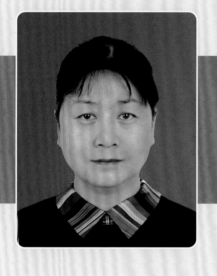

张 明

副主任医师，硕士研究生导师，昆明市儿童医院麻醉科副主任

【社会任职】

中国心胸血管麻醉学会小儿麻醉分会常务委员、日间手术麻醉分会委员，中华医学会麻醉学分会睡眠组委员。

【专业特长】

具有丰富的临床经验，擅长儿童复杂性先天性心脏手术麻醉、小儿心胸外科麻醉，新生儿、低体重儿麻醉，同时熟练掌握小儿动静脉穿刺、超声引导下局部神经阻滞等技术。

【学术成果】

目前作为第一作者主持省、市级科研项目5项，已获实用新型专利7项，参编专著7部，申请并推广新技术10余项。

译者名单

主　译

成黎明　李建钢　张　明

副主译

吴基林　苏　纲　郭玲惠

译　者（以姓氏拼音排序）：

陈　娜　陈春燕　陈文英　陈晓刚　成黎明　董西昆

杜文康　冯　波　付锐艳　谷海飞　桂梦婷　郭玲惠

江　宇　姜　珊　李　涛　李建钢　李皎骄　李敏肖

李义红　李云霞　廖顺芬　栾晓云　吕　钦　欧阳艺璇

邱　咄　苏　纲　吴　婕　吴基林　吴琼宇　谢　超

杨雪辉　曾　焱　张　明　张　鑫　张学蕊　张玉龙

赵　睿　赵霜艳　郑雪倩

原书序言

　　本书由医学博士Bharathi Gourkanti与Gratz、Dippo、Peiris、Choudhry共同编辑，是儿科麻醉实践中常见和不常见状况的可靠参考。希望每个麻醉住院医师和麻醉医师能从本书中获益。

　　对麻醉学员和非儿科专业的麻醉医师来说，儿科麻醉是一个复杂和经常令人生畏的主题。本书以一种便于使用的形式为包括手术室内外的儿科急诊等各个方面提供了新的导向：包括了最新发表的文献，如对COVID-19的麻醉考虑；还包括关于儿童人群的研究现状及儿童麻醉质量和患者安全的更新。作者编写和说明时采用了高质量的图片和表格。

　　本书的主要目标之一是为婴儿和儿童的安全护理提供一个便于使用的资源。它将当前的临床实践分解为一个便于医师使用的大纲。我向麻醉规培医师、临床执业麻醉医师、麻醉医师、儿科牙医、急诊医师和儿科重症医师推荐本书。

Sadhasivam S.
University of Pittsburgh
School of Medicine
Pittsburgh, PA
USA

原书前言

与第一卷相比，第二卷增加了许多反映当前儿童麻醉实践的具体问题。这既是对第一卷的补充，也可以独立成册。同第一卷一样，我们的目标是为忙碌的相关从业者提供全面、便捷可用的资源。在编纂过程中，许多作者对本书做出了贡献。

本书（第二卷）内容明显增加，我们努力确保其内容协调一致并持续关注当前麻醉实践相关的热点。增加的章节中重点关注了影响当前儿童麻醉实践的前沿和进展。例如，本书在某个章节中讨论了与COVID-19大流行相关的问题。另外，还专门增加了一些章节，如儿科麻醉研究、儿科麻醉中的质量控制和患者安全管理，以期激励读者进一步在实践工作中不断完善，推动学科进步。

感谢以下团队对本书的贡献：

不同领域的麻醉工作者都对该书做出了贡献，包括专业儿科麻醉医师、相关研究人员、偶尔做儿科手术的非专业儿科麻醉医师、麻醉科住院医师、儿科麻醉专科医师和注册麻醉护士。正是因为作者团队来源广泛，所以本书可以作为小儿麻醉工作者的"智库"，书中包含了大量作者对儿童医疗的不同见解。

致谢：

我们非常感谢本书所有作者，与第一卷一样，他们毫无保留地分享了自己的知识、观点和独特的专业见解，提供了丰富的信息资源，是集大家之所成，值得品读。

还要特别感谢与我合作的主编——Drs. Irwin Gratz、Grace Dippo、Nathalie Peiris和Dinesh K. Choudhry。他们用自己的知识、经验、耐心，对本书的细节严格把控，使这本书更为严谨。

总结：

总之，我们希望可以为经常或偶尔进行儿童麻醉的相关从业人员提供一个参考。我们真诚地希望本书有助于读者实施安全的儿科麻醉。

Bharathi Gourkanti

Associate Professor of Clinical Anesthesiology,

Department of Anesthesiology,

Cooper Medical School of Rowan University,

Camden, NJ,

USA

中文版序言

　　儿科麻醉学是一门年轻的学科，目前正处于蓬勃发展阶段。儿科麻醉学与多个临床医学专业有交叉，同时又具有自己鲜明的学科特点。儿童不是缩小版成人，儿科在解剖、生理、药理和所患疾病等方面与成人存在着明显差异。然而，许多儿童的疾病不在成人麻醉医师熟知的范围之内。了解儿童常见并发症、儿科少见疾病及儿童麻醉的注意事项对儿科临床麻醉工作具有重要意义。

　　在现代化的进程中，传播信息和更新知识是至关重要的工作。作为现代新兴学科的儿科麻醉学，其发展极其迅速，变化也十分多样。由于面临如此高速发展和频繁更新的学术局面，因此麻醉工作者对本专业及其相关专业书籍的渴求，应当不难理解。但现在缺乏对当前儿童麻醉研究成果的有效总结及临床转化。因此，成黎明教授团队翻译了 Bharathi Gourkanti 等编著的 *Pediatric Anesthesia: A Guide for the Non-Pediatric Anesthesia Provider Part II*，以期为广大从事儿童麻醉相关工作的医师提供帮助，为我国儿科麻醉学发展尽绵薄之力。

　　对于儿童麻醉的围手术期管理必须从最实际的基础开始。首先要了解异常的原因。能记住该怎么做并不难，难的是对异常原因的理解，因为即使是简单的理解，也将有助于制订麻醉方案和进一步的医疗护理计划，也有助于解决有可能出现的问题，影响麻醉方案的选择。与此同时，一旦了解基础的解剖学、生理学、药理学和外科手术学，将帮助麻醉医师做出最佳的麻醉诱导、维持和苏醒，以及选择特定的监测设备。本书回顾了儿科患者解剖学、生理学和药理学的明显差异，为成人麻醉医师概述了如何相应地调整麻醉方法。本书着重强调婴幼儿围手术期安全护理的重要性，对常见儿科并发症管理进行了深入的讨论，并介绍了常见的麻醉并发症及其治疗方法。

　　在此，特别感谢本书的总审校——昆明医科大学成黎明教授，他和他的团队成员在本书的翻译出版过程中的辛勤付出。成黎明教授及其团队长期从事儿童麻醉临床工作，造诣颇深。经其对本书仔细而深入地修改，本书翻译的准确性和可读性明显提高。

思和王

中文版前言

所谓"小儿麻醉"虽系指新生儿至12岁小儿时期的麻醉，但以6岁以下小儿为主要对象，尤其3岁以下的小儿生理特点与成年人具有明显差异，小儿并非是成年人的缩影，新生儿、婴幼儿时期各项生理功能与成年人差别甚大，小儿麻醉不能简单、机械地套用成年人的麻醉理论和技术。因此，从事小儿麻醉必须熟悉小儿的解剖与生理特点，应用于成年人的麻醉技术与方法则必须经过适当的调整、改进或处理并精确计算，方可使用于不同年龄段的小儿，并能确保小儿麻醉的安全。

随着近几十年来医学的进步，许多患有疾病的新生儿和儿童的存活率有了显著提高。对于接受麻醉的儿童，我们需要考虑许多相关疾病的过程，还需要关注细节和满足一些特定的要求。小儿麻醉中经常遇到许多特殊问题及需要采取的特殊措施，麻醉医师需要清楚地了解这些疾病及其并发症，并及时了解各种治疗方法，包括其安全性及不良反应。

Bharathi Gourkanti等编著的*Pediatric Anesthesia: A Guide for the Non-Pediatric Anesthesia Provider Part II*一书，总结了小儿麻醉学领域最新发展的科学规律和临床规范，这为麻醉学临床工作者打磨技艺提供了一系列的方法论，是提高麻醉及围手术期医学安全和质量的重要手段，同时也成为小儿麻醉学进一步发展的源泉。本书具有两大特色：其一，更系统全面地吸收近年来临床研究的最新证据，让小儿麻醉学领域的最新方法、技术和成果，转化为可供参照的建议；其二，围绕具体的临床问题展开，这些问题紧密结合当代小儿麻醉的新要求、新挑战，详细叙述儿童患者常见并发症、危重儿科患者的麻醉注意事项，以及新型冠状病毒感染患者、儿科少见疾病的麻醉与围手术期管理等，同时为小儿疼痛管理、小儿麻醉质量与安全地把控提供理论指导，非常具有现实和临床意义。

本书可作为一本麻醉入门及经验丰富的麻醉医师便捷的临床参考工具

书。因此，我们翻译本书，旨在为繁忙的临床工作者提供随时可供参考且最为关键、与临床最相关的信息资源，更切实地将当前对患者最有利的医疗行为应用于临床实践之中，提高麻醉业务水平与质量，保证患儿围手术期安全，最终使广大麻醉手术患儿受益，这正是所有参与翻译工作的麻醉医师所期望的。

在本书即将出版之际，我们由衷地感谢全体团队成员的辛勤劳动，编委们的关切与支持，专家们的帮助和具体指导。其次，感谢科学技术文献出版社的鼎力支持及编辑在校订和出版过程中的努力。最后，我们殷切地希望广大读者对本书的缺点和错误不吝赐教。

成黎明

目录

🔹 第一章　常见并发症患儿的麻醉：第一部分 1

🔹 第二章　常见并发症患儿的麻醉：第二部分 29

🔹 第三章　常见并发症患儿的麻醉：第三部分 41

🔹 第四章　危重儿科患者的麻醉注意事项 71

🔹 第五章　麻醉与遗传疾病 91

🔹 第六章　小儿疼痛管理和局部麻醉 101

🔹 第七章　小儿麻醉研究 127

🔹 第八章　小儿麻醉质量与患者安全原则 135

🔹 第九章　新型冠状病毒感染患者的麻醉关注点（2020年）................................ 147

🔹 第十章　肌营养不良和线粒体肌病 155

🔹 第十一章　儿科少见疾病的麻醉 179

第一章
常见并发症患儿的麻醉

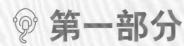 ## 第一部分

Divya Dixit, M.D.[1] and Dinesh K. Choudhry[2]

[1]Department of Anesthesia and Perioperative Medicine, Alfred I. duPont Hospital for Children, Wilmington, DE, USA

[2]Department of Anesthesiology, Shriners Hospital for Children, Philadelphia, PA, USA

摘要：对于接受麻醉的儿童，我们需要考虑许多相关疾病的发病过程，还需要关注细节和满足一些特定的需求。在儿科中有几种常见的并发症。一种常见的情况是患有上呼吸道感染的儿童提出要行择期手术，我们将讨论什么时候进行择期手术是安全的，什么时候风险很高。哮喘在儿童中很常见，在麻醉期间病情会加剧。我们对这些呼吸系统疾病患儿的麻醉管理进行了讨论。唐氏综合征儿童经常需要进行各种心脏外科和非心脏外科干预。我们将讨论他们行非心脏手术的相关麻醉问题。患有镰状细胞病的儿童是另一组经常因镰状细胞危象住院的患者。需要注意这类患儿的具体细节，以确保手术安全，同时需要最佳的疼痛管理。由于因阻塞性睡眠呼吸暂停而需要进行外科手术的儿童越来越多，我们将讨论相关的麻醉挑战和风险。

关键词：急性胸部综合征、呼吸暂停—低通气指数、哮喘、支气管痉挛、中枢性睡眠呼吸暂停、颈椎不稳、深麻醉拔管、唐氏综合征、血红蛋白F、喉罩、喉痉挛、阻塞性睡眠呼吸暂停、围手术期呼吸不良事件、红细胞输注、短效β_2-受体激动剂、镰状细胞病、睡眠呼吸障碍、上呼吸道感染、血管阻塞危象、喘息。

一、上呼吸道感染

（一）介绍

上呼吸道感染（upper respiratory tract infection，URTI），即普通感冒，是指仅限于上呼吸道的感染，以流涕、鼻塞、咳嗽、打喷嚏、咽痛、喘息、低热和其他不适为症状。在美国，大多数成年人每年会经历2~4次上呼吸道感染，而最小的儿童每年经历6~8次。95%的上呼吸道感染继发于急性病毒性疾病，其中主要为鼻病毒，占30%~50%，其血清型超过100种。据报道，参加大型日托中心的学龄前儿童比在家的儿童更容易患上感冒。

在一项大型前瞻性观察性儿科麻醉实践试验中，33个欧洲国家，261家医院，30 874名从出生至15岁的儿童，围手术期严重的危重事件发生率为5.2%。呼吸危重事件最常见（3.1%），其次是心血管危重事件（1.9%）。

（二）围手术期呼吸不良事件

目前上呼吸道感染患儿发生围手术期呼吸不良事件（perioperative respiratory adverse events，PRAEs）的风险较高，包括喉痉挛、支气管痉挛、咳嗽、气道阻塞、屏气和低氧血症。严重的呼吸道并发症，如肺不张、误吸、插管后肿胀、喘鸣和肺炎，可能会导致意外的气管插管或再次插管、返回急诊或意外住院。在一项前瞻性研究中，发现接受非心脏手术的围手术期呼吸不良事件患儿住院时间和费用是普通患者的2倍。但并发症一般是轻微的，相对安全，容易处理，并且没有长期的后遗症，很少有报道称上呼吸道感染儿童手术导致的死亡与心肌炎有关。

上呼吸道感染通常是自限性的，但气道高反应性可持续6~8周，伴有分泌物增加、黏膜炎症和神经反射改变。麻醉风险在上呼吸道感染后的前几天最大，尽管如此，在上呼吸道感染后长达6周的时间里，麻醉风险仍然较高。

（三）危险因素

手术前有上呼吸道感染症状或手术前患上呼吸道感染不到2周的儿童发生围手术期呼吸不良事件的风险相对增加了1倍，尤其是喉痉挛。然而，在本研究中，在需要麻醉的手术前2~4周有上呼吸道感染症状时，发生围手术期呼吸不良事件的风险较低。在儿科镇静研究联盟数据库中，我们分析了83 491例患儿镇静后的并发症。发现在目前患上呼吸道感染且有浓稠和（或）绿色分泌物并进行镇静的儿童中，发生围手术期呼吸不良事件的风险＞22%。父母在手术当天说孩子"感冒"是评估围手术期呼吸不良事件风险增加的一个很好的提示。这项研究发现了7个与围手术期呼吸不良事件风险增加相关的变量，包括咳痰、鼻塞、打鼾、被动吸烟、气管插管、诱导剂的选择及肌松剂是否逆转。在一项研究中，研究人员发现随着年龄的增加，发生围手术期呼吸不良事件的风险降低了约8%，而在另一项研究中，相对风险降低了11%。表1-1概述了与围手术期呼吸不良事件风险有关的各种因素。

表1-1　围手术期增加呼吸不良事件风险的相关因素

2~4周上呼吸道感染进行手术
URTI 同时有绿鼻涕、咳痰、发热
喘息或气道高反应性疾病
父母上呼吸道感染的确诊
较小年龄组，高危婴儿
与早产相关的高风险因素
阻塞性睡眠呼吸暂停或打鼾
父母吸烟或处于吸烟环境
哮喘或特应性家族史
气道异常（声门下狭窄和囊肿、喉乳头状瘤病、腭裂、Pierre Robin 综合征、气管狭窄、声带麻痹和喉软化）
耳鼻喉或气道手术
急诊
缺乏儿科经验
ASA 分级的增加与更多的围手术期呼吸不良事件密切相关

注：美国麻醉医师协会，ASA，American Society of Anesthesiologists。

（四）术前评估

术前评估从获得全面的病史开始。需要特别注意呼吸道目前存在的症状和过去2~4周的症状。如高热（核心体温高于100.4 °F或38 ℃）、伴有干咳或咳痰、流清涕或脓涕、喘息、嗜睡、饮食差和总体感觉不适的患者，应考虑推迟手术（表1-2）。危险因素如气道内窥镜操作、手术的迫切性、哮喘、患儿的年龄、麻醉医师的专业技术水平，以及父母的社会、经济和工作情况，在是否取消择期手术时都需要考虑。

体格检查应评估儿童的一般外观、体温、流鼻涕、咳嗽，胸部听诊是否有爆裂音、喘鸣和喘息，是否有肋间收缩和呼吸做功的情况。一个孩子如果生病，处于明显的痛苦中，则不适合行择期手术。

表1-2　择期手术延期指标

高热＞100.4 °F或38 ℃
流清涕或脓性鼻涕
咳痰或干咳
嗜睡、饮食差
吸气性和呼气性喘息
总体感觉不适

（五）科学研究

实验室检查和放射检查在评估急性上呼吸道感染中的作用有限。在有临床症状的情况下，胸片可能是正常的。血常规检查结果可能对麻醉前的评估没有太大的作用。呼吸道合胞病毒检测在冬季可以迅速对婴儿进行确诊，同时避免因术后意外进入重症监护室（intensive care unit，ICU）。

（六）择期手术延期

对于有轻微流鼻涕，无发热、咳嗽等症状的患儿，可以进行镇静或麻醉。当孩子的症状在手术前不太严重时，就会面临择期手术是否延期的困境。短小的耳鼻喉（ears，nose，throat，ENT）手术，如双侧鼓膜切开置管术（bilateral myringotomy tubes，BMT）和腺样体切除术，可以缓解复发性耳部感染和睡眠

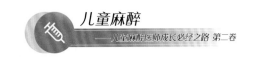
呼吸暂停的症状，需要权衡是否取消手术。麻醉医师的决定需要基于个人病史和症状，并应与外科医师共同讨论。此外，谨慎的做法是向患者家属解释预期的并发症，并在知情同意书中记录这一点。如果决定重新安排手术，推迟的时间应为2~4周，以降低围手术期呼吸不良事件的风险。它为患儿从当前的疾病中康复提供了足够的时间，而且避开下一次上呼吸道感染的复发时间。

二、围手术期处理

（一）术前用药

术前用药广泛应用于儿童的分离焦虑。然而，口服咪达唑仑因为苏醒延迟和改变呼吸力学并降低功能残气量而增加呼吸道并发症的发生。所以，镇静剂咪达唑仑需要谨慎用于儿童。

（二）麻醉诱导

与七氟醚吸入诱导相比，丙泊酚静脉注射诱导更好。在一项研究中，发现≥2个危险因素的儿童，在声门上气道麻醉时使用七氟醚诱导比静脉注射丙泊酚更有可能发生围手术期呼吸不良事件。在一项2051名儿童的研究中，硫喷妥钠作为诱导剂，不良事件发生的概率最高，其次是氟烷和七氟醚，丙泊酚不良事件发生的概率最低。然而，儿童可能并不总是能够接受清醒时的开放外周静脉通路。在这种情况下，七氟醚面罩诱导是可以考虑的。

（三）气道装置

由于上呼吸道感染的患儿气道高反应性，建议尽量减少刺激。面罩刺激最小，声门上气道次之，气管导管（endotracheal tube，ETT）刺激最大。喉罩（laryngeal mask airway，LMA）通气可能刺激较小，但需要更大的麻醉深度。在一项对17 000多名患者的大型研究中，作者发现，患有上呼吸道感染的儿童出现围手术期呼吸不良事件的可能性是未患上呼吸道感染儿童的4~7倍，与没有气管内插管的儿童相比，气管内插管儿童呼吸道并发症的风险高出11倍。

3次或3次以上插管的儿童发生喉痉挛的风险高于1次插管成功的儿童，并且使用不带套囊气管导管的儿童发生喉痉挛风险比使用带套囊气管导管的儿童高。

60%以上有症状的上呼吸道感染儿童合并急性中耳炎和（或）急性中耳炎伴渗出。这些儿童经常进行短小耳鼻喉科手术，如双侧鼓膜切开置管术。经面罩吸入麻醉刺激较小，当出现喉痉挛或支气管痉挛等并发症时，宜立即静脉给药。

（四）紧急情况

在气管拔管前给予亚麻醉剂量的丙泊酚0.5 mg/kg，可减少接受扁桃体切除伴或不伴腺样体切除儿童喉痉挛的发生。在我们的机构，喉罩通气几乎总是在深麻醉下拔出，在患者被转移到恢复室的时候，保持喉罩原位通气。

围手术期呼吸不良事件的风险在恢复室仍然存在，应用常规监护仪仔细观察患儿，并持续吸氧直至清醒。上气道阻塞应通过放置口咽通气道或鼻咽通气道（如果合适的话）、托下颌来处理。将儿童置于侧卧位是首选的体位（扁桃体切除后的体位），这有利于深拔管后仍处于麻醉状态儿童的分泌物引流和气道维持。

三、哮喘

（一）引言

哮喘是一种下呼吸道异质性疾病，以持续干咳、呼吸困难、喘息和胸闷为特征。哮喘的特征是气道炎症，对刺激呈高反应性，导致黏液分泌、支气管痉挛和反复气道阻塞。气道重塑可在病程早期发展，上皮基底膜和平滑肌层增厚，引起气道不可逆性改变。

反应性气道疾病是近年来使用的一个非特异性术语，尤其是对有支气管痉挛症状（喘息、咳嗽和呼吸困难）的儿童患者。然而，这些儿童在以后的生活中不一定都会发展成哮喘。

哮喘是一种常见的儿童慢性病，影响着670万美国儿童。图森儿童呼吸研究是美国最大的纵向研究，研究了1200多名新生儿的哮喘病史。哮喘或喘息的三种不同表型已被确定：①对于病毒感染导致的一过性喘息，通常发生在出生后的前三年；②在出生后的前几年，非特应性喘息通常是由病毒感染造成的，以后较少发病；③特应性相关喘息，是免疫球蛋白E（immunoglobulin E，IgE）介导的超敏反应，并持续到晚年。在这一节中，我们讨论儿童哮喘的并发症和围手术期的麻醉处理。

（二）喘息是围手术期呼吸不良事件的危险因素

有喘息史的儿童患围手术期呼吸不良事件的风险增加。在一个机构的前瞻性队列研究中，研究人员对9297例全身麻醉患儿进行了分析。其中，15%呼吸史阳性者有围手术期呼吸不良事件；2%出现支气管痉挛，4%出现喉痉挛，4%出现气道阻塞，10%出现氧饱和度降低（<95%），7%出现咳嗽，1%出现喘鸣。与较短的上呼吸道感染病史（<2周）相比，在过去12个月内出现运动性喘息或喘息3次以上者围手术期支气管痉挛的风险更高。有夜间干咳的儿童比无夜间干咳的儿童支气管痉挛风险更高。湿疹和花粉热的个人病史与围手术期呼吸系统不良事件支气管痉挛的相关性较高。家庭成员中至少有两人有哮喘、湿疹、鼻炎、花粉热病史，或者父母双方都是吸烟者的儿童，支气管痉挛的风险会增加。

（三）术前评估

详细的病史有助于评估哮喘的严重程度和术前控制情况。在我们机构，为了确定术前的优化情况，从家长那里询问的问题列在表1-3中。临床检查以喘息、听诊、胸壁回缩及呼吸副肌的使用为主。还应获得术前脉搏血氧饱和度的基线。

（四）科学研究

一般不需要常规的实验室检查。嗜酸性粒细胞增多症可以在简单的外周血涂片中检测出来。特异性标志物、总免疫球蛋白E水平、抗原特异性免疫球蛋白E抗体和皮肤点刺试验对于评估乳胶过敏的价值有限，多见于术后并发症。

在一项对100名儿童的研究中，儿童和家庭成员的家族史是较好的临床预测围手术期呼吸不良事件危险因素指标，而过敏性的免疫学标记物是较差的预测指标。对年龄较大的儿童进行肺活量测定和呼气流量峰值（peak expiratory flow，PEF）等调查可能有助于评估疾病的控制。第1秒用力呼气量及与用力肺活量的比值可以区分控制良好和控制不佳的哮喘。

在严重的哮喘发作期间，动脉血气分析对于哮喘诊治可能是有用的。研究中很少做影像学检查，除非怀疑肺部感染、误吸、肺不张、气胸或气压伤。胸部X线可能有助于术中检测气管内插管的位置和气管内插管黏液堵塞导致的肺不张。

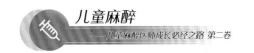

表1-3 哮喘评估问卷

上呼吸道感染近期疾病史
最后一次喘息发作
过去一年的喘息发作
急诊就诊及入院
治疗哮喘的药物，日常或按需
药物依从性
口服糖皮质激素的应用近况
触发因素（如运动性哮喘）
个人和家庭因素；哮喘、过敏、湿疹和特应性疾病家族史
肺活量测定—使用支气管扩张剂后的肺功能测定的流量环或最大呼气流量（可用于评估控制性和可逆性）
主动吸烟或被动吸烟
胃食管反流
夜间醒来和夜间干咳

四、围手术期处理

（一）术前

对于可以通过咳嗽或支气管扩张剂雾化治疗的轻度呼气性喘息，以及与其他复杂性上呼吸道感染症状无关的患者，宜进行择期手术。以下哮喘药物应持续到手术当天：短效 β$_2$-受体激动剂（short-acting beta2 agonist，SABA）、吸入或口服皮质类固醇、白三烯调节剂、抗胆碱药（通过定量吸入器或雾化器吸入异丙托溴铵）和甲基黄嘌呤。对于中度的哮喘，在手术前一周需要吸入皮质类固醇和短效 β$_2$-受体激动剂。对于控制不佳的哮喘，在手术前3~5天需要口服皮质类固醇。

（二）术前用药

对于轻度哮喘的患儿，在麻醉诱导前30分钟，通过定量吸入器（metered dose inhaler，MDI）给较大的患儿或通过雾化器给较小的患儿使用短效 β$_2$-受体激动剂。吸入短效 β$_2$-受体激动剂在使平滑肌松弛和支气管扩张方面具有较宽的治疗窗和较快的达峰时间，对气管插管反应中的反射性支气管收缩存在有益的作用。定量吸入器的剂量为2~8次，沙丁胺醇雾化器的剂量为2.5~5 mg，取决于儿童体重小于或大于20 kg。在一项研究中，咪达唑仑术前用药与增加缺氧和气道阻塞的风险有关；然而，在另一项研究中，发现在哮喘患者中使用它是安全的。在我们的临床实践中，通常给予咪达唑仑（0.5 mg/kg）口服用于哮喘患儿的过度焦虑。

（三）麻醉诱导

在一项使用喉罩通气的儿童随机试验中，与七氟醚吸入诱导相比，丙泊酚静脉诱导降低了围手术期呼吸不良事件的风险。丙泊酚能减轻哮喘和非哮喘患者因插管引起的支气管痉挛反应，与依托咪酯和硫喷妥钠相比，丙泊酚是首选的静脉诱导药物。在没有鸡蛋过敏史的儿童中被认为是安全的。氯胺酮静脉给药因其直接的支气管舒张作用，特别是在血流动力学不稳定的情况下，是传统哮喘患儿诱导的首选药物。然而，它可能增加气道分泌物，需要与抗胆碱能药物一起给予，抗胆碱能药物有利于减少分泌物，并通过作用于毒蕈碱型胆碱能受体来减少反射性支气管收缩。长期应用全身性皮质类固醇的患者应接受应激剂量的氢化可的松。

与成年人不同，在儿童插管前常规使用静脉注射利多卡因来防止反射性支气管收缩。在气道局部喷洒利多卡因可触发气道高反应性和缺氧，这并不是标准做法。

可以选择使用七氟醚或氟烷（如果有的话）进行吸入诱导。也可以选择使用七氟醚、异氟醚或氟烷维持麻醉，因为这些挥发性药物是强效的支气管扩张剂。避免使用地氟醚，因为它对气道有刺激性，可能导致分泌物增多、咳嗽和喉痉挛。

（四）气道装置

对于有围手术期呼吸不良事件风险的儿童，声门上气道装置的刺激性较小，比气管内插管更好。在一项研究中，气管内插管与屏气、喉痉挛、支气管痉挛和主要缺氧事件（$SpO_2 < 90\%$）有关。与喉罩通气组相比，气管内插管组发生的围手术期呼吸不良事件明显更多，因此喉罩通气是一个合适的替代方案。在一项针对1078名年龄在1个月至18岁之间的择期手术患儿研究中，反应性气道疾病是围手术期呼吸不良事件的独立危险因素。在这项研究中，5岁以下上呼吸道感染的患儿接受气管内插管的呼吸不良事件发生率高于未患上呼吸道感染的患儿，6个月以下的婴儿支气管痉挛发生率高于年龄较大的儿童。在一项对婴儿进行较小择期手术的研究中，使用喉罩通气的喉痉挛和支气管痉挛发生率低于气管内插管。对于上呼吸道感染患儿喉罩通气和气管内插管的荟萃分析发现，喉罩通气在减少咳嗽方面效果更好，但是没有减少。

然而，如果气管内插管是必要的，必须在深麻醉时进行气管内插管。目前，广泛应用于儿科麻醉实践的带套囊的气管内插管与无套囊的气管内插管相比，在机械通气过程中，套囊周围的泄漏更少，同时允许更高的气道峰值压力。此外，带套囊的气管内插管与围手术期呼吸不良事件、术后喉咙痛和声音嘶哑的相关性较低。在儿童观察性试验的麻醉实践研究中，在33个参与国家中观察到了的支气管痉挛发生率的范围很大，为$0.3\% \sim 3.2\%$。与麻醉复苏室（post-anesthetic care unit，PACU）相比，96%的支气管痉挛发生在手术室（苏醒 > 诱导 > 麻醉维持）。

（五）麻醉时的通气策略

为了避免哮喘患儿的空气潴留，通常使用降低吸呼气时间比（简称吸呼比）来延长呼气时间，以及允许性高碳酸血症。降低潮气量和呼吸频率，避免过高的呼气末正压（end-expiratory positive pressure，PEEP）和气道峰压，从而避免气压伤。也可以适当采用静脉输液和在麻醉回路中使用湿化气体。

（六）术中支气管痉挛

术中支气管痉挛表现为双侧呼气性喘息、胸部运动和呼吸音减少或消失、气道压增高、呼气末二氧化碳描记线（end-tidal CO_2，$EtCO_2$）抬高或消失、$EtCO_2$增加、动脉血氧饱和度降低及低氧血症。

麻醉中支气管痉挛的处理包括以下几点：

（1）如果可以，尽量移除任何刺激，如气管内插管吸痰。

（2）吸纯氧，在允许呼气时进行温和的手动通气。

（3）用吸入麻醉药或静脉注射丙泊酚加深麻醉。

（4）氯胺酮因其支气管扩张作用，常用$0.5 \sim 1.0$ mg/kg静脉注射。

（5）气管内插管可以通过一个适配器使用快速起效的沙丁胺醇（$8 \sim 10$喷）。可以间隔$5 \sim 10$分钟重复喷一次。

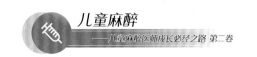

（6）当支气管痉挛持续时，可根据需要给予肾上腺素0.5～1.0 μg/kg静脉注射，或10 μg/kg单次肌内注射或皮下注射。

（7）如果怀疑过敏反应，需要立刻输注肾上腺素。

（8）即使发病延迟（4～6小时），仍可静脉注射甲泼尼龙1～2 mg/kg，最大剂量为125 mg；或氢化可的松2 mg/kg，最大剂量100 mg。

（9）在严重情况下（哮喘持续状态），可考虑采取以下措施：

- 神经肌肉阻滞剂，促进胸壁运动。
- 提高对特布他林静脉注射的护理。
- 儿科重症监护室（pediatric intensive care unit，PICU）医师应及时使用硫酸镁和氨茶碱。
- 危重患者可使用体外膜氧合治疗。

（七）可能引起支气管痉挛的药物

应谨慎使用可能导致组胺释放的药物，如神经肌肉阻滞剂、美维库铵和阿曲库铵。常用的肌肉松弛药（简称肌松药）罗库溴铵与术中免疫球蛋白E介导的过敏反应有关。舒更葡糖是一种肌松拮抗剂，通过包裹神经肌肉阻滞剂起效，已被证明与支气管痉挛和过敏反应有关。在阿片类药物中，尤其吗啡能引起组胺释放和加速支气管痉挛。

应评估术中与哮喘不同的支气管痉挛的各种原因及治疗路径，如表1-4所示。

表1-4　术中喘息的其他常见原因

气管内插管尖端抵靠隆突或支气管内插管
浅麻醉
黏液、分泌物或血凝块阻塞气管内插管／气管内插管扭结
胃内容物肺抽吸术
气胸或纵隔气肿
肺水肿
肺栓塞
过敏反应或类过敏反应（如乳胶、药物）

（八）发生

在深麻醉下吸引和拔出喉罩可以避免刺激已经激惹的气道。在手术室里，深麻醉下拔出喉罩时儿童围手术期呼吸不良事件发生率较低，清醒时拔出气管内插管的儿童围手术期呼吸不良事件发生率较低。然而，深麻醉下拔管可能导致气道阻塞，需要干预。

SABA的支气管扩张治疗需要在麻醉苏醒室重复进行。拔管后需要每6小时给一次药，皮质类固醇雾化吸入和地塞米松静脉注射或口服，持续24小时。持续或反复的喘息或干啰音、大量分泌物、体温升高、不能维持动脉氧合或需要持续吸氧，需要进一步观察和治疗。如果术中需要肾上腺素，一旦其作用消失，就有可能复发支气管痉挛。出院时，患儿应能维持吸入空气时的动脉血氧饱和度，无上气道梗阻或喘鸣，掌握哮喘的解决方法。

（九）结论

上呼吸道感染和哮喘是儿童手术围手术期并发症的主要呼吸道原因。较小的年龄组、较高的ASA分级、急诊手术、有限的儿科专业知识、气道装置是促进围手术期呼吸不良事件发生的多种危险因素。虽然大多数事件不会导致死亡或长期不良反应，但根据上述原则进行仔细的评估和管理可以有助于获得良好预后。

五、唐氏综合征

唐氏综合征（down syndrome，DS）是一种常见的先天性异常，在世界范围内普遍存在，常见于儿科人群，由21号染色体三体引起。以特殊的形态特征和累及各种器官系统为特点，与这些儿童的麻醉管理有关。发病率约为每800例存活产儿中有1例，约95%的发生是由于分离（每个细胞中21号染色体的额外复制）而呈散发性和非家族性，其余5%是由于易位和镶嵌。唐氏综合征的主要危险因素是高龄产妇。父亲年龄和母亲年龄对唐氏综合征的发病率有显著影响。

由于合并许多疾病，如表1-5所述，唐氏综合征儿童与全身麻醉相关的并发症发生率更高。在这一节，我们将讨论唐氏综合征儿童的相关麻醉问题和围手术期处理。

表1-5 与唐氏综合征相关的常见情况及其发病率

并发症	发病率	说明
阻塞性睡眠呼吸暂停	50% ~ 79%	通常是轻度到中度
严重听力损失	75%	
中耳炎	50% ~ 70%	
眼科疾病	60%	常见的表现是白内障、难治性误差和斜视
先天性心脏病	50%	房室间隔缺损是最常见的
胃肠道异常	6% ~ 12%	十二指肠闭锁、肛门闭锁、胃食管反流与先天性巨结肠
牙科问题	23%	小牙与延迟萌出
甲状腺功能减退	4% ~ 18%	
寰枢椎不稳	10% ~ 20%	只有 1% ~ 2% 有症状
血液系统问题	1% ~ 10%	贫血、缺铁性贫血、一过性骨髓增生性疾病和白血病
癫痫发作	10%	

（一）临床表现

1. 颅面部特征

唐氏综合征患儿具有典型的颅面部特征：头小而圆、颈短宽、睑裂上斜、内眦赘襞、鼻宽扁、耳朵较小及耳位低、舌大常张口伸舌、面中部和下颌骨发育不良（图1-1）。

2. 神经学特征

唐氏综合征患儿普遍存在精神发育迟缓；它通常是轻度到中度的，但偶尔也可能是严重的。几乎所有唐氏综合征患儿都存在肌张力减退。

唐氏综合征患儿横韧带松弛和齿状突发育不良的增加导致寰枢椎不稳定的发生率增加，$C_1 \sim C_2$半脱位增加神经损伤的风险（图1-2）。

3. 呼吸系统

与唐氏综合征相关的气道异常包括声门下狭窄、喉软化、气管软化、后鼻孔闭锁、腭裂和唇腭裂、高拱形狭窄腭和咽肌肌张力减退。气道梗阻和阻塞性睡眠呼吸暂停是常见的问题，通常是多因素的，包括舌头突出、张口小、面中部发育不良、腺扁桃体和舌扁桃体肥大。

由于相对免疫缺陷，上呼吸道感染较常见，随之引发围手术期呼吸不良事件，如喉痉挛和低氧血症。在一项研究中，超过50%的唐氏综合征患儿有多导睡眠图证实的阻塞性睡眠呼吸暂停而没有任何临床症状。在188名6个月至6岁的唐氏综合征患儿中，中重度阻塞性睡眠呼吸暂停占14%，轻中度阻塞性睡眠呼吸暂停占59%。在本研究中，年龄、体重指数和扁桃体大小不能预测阻塞性睡眠呼吸暂停。

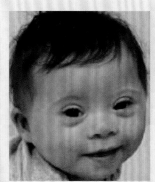

图1-1　唐氏综合征患儿的照片（照片经家长许可使用）

4. 骨骼肌肉

韧带松弛和关节过度活动导致肌肉骨骼异常，如颈椎不稳（寰枢椎最常见）、髋关节不稳、髌骨不稳和足畸形。其他相关的骨科疾病包括股骨骨骺滑脱、脊柱侧弯，以及罕见的多关节病。其他关节如拇指、手指和肘部的韧带松弛也可能存在。

5. 心脏异常

在出生时患有唐氏综合征的婴儿中，约50%存在先天性心脏病；大多数人需要手术。常见的先天性心脏病包括房室间隔缺损或房室管缺损（45%）、室间隔缺损（35%）、继发孔型房间隔缺损（8%），动脉导管未闭（7%）和法洛四联症（4%）较少见。二尖瓣脱垂可发生于约50%的青少年和成年唐氏综合征患者中。

6. 行为问题

在唐氏综合征患者中，有一种发展倒退的模式已经被报道，这些患者丧失了先前获得的语言、行为和认知技能。这种情况，被称为唐氏综合征分离性障碍（down syndrome dissociative disorder，DSDD），如果病情严重会影响生活质量和自主性。DSDD的临床特征包括情绪不稳定、社交退缩、抑郁、焦虑、失眠、紧张症、精神病性症状和厌食。DSDD患者的攻击可能是针对自己或他人的。因此，患有唐氏综合征的儿童在紧张的医院环境中容易焦虑和躁动，对此，单独的房间、医务人员安抚和父母在场、结合术前用药，可能是有帮助的。

7. 其他情况

唐氏综合征患儿的体貌特征主要表现为矮小和肥胖。这些儿童还经常有单个横向手掌折痕，五指斜指，第一和第二脚趾之间的深足底沟，颈部皮肤增厚，虹膜上有灌木丛状斑点。癫痫发作和甲状腺功能减退常与唐氏综合征相关。

（二）术前评估

这些儿童的常见外科手术有骨移植、扁桃体和腺样体切除术、气道内窥镜检查、白内障手术、先天性心脏病修补和肠闭锁修补，以及先天性巨结肠牵引术。鉴于涉及多种器官系统，应获得完整的病史并进行体格检查（表1-5）。

1. 心脏评估

心脏评估是必要的，包括心电图（electrocardiogram，ECG）和超声心动图，以评估心脏的结构和功能，病变的严重程度（修复或未修复），以及存在的心内分流。肺血管阻力高、分流逆转的艾森门格综合征在唐氏综合征中发病率较高。唐氏综合征患儿平均肺动脉压（pulmonary artery pressure，PAP）较高，肺动脉高压频率增加。这可能与先天性心脏病或阻塞性气道引起的慢性缺氧、张力减退和低通气有关。

2. 神经系统评估

神经系统评估在择期手术前是必不可少的。并不是所有唐氏综合征患儿都需要把颈部放射学检查作为常规术前检查。美国儿科学会（American Academy of Pediatrics，AAP）建议，有神经症状（如颈部疼痛、虚弱、痉挛、步态困难、肠道问题或膀胱功能）的儿童应进一步评估。颈部X线图像是在中立位、屈曲位和伸展位获得的。侧位片若C_1前弓后缘与牙窝前缘（寰枢椎间隙）距离超过5 mm即为异常（图1-2）。进一步的评估推荐做CT检查和MRI检查（图1-3）。我们机构的做法已经从所有年龄大于3岁的儿童常规做术前颈部X线，改成如果临床需要才做检查。

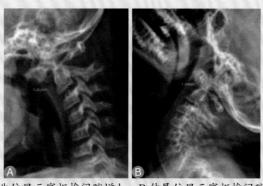

A.屈曲位显示寰枢椎间隙增加；B.伸展位显示寰枢椎间隙减小

图1-2　唐氏综合征患儿颈部侧位片显示颈椎不稳

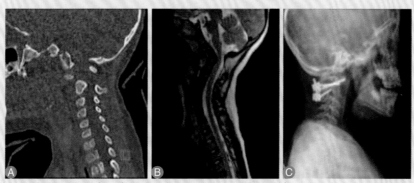

A.CT扫描显示发育不良的齿状突；B.MRI显示中度狭窄，即使在头正中位也是如此；C.唐氏综合征合并颈椎融合术后的颈部X线片

图1-3　唐氏综合征

3. 气道异常

患有唐氏综合征的儿童经常需要行外科手术来解除气道阻塞，如腺样体切除术、扁桃体摘除术、舌前腺摘除术、舌骨悬吊术、喉气管成形术、悬雍垂腭咽成形术和气管切开术。多部位气道梗阻及手术介入后梗阻残留症状较为常见。在对239名唐氏综合征患儿的大样本回顾中，16.3%的患儿因严重呼吸道症状需要全身麻醉下进行气道内窥镜检查。其主要症状为喘鸣、复发性喉炎、术后拔管失败或拔管困难、慢性误吸。声门下狭窄和气管支气管软化是本研究中最常见的气道异常。

4. 阻塞性睡眠呼吸暂停

根据临床标准和父母报告评估的阻塞性睡眠呼吸暂停与多导睡眠图相关性较差。然而，在我们的机构中没有强制要求常规使用术前睡眠监测。我们对阻塞性睡眠呼吸暂停儿童保持较高的警惕，并进行相应的管理。

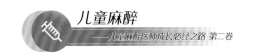
（三）围手术期处理

1. 学术研究和术前用药

基础实验室检查包括一个完整的血细胞计数；在患有唐氏综合征的新生儿中，最常见的血液学异常是中性粒细胞减少、血小板减少和红细胞增多。如果有癫痫发作或甲状腺功能减退这些情况，日常药物应该在手术当天继续服用。短效苯二氮䓬类药物咪达唑仑（0.5 mg/kg），通常可以作为抗焦虑药口服。然而，有严重临床症状的阻塞性睡眠呼吸暂停儿童，需要减少剂量或完全省略。如果有儿童生活专家，可能有助于儿童与父母的分离焦虑。

2. 麻醉诱导

唐氏综合征患儿在七氟醚诱导期间经常出现明显的心动过缓，即使患儿没有心脏缺陷。在对209名受试者的回顾性研究中，七氟醚诱导下唐氏综合征患儿心动过缓和低血压的发生率为57%，而对照组为12%。在诱导过程中，当出现心动过缓时，仔细滴定并迅速降低七氟醚浓度是必要的，因为如果不进行干预，可能会导致心脏停搏。所以，谨慎地使用抗胆碱能药物，并且一旦建立血管通路就立即给药。对于厚而干燥的皮肤和肥胖的体型，开放静脉通路可能是困难的。因此，肌内注射抗胆碱能药物可能是必要的。

3. 插管

唐氏综合征患儿在麻醉期间可能出现插管困难、支气管痉挛、上气道梗阻和插管后喘鸣等围手术期呼吸不良事件。由于上述原因，在吸入麻醉诱导的过程中，如果预估可能会出现上气道梗阻，可以用双手面罩加压通气与提下颌，有助于气道通畅，一旦患儿的麻醉深度足够，可能需要口咽通气道。在一项研究中，MRI显示气管切开点的气管前后径尺寸减小，因此作者推荐选择比实际年龄型号略小的气管导管。为了避免气道损伤，在使用气管内插管作为声门下气道并且气管尺寸减小的唐氏综合征患儿应该进行漏气实验。术中静脉滴注地塞米松，恢复室中使用湿化氧气和雾化吸入肾上腺素均可降低插管后喘鸣的频率和严重程度。喉罩通气可能适用于短期手术，但是，在使用喉罩通气时必须注意胃食管反流和误吸的风险。

4. 肺动脉高压

肺动脉高压患儿需要特别注意避免缺氧、代谢性酸中毒、通气血流比例失调、肺泡过度充气。在复杂的情况下，可能需要儿科心脏麻醉医师的帮助。心脏手术后可能出现心律失常，还需要适当预防亚急性细菌性心内膜炎。

5. 体位

唐氏综合征患儿在手术室里应小心摆放体位。在直接喉镜检查中，颈部应保持稳定，并保持在中立至轻微伸展的位置，以免脊髓受压，即使在无症状的患儿中也是如此。在双侧鼓膜切开置管术等手术过程中应避免头部旋转，建议用带子固定患者、支撑头部、倾斜手术床。另外在麻醉和手术期间有关于神经损伤的报道。

6. 疼痛管理

由于这些儿童阻塞性睡眠呼吸暂停的发病率高和间歇性缺氧，对阿片类药物的敏感度更高，在手术中应限制阿片类药物的使用。应考虑多模式镇痛的方法，选择性使用局部麻醉和非阿片类镇痛药，如非甾体抗炎药（nonsteroidal anti-inflammatory drugs，NSAID）和对乙酰氨基酚。如有必要，也可以使用较小剂量的阿片类药物。

7. 发现

患有唐氏综合征的儿童手术后需要在医院观察一夜，观察是否有气道阻塞和缺氧的情况，尤其是在气道手术后。手术结束时，在患儿完全清醒并能维持自主呼吸时，应用拮抗肌松药，拔出气管导管。如果气道阻塞的可能性很高，可以在气管拔管之前患儿睡眠状态时先放置鼻咽气道。部分患儿术后可能需要转入重症监护室，持续气道正压通气（continuous positive airway pressure，CPAP）支持治疗。

8. 结论

唐氏综合征患儿在麻醉的各个阶段都需要警惕许多相关问题。了解各种解剖和生理异常，如声门下狭窄、潜在的颈椎不稳定、阻塞性睡眠呼吸暂停、吸入诱导时心动过缓和先天性心脏病伴肺动脉高压，给予最佳处理和避免围手术期并发症是必要的。

六、镰状细胞病

（一）介绍

镰状细胞病（sickle cell disease，SCD）是一种遗传性血红蛋白病，影响许多器官系统，并对围手术期处理有影响。它是一种影响血红蛋白分子β-珠蛋白亚基的疾病。11号染色体上的一个单点突变将谷氨酸替换为β-珠蛋白链上第六个氨基酸位置的缬氨酸，引起血红蛋白S（hemoglobin S，Hb S）突变。

（二）流行与流行病学

血红蛋白S突变是一个进化过程，在杂合状态下对疟疾寄生虫、恶性疟原虫提供保护。镰状细胞病常见于撒哈拉沙漠以南的非洲、地中海和南亚地区。镰状细胞基因（Hb SS）的纯合隐性遗传导致镰状细胞病，是全球最常见的镰状细胞基因型。在美国，镰状细胞病的患病率在非裔美国人中最高：镰状细胞病和镰状细胞特性的患病率分别为0.3%～1.3%和约8%。血红蛋白S和正常成年人血红蛋白（Hb AS）的杂合遗传导致镰状细胞特性；这种载体状态一般是良性的。血红蛋白S与异常基因变异的血红蛋白C、D、E或β地中海贫血（Hb SC、Hb SD、Hb SE和Hb SβTHAL）结合也可导致镰状红细胞。镰状β地中海贫血突变（Hb Sβ⁺THAL）与不产生珠蛋白链的Hb Sβ°THAL相比，是一种较温和的表型，其严重程度与镰状细胞基因相似。

（三）病理生理学

镰状细胞病的病理生理和并发症与镰状红细胞的微血管闭塞有关。正常成年人血红蛋白分子（Hb AA）是由4条珠蛋白链、两个α亚基和两个β亚基（$\alpha_2\beta_2$）组成的四聚体。每个亚基在一个杂环卟啉环中含有血红素，因此可以运输4个氧分子。在氧分压低于40 mmHg的缺氧情况下，含有血红蛋白S的红细胞聚合并变形，形成"镰刀"的特别形状，因此称为镰状细胞病。镰状的红细胞黏附在一起，并黏附在受损的血管内皮上。内皮炎症、纤维蛋白沉积、血小板活化，以及通过炎性细胞因子的释放和细胞表面黏附分子的表达而聚集导致微血管闭塞。此外，正常的双凹圆盘状红细胞平均寿命为120天，不规则的、僵硬的和不稳定的血红蛋白，寿命缩短10～20天。红细胞的这种脆弱性导致血管内溶血和释放游离血红蛋白进入血浆。一氧化氮生物利用度降低可减少血管舒张。血红蛋白S对氧的亲和力很低，因此即使血红蛋白水平缓慢降低，组织氧的输送也可接近正常。

（四）临床特征

镰状细胞病累及多个器官系统的表现是复发性血管闭塞的结果，导致缺血、再灌注、梗死和疼痛的恶性循环，以及级联：镰状细胞危象（表1-6）。血红蛋白S聚合的触发因素包括缺氧、感染、手术应激、低温、脱水、低血压和高海拔。

13

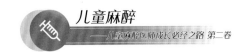

表1-6　镰状细胞病的急性临床表现

血管闭塞危象
急性胸部综合征
脑血管意外或脑卒中
脾功能亢进
溶血性贫血
再生障碍危象
急性缺血或疼痛
阴茎异常勃起

1. 脑血管

由缺血、梗死和脑出血引起的脑血管意外是镰状细胞病患者发病和死亡的主要原因。在一项研究中，17%的镰状细胞病患儿有无症状性脑梗死，MRI显示脑部改变证明了这一点。运动和神经认知障碍都可能发生，临床癫痫的患病率在镰状细胞病儿童中很常见。儿童显性脑梗死是由颅内主要血管闭塞导致的。经颅多普勒，是一种非侵入性技术，被用来根据狭窄大脑动脉的较高流速识别有脑卒中风险的儿童。颅内动脉瘤在有出血风险的镰状细胞病儿童中非常普遍存在。

2. 急性胸部综合征

急性胸部综合征（acute chest syndrome，ACS）是这些患者发病和死亡的主要原因，在胸部X线片上表现为新的浸润，伴有呼吸窘迫、呼吸困难、发热、疼痛和缺氧。与成年人相比，儿童急性胸部综合征通常较轻，表现为发热和咳嗽，很少发现疼痛或身体异常。它更多在冬季发病，常见于肺的上叶。反复的微梗死可导致进行性肺纤维化和限制性肺病变。频繁的肺部感染、肺隔离和脂肪栓塞与镰状细胞病相关，并可能发生肺动脉高压。

3. 心血管

心血管影响包括慢性缺氧引起的充血性心力衰竭（congestive heart failure，CHF）、贫血和容量超负荷。心肌肥大是一个常见症状，充血性心力衰竭可能存在于一些儿童。收缩期射血杂音是常见的。容量超负荷的慢性贫血可导致左心室容积和肥厚程度与贫血程度成比例的显著增加。然而，心脏收缩功能和心肌收缩力仍然保留。

尽管进行了铁螯合治疗，但长期输血的儿童可能存在舒张功能障碍。心肌梗死在年轻患者中很少有报道。成年人镰状细胞病患者的心电图异常已有报道，包括Ⅰ型心脏传导阻滞、不完全性左右束支传导阻滞、左右心室肥厚；然而，它们并没有特征性。

4. 再生障碍危象

再生障碍危象与正常红细胞生成抑制有关，并与EB病毒、细小病毒、肺炎球菌、链球菌和沙门菌等感染有关。通常在7~10天解除再生障碍危象。

5. 脾亢

脾亢危象发生于急性脾大，红细胞在脾内滞留和聚集，血红蛋白急性下降。常见于儿童和婴儿，是一种危及生命的并发症，需要住院治疗和维持正常血容量状态，防止低血容量休克。

（五）胃肠道

胃肠道的影响包括反复的脾微梗死，使患者功能性无脾。胆结石引起的急性胆囊炎是由溶血引起的，通常需要胆囊切除术。血管闭塞危象引起的急性腹痛可能类似急性阑尾炎。

（六）泌尿生殖

泌尿生殖受累包括肾髓质微梗死，导致尿液不能浓缩；还会导致脱水。可能随着时间的推移而发生进展性肾小球纤维化，进而引起肾衰竭。常出现血尿和阴茎异常勃起症状。

（七）骨骼并发症

骨骼并发症包括骨骼中的骨髓活性增加，这会使生长板缺乏营养，导致生长迟缓和身高发育不良。在婴幼儿中，因手脚小骨的血管闭塞引起的剧烈疼痛和发炎也是常见的。骨痛可发生于髓质血管闭塞，也可发生股骨和肱骨头的缺血性坏死。骨髓炎的发病率增加是由于沙门菌或葡萄球菌感染。

（八）检验结果

新生儿镰状细胞病的筛查是通过高效液相色谱、等电聚焦、毛细管电泳或串联质谱血液分析来完成的。患有镰状细胞病的新生儿血红蛋白F（hemoglobin F，Hb F）占总血红蛋白的60%～80%，当血红蛋白S占主导地位时，该比例在3～6个月时下降到10%～20%。表1-7给出了镰状细胞病和特征性患者血红蛋白S和血红蛋白F的组成。年龄较大的儿童外周血涂片中可能存在不可逆的镰状红细胞、巨细胞增多症和Howell-Jolly小体（存在于功能性无脾）。慢性溶血继发血红蛋白水平低，一般范围在6～9 g/dL，血细胞比容下降到17%～29%。在无感染的情况下白细胞计数升高，中性粒细胞过度分割，也可能存在血小板计数升高。网织红细胞计数、平均红细胞体积、总胆红素、肝酶可能升高。应获得肾功能和肝功能的基础值。

（九）血红蛋白F和羟基脲

血红蛋白F是保护性的，因为它对氧有很高的亲和力，它的增加在镰状细胞病中可以改善疾病。在出生前10周，血红蛋白F占正常血红蛋白总量的90%。低水平的血红蛋白F与早期死亡风险的增加有关，而高水平的血红蛋白F与急性疼痛发作、急性胸部综合征、骨坏死和腿部溃疡的减少有关。但由于镰状细胞性贫血中血红蛋白F的分布不均匀，镰状细胞病的所有并发症可能并没有减少。羟基脲是一种有效的血红蛋白F诱导剂，可用于镰状细胞病的长期治疗。在一项羟基脲治疗镰状细胞性贫血的随机多中心研究中，被分配到羟基脲组的患者每年的疼痛危象更少，急性胸部综合征更少，输血需求更低。

表1-7　镰状细胞病和镰状细胞特性患者与正常人血红蛋白的比较

正常成年人血红蛋白	镰状细胞病	镰状细胞特征性Hb AS
Hb S 0	Hb S > 90%	Hb S 38%～45%
Hb A（$\alpha_2\beta_2$）96%～98%	Hb A 0	Hb A 55%～60%
Hb A$_2$（$\alpha_2\delta_2$）1.5%～3.2%	Hb A$_2$ < 3.5%	Hb A$_2$ < 3.5%
Hb F（$\alpha_2\gamma_2$） < 1%	Hb F < 10%	Hb F 1%～3%

注：Hb 为血红蛋白。

（十）围手术期处理

镰状细胞病患者围手术期并发症发生率较高。为了完成术前输液、术前输血、输血后的实验室检查和临床评估，通常需要在手术前让患者入院。

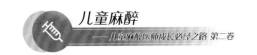

1. 术前准备

详细地询问病史和体格检查是术前评估这些儿童所必需的。如果存在脑卒中先天的神经功能缺损，应该注意。最好记录核心问题，如镰状细胞危象的频率和最近的发作、输血、已知的触发因素、最近的住院情况、体力活动水平、阿片类药物及其他止痛药的基线使用情况。应评估充血性心力衰竭的症状体征，如高动力循环征象、脉压增宽、心前区搏动活跃、出现侧移突出的心尖冲动。如果存在活动性感染或疼痛危机，应在择期手术前进行相关治疗。

2. 红细胞输注

是否需要红细胞输注取决于手术的类型和复杂性、手术前实验室检查与既往检查值的比较、血红蛋白基础值、血细胞比容和手术前血红蛋白S的百分比。输血的目的是降低血红蛋白S的百分比，改善氧气输送；然而，输血后血细胞比容的增加也增加了血液黏度及输血相关的风险。

专家小组成员的循证报告强烈建议，在患有镰状细胞性贫血的成年人和儿童接受包括全身麻醉的外科手术之前，输入红细胞使血红蛋白水平达到10 g/dL。已有镰状细胞病患者，血红蛋白>8.5 g/dL，不输血。长期接受羟基脲治疗或需要行高风险手术（如神经外科手术、长时间麻醉、冠状动脉旁路移植术）的，强烈建议咨询专家以确定合适的输血方法。在实际应用中，术前以血红蛋白10 g/dL为输血的目标，将有益于需要进行大型复杂外科手术的患者和高危患者。

根据经颅多普勒血流速度异常的研究，在精确管理的输血方案中，儿童卒中的发生率显著降低。镰状细胞病的协同研究发现，Hb SC患者术前输血对所有外科手术都有好处。在这项研究中，围手术期输血与低风险手术患者的镰状细胞病相关并发症发生率较低有关，但在中风险手术患者中没有相关性。有一项研究比较了积极交换或重复输血（血红蛋白S为31%）及保守简单输血（血红蛋白S为59%）方案，同时保持术前Hb水平在10 g/dL。积极的输血方案没有提高围手术期患者的安全性；然而，在积极治疗组中，输血相关并发症的发生率是对照组的两倍。

3. 术中管理

这些儿童的麻醉管理的重要目标是避免低氧血症、低血压、低血容量、低温和酸中毒，以防镰状细胞危象的发生。应用常规ASA监测设备，包括脉搏血氧饱和度仪、心电图、血压袖带和核心温度监测仪。如果程序和患者的临床情况合适，可以使用额外的监测器（动脉测压、中心静脉通路和尿管）。开放外周静脉通路可能很难，因为这些儿童经常需要静脉通路输血。血液样本需要提前送到血库，因为可能很难获得相容的血液匹配（对于C抗原、E抗原和K抗原）。

患有镰状细胞病的儿童应该被安排为当天的第一个手术患者，最大限度地减少禁食和脱水的持续时间。当静脉开放时，可以快速给予10～15 mL/kg晶体液进行血液稀释；然而，由于肺水肿和急性胸部综合征的可能性，必须避免过度血液稀释。吸入氧浓度维持在40%～50%，避免缺氧和低氧血症。手术室需要预热，患者可用空气加热毯和液体加热器保暖。但是，需要注意避免患者过热，因为高温会增加基础代谢率，导致耗氧量增加。同时要注意患者的体位和保护垫，防止缺血和相关的压疮。

对于时间长的手术，应使用气动加压装置，可以最大限度地减少血管瘀滞。在四肢使用止血带会引起血管瘀滞、酸中毒、缺氧和随之而来的疼痛，而且并发症发生率为12.5%。安全使用止血带且无并发症的病例报道几乎没有。

抗生素的预防使用应根据机构协议进行。患有镰状细胞病的患者感染链球菌和肺炎球菌等病菌的风险更高，需要接种针对它们的疫苗。

4. 疼痛管理

由于对阿片类药物的高度耐受性，镰状细胞病患儿的疼痛管理值得特别关注。患者自控镇痛、非甾体抗炎药和多模式镇痛方法的使用可以避免焦虑、压力和镰状细胞危象。术前常用吗啡和氢吗啡酮等阿片类药物。部分镰状细胞病患者可能会定期服用阿片类药物，应该考虑到这一点。长效阿片类药物与短效阿片类药物联合治疗严重疼痛是一种合理的途径。镰状细胞相关并发症，以疼痛危象最常见，非镰状细胞病并发症，如发热和感染，在接受局部麻醉的患者中比接受全身麻醉的患者更常见。然而，在另一项小型研究中，麻醉类型对术后并发症没有影响。

5. 术后管理

术后管理包括持续的补液和吸氧，以及在恢复室监测脉搏血氧饱和度。术后应避免体温过低和寒战，因为它显著增加了能量消耗。术后发生急性胸部综合征的风险为10%。持续的疼痛管理是至关重要的，疼痛治疗的参与将有助于优化疼痛干预措施。在住院的镰状细胞病患者中使用诱导性肺计量器可以减少肺不张和急性胸部综合征的发生率，应该鼓励使用。术后48小时后出现发热必须仔细评估感染性病因。

（十一）结论

镰状细胞病是一种多系统疾病，具有明显的复发性血管闭塞，需要与血液专家就围手术期处理进行咨询，并注意避免缺氧、容量状况、疼痛处理和肺部并发症，以及其他因素。

七、儿童阻塞性睡眠呼吸暂停

（一）介绍

阻塞性睡眠呼吸暂停是导致儿童睡眠障碍最常见的原因之一。它是一种上呼吸道功能障碍，以反复发作的上呼吸道塌陷和阻塞为特征，与睡眠唤醒相关，伴或不伴氧饱和度降低。由于气道阻力增加，在口鼻处的气流至少停止10 s。一般分为中枢性、阻塞性或混合性。

1. 中枢性睡眠呼吸暂停

中枢性睡眠呼吸暂停出现时，鼻部没有气流，没有呼吸运动。它占病例的10%，是呼吸中枢的紊乱。

2. 阻塞性睡眠呼吸暂停

阻塞性睡眠呼吸暂停是尽管呼吸运动，但口鼻气流缺乏或减少90%以上。它约占病例的85%。

3. 混合性睡眠呼吸暂停

混合性睡眠呼吸暂停被描述为首先是中枢性呼吸暂停，随后是阻塞性呼吸暂停发作，约占病例的5%。

（二）通气不足

通气不足是一种睡眠时部分气道阻塞的情况，导致呼吸运动至少50%的气流减少，以及氧饱和度下降。

（三）病因学

儿童阻塞性睡眠呼吸暂停的病因可能是固有的上气道狭窄和上气道坍塌风险增加。扁桃体肥大是前者最常见的原因，其他解剖异常如小舌下腺、大舌下腺和面中部发育不良，如Treacher Collins综合征、Crouzon综合征、Apert综合征、Pierre Robin综合征、Down综合征、Beckwith-Wiedemann综合征和黏多糖症。上气道坍塌风险增加可能是由上气道肌肉张力降低的情况导致的，如脑瘫、神经肌肉疾病或影响上气道的炎症条件，如过敏性鼻炎和哮喘。

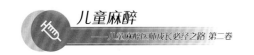

（四）病理生理学

正常的生理机制是这样的，在睡眠时咽部面积减少，是上腭和舌根向后移位的结果。合理的假设是，如果在睡眠开始前咽部面积减小，上气道功能也异常，睡眠时咽部面积进一步减少可能导致呼吸道完全闭塞。大量研究表明，与非呼吸暂停、非打鼾对照组相比，阻塞性睡眠呼吸暂停患者的咽部面积有所减少。呼吸时负责维持上气道通畅的两个主要肌群是颏舌肌和颏舌骨肌。这些肌肉的音调在吸气时增加，并抵消呼吸产生的咽腔内负压。如果吸气时腔内负压超过了咽部舒张肌的力量，上气道可能部分或完全塌陷。梗阻的部位可以是从鼻咽部到声门上的任何地方，舌向咽后侧移位，软腭向后移位，咽侧壁塌陷和环形咽闭合。与成年人最常在快速眼动（rapid eye movement，REM）睡眠中观察到阻塞性睡眠呼吸暂停不同，儿童在快速眼动和非快速眼动睡眠中都可以看到部分或完全阻塞。麻醉剂、阿片类药物和镇静剂可降低咽肌张力，并加重症状。此外，这些药物削弱了对缺氧和高碳酸血症的通气反应。

儿童长期阻塞性睡眠呼吸暂停可导致慢性肺换气不足，伴低氧血症、高碳酸血症、二氧化碳敏感度降低和减少依赖于低氧的呼吸驱动。缺氧性肺小动脉收缩可能导致肺动脉高压、进行性右心室肥厚和扩张，最终可能进展为右心衰竭。右心衰竭是阻塞性睡眠呼吸暂停患儿死亡的主要原因。心律失常很少发生在呼吸暂停发作和窦性停搏时，因为房室传导阻滞和阵发性房性心动过速已被提前发现。

有新的证据表明，阻塞性睡眠呼吸暂停是一种慢性低度炎症和氧化应激增加的疾病。这在局部水平导致鼻部一氧化氮和早晨呼出的过氧化物升高，在系统水平有血清促炎性细胞因子升高；肿瘤坏死因子α、白细胞介素-6（interleukin-6，IL-6）和白细胞介素-8及调节细胞因子（如IL-10）减少。这些水平与阻塞性睡眠呼吸暂停的严重程度有关。

（五）临床特征

在儿童中，阻塞性睡眠呼吸暂停在男性和女性中同样普遍。它通常出现在3～7岁，但也可能出现在4个月大时。即使是严重的睡眠呼吸暂停，其诊断也常常被延迟。在诊断时，仔细询问父母是必要的。基于问卷研究，估计患病率在1.6%～3.4%。最常被描述的症状是夜间打鼾、呼吸音嘈杂、睡眠时烦躁不安、频繁惊醒和可观察到的呼吸暂停。可能会出现遗尿、噩梦和晨间头痛。肥胖是成年人的典型特征，在儿童中并不常见，可能与白天活动量减少有关。更典型的是，患有腺样体肥大的儿童体重增加不佳，身材矮小。目前随着肥胖的流行，有越来越多的阻塞性睡眠呼吸暂停患者是肥胖儿童。与成年人阻塞性睡眠呼吸暂停的白天嗜睡和注意力不集中特征不同，儿童患者以多动症更常见。可注意到流鼻涕和过度的张口呼吸，咽部检查可发现腺样体肥大和咽黏膜增厚，这是由长期张口呼吸造成的。胸部检查可发现吸气声、漏斗胸、胸骨上及肋间退缩。

（六）科学研究

从父母那里获得的详细病史对做出诊断至关重要。体格检查应包括一般外观、颅面部特征，如面中部发育不良或小下颌，通常提示气道阻塞的可能性增加。同样，检查可能也有助于确诊。颈部侧位造影和鼻咽镜检查有助于评估腺样体的大小和气道塌陷的部位。在慢性低氧血症患者中，全血细胞计数可以确定红细胞增多症的存在，心电图可以提示肺源性心脏病的存在，脉搏血氧饱和度检查可以明确低氧血症的严重程度。动脉血气虽然很少应用，但可以显示一定程度的低氧血症、高碳酸血症和血清碳酸氢盐升高。在一项正式的睡眠研究中，多导睡眠图是对睡眠期间各种生理变量的电图监测。在自然睡眠或药物诱导睡眠期间监测的常见变量有呼吸做功、口鼻气流、脉搏血氧饱和度、经皮氧分压、呼气末二氧化碳分压、心电图、颏下肌电图和摄像。同时监测眼部运动有助于将其与眼球快速运动睡眠或非眼球快速运动睡眠联系起来。

阻塞性睡眠呼吸暂停的严重程度是根据每小时呼吸暂停的总发作次数来分级的，通常称为呼吸暂停低通气指数（apnea-hypopnea index，AHI）（表1-8）。

表1-8 阻塞性睡眠呼吸暂停严重程度分级

阻塞性睡眠呼吸暂停严重程度	AHI/小时	SpO2最低点（%）	EtCO2＞50 mmHg（%TST）	RAI/小时
轻度	2～5	88～92	10～15	2～5
中度	5～10	80～88	15～20	5～8
重度	＞10	＜80	＞20	＞8

注：AHI，呼吸暂停低通气指数；TST，总睡眠时间；RAI，呼吸唤醒指数。

（七）围手术期处理

阻塞性睡眠呼吸暂停儿童可能需要手术干预，如腺样体切除术，也可能因严重上气道梗阻需要紧急处理。如果一个孩子需要进行择期手术，并患有阻塞性睡眠呼吸暂停，在冒险进行非紧急手术干预之前，应先谨慎进行矫正术，如腺样体切除术。

1.术前准备

一般需要使用术前用药以减轻焦虑，然而，由于潜在的气道梗阻，应给予较小剂量的咪达唑仑。但是在许多情况下应完全避免给予术前用药，因为它不仅可能导致术前明显的气道梗阻，还可能延迟术后恢复。

2.术中管理

在常规放置ASA监测仪后，低龄儿童常规进行七氟醚面罩诱导，大龄儿童可以清醒静脉诱导。这些儿童在诱导时存在危及生命的气道梗阻的可能性，有文献表明，双手扣住面罩和提下颌优于单手抬起下颌，因为它提供了更好的上气道通畅条件。阻塞性睡眠呼吸暂停患儿对阿片类药物的敏感度较高。这是因为间歇性缺氧引起的阿片受体上调。静脉注射较小剂量的吗啡（0.05 mg/kg）或芬太尼（1 μg/kg），在严重阻塞性睡眠呼吸暂停的儿童中最好避免给予。我们在临床上观察到阿片受体激动—拮抗剂纳布啡比单纯阿片受体激动剂吗啡镇痛效果更好，镇静和呼吸抑制作用小。

3.术后管理

气管拔管最好在气道反射恢复时进行，以确保患者保持气道通畅的能力。然而，一些麻醉医师更喜欢深麻醉拔管，以免咳嗽和呕吐，降低出血风险。无论采用何种技术，吸痰必须轻柔，清除口咽部的血液和分泌物。由于术后恢复缓慢和气道梗阻的可能性，密切监测氧合和呼吸是必要的，中度至重度呼吸暂停、病态肥胖和颅面异常的患儿可能需要延长住院时间。由于麻醉药的镇静作用、肌张力减退和手术引起的咽部水肿，这些患儿在术后可能立即发生危及生命的气道梗阻。所以，最好在医院过夜观察，密切监测氧合和呼吸。术前有严重梗阻症状或需持续气道正压通气者，术后应留重症监护室观察。

术后镇痛一般定期提供口服对乙酰氨基酚。非甾体抗炎药理论上会增加出血的可能性。然而，我们的机构经验表明，一旦这些患儿进入PACU，并且没有证据表明手术部位会持续出血，酮咯酸0.3～0.5 mg/kg静脉滴注（最多30 mg）是安全的。我们这样做是因为酮咯酸提供了有效的镇痛，但不增加镇静和出血的风险。

（八）结论

大多数轻度至中度阻塞性睡眠呼吸暂停患儿与麻醉剂相关的并发症发病率很低。腺样体切除术后的长期结果一般是好的，大多数儿童的症状在手术后的几天内有显著的改善。然而，对潜在呼吸道并发症的认识，正确使用镇静剂、麻醉剂、阿片类药物和高度警惕使用非阿片类止痛药对成功治疗这些儿童至关重要。

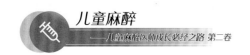
八、发表同意书

不适用。

九、利益冲突

提交人声明没有财务或其他方面的利益冲突。

十、鸣谢

宣布没有。

参考文献

[1] Monto AS, Ullman BM. Acute respiratory illness in an American community. The Tecumseh study. JAMA 1974; 227(2): 164-9.
[http://dx.doi.org/10.1001/jama.1974.03230150016004] [PMID: 4357298]

[2] Heikkinen T, Järvinen A. The common cold. Lancet 2003; 361(9351): 51-9.
[http://dx.doi.org/10.1016/S0140-6736(03)12162-9] [PMID: 12517470]

[3] Ball TM, Holberg CJ, Aldous MB, Martinez FD, Wright AL. Influence of attendance at day care on the common cold from birth through 13 years of age. Arch Pediatr Adolesc Med 2002; 156(2): 121-6. [http://dx.doi.org/10.1001/archpedi.156.2.121] [PMID: 11814371]

[4] Habre W, Disma N, Virag K, et al. Incidence of severe critical events in paediatric anaesthesia (APRICOT): a prospective multicentre observational study in 261 hospitals in Europe. Lancet Respir Med 2017; 5(5): 412-25.
[http://dx.doi.org/10.1016/S2213-2600(17)30116-9] [PMID: 28363725]

[5] Cohen MM, Cameron CB. Should you cancel the operation when a child has an upper respiratory tract infection? Anesth Analg 1991; 72(3): 282-8.
[http://dx.doi.org/10.1213/00000539-199103000-00002] [PMID: 1994755]

[6] Tait AR, Malviya S, Voepel-Lewis T, Munro HM, Seiwert M, Pandit UA. Risk factors for perioperative adverse respiratory events in children with upper respiratory tract infections. Anesthesiology 2001; 95(2): 299-306.
[http://dx.doi.org/10.1097/00000542-200108000-00008] [PMID: 11506098]

[7] Oofuvong M, Geater AF, Chongsuvivatwong V, et al. Excess costs and length of hospital stay attributable to perioperative respiratory events in children. Anesth Analg 2015; 120(2): 411-9.
[http://dx.doi.org/10.1213/ANE.0000000000000557] [PMID: 25517194]

[8] Bordet F, Allaouchiche B, Lansiaux S, et al. Risk factors for airway complications during general anaesthesia in paediatric patients. Paediatr Anaesth 2002; 12(9): 762-9.
[http://dx.doi.org/10.1046/j.1460-9592.2002.00987.x] [PMID: 12519134]

[9] Rolf N, Coté CJ. Frequency and severity of desaturation events during general anesthesia in children with and without upper respiratory infections. J Clin Anesth 1992; 4(3): 200-3.
[http://dx.doi.org/10.1016/0952-8180(92)90065-9] [PMID: 1610574]

[10] Tait AR, Pandit UA, Voepel-Lewis T, Munro HM, Malviya S. Use of the laryngeal mask airway in children with upper respiratory tract infections: a comparison with endotracheal intubation. Anesth Analg 1998; 86(4): 706-11.
[http://dx.doi.org/10.1213/00000539-199804000-00006] [PMID: 9539588]

[11] Mamie C, Habre W, Delhumeau C, Argiroffo CB, Morabia A. Incidence and risk factors of perioperative respiratory adverse events in children undergoing elective surgery. Paediatr Anaesth 2004; 14(3): 218-24.
[http://dx.doi.org/10.1111/j.1460-9592.2004.01169.x] [PMID: 14996260]

[12] Coté CJ. The upper respiratory tract infection (URI) dilemma: fear of a complication or litigation? Anesthesiology 2001; 95(2): 283-5.
[http://dx.doi.org/10.1097/00000542-200108000-00006] [PMID: 11506096]

[13] Skolnick ET, Vomvolakis MA, Buck KA, Mannino SF, Sun LS. Exposure to environmental tobacco smoke and the risk of adverse respiratory events in children receiving general anesthesia. Anesthesiology 1998; 88(5): 1144-53.
[http://dx.doi.org/10.1097/00000542-199805000-00003] [PMID: 9605672]

[14] von Ungern-Sternberg BS, Boda K, Chambers NA, et al. Risk assessment for respiratory complications in paediatric anaesthesia: a prospective cohort study. Lancet 2010; 376(9743): 773-83.
[http://dx.doi.org/10.1016/S0140-6736(10)61193-2] [PMID: 20816545]

[15] Mallory MD, Travers C, McCracken CE, Hertzog J, Cravero JP. Upper respiratory infections and airway adverse events in pediatric procedural sedation. Pediatrics 2017; 140(1): e20170009.
[http://dx.doi.org/10.1542/peds.2017-0009] [PMID: 28759404]

[16] Parnis SJ, Barker DS, Van Der Walt JH. Clinical predictors of anaesthetic complications in children with respiratory tract infections. Paediatr Anaesth 2001; 11(1): 29-40.
[http://dx.doi.org/10.1046/j.1460-9592.2001.00607.x] [PMID: 11123728]

[17] Rachel Homer J, Elwood T, Peterson D, Rampersad S. Risk factors for adverse events in children with colds emerging from anesthesia: a logistic regression. Paediatr Anaesth 2007; 17(2): 154-61.
[http://dx.doi.org/10.1111/j.1460-9592.2006.02059.x] [PMID: 17238887]

[18] Schreiner MS, O'Hara I, Markakis DA, Politis GD. Do children who experience laryngospasm have an increased risk of upper respiratory tract infection? Anesthesiology 1996; 85(3): 475-80.
[http://dx.doi.org/10.1097/00000542-199609000-00005] [PMID: 8853076]

[19] Murat I, Constant I, Maud'huy H. Perioperative anaesthetic morbidity in children: a database of 24,165 anaesthetics over a 30-month period. Paediatr Anaesth 2004; 14(2): 158-66.
[http://dx.doi.org/10.1111/j.1460-9592.2004.01167.x] [PMID: 14962332]

[20] von Ungern-Sternberg BS, Boda K, Schwab C, Sims C, Johnson C, Habre W. Laryngeal mask airway is associated with an increased incidence of adverse respiratory events in children with recent upper respiratory tract infections. Anesthesiology 2007; 107(5): 714-9.
[http://dx.doi.org/10.1097/01.anes.0000286925.25272.b5] [PMID: 18073545]

[21] von Ungern-Sternberg BS, Ramgolam A, Hall GL, Sly PD, Habre W. Peri-operative adverse respiratory events in children. Anaesthesia 2015; 70(4): 440-4.
[http://dx.doi.org/10.1111/anae.12946] [PMID: 25421587]

[22] Flick RP, Wilder RT, Pieper SF, et al. Risk factors for laryngospasm in children during general anesthesia. Paediatr Anaesth 2008; 18(4): 289-96.
[http://dx.doi.org/10.1111/j.1460-9592.2008.02447.x] [PMID: 18315633]

[23] Tait AR, Reynolds PI, Gutstein HB. Factors that influence an anesthesiologist's decision to cancel elective surgery for the child with an upper respiratory tract infection. J Clin Anesth 1995; 7(6): 491-9.
[http://dx.doi.org/10.1016/0952-8180(95)00087-X] [PMID: 8534467]

[24] Tait AR, Voepel-Lewis T, Munro HM, Gutstein HB, Reynolds PI. Cancellation of pediatric outpatient surgery: economic and emotional implications for patients and their families. J Clin Anesth 1997; 9(3): 213-9.
[http://dx.doi.org/10.1016/S0952-8180(97)00032-9] [PMID: 9172029]

[25] Manworren RC, Conner C, Myers M, McCarthy K. Clinical impact of preoperative respiratory syncytial virus testing. AORN J 1999; 69(5): 1003-1006, 1008-1013.
[http://dx.doi.org/10.1016/S0001-2092(06)62298-9] [PMID: 10332554]

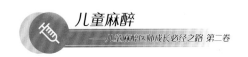
[26] Spaeder MC, Lockman JL, Greenberg RS, Fackler JC, Shay J. Impact of perioperative RSV or influenza infection on length of stay and risk of unplanned ICU admission in children: a case-control study. BMC Anesthesiol 2011; 11: 16.
[http://dx.doi.org/10.1186/1471-2253-11-16] [PMID: 21892934]

[27] von Ungern-Sternberg BS, Erb TO, Habre W, Sly PD, Hantos Z. The impact of oral premedication with midazolam on respiratory function in children. Anesth Analg 2009; 108(6): 1771-6.
[http://dx.doi.org/10.1213/ane.0b013e3181a324c3] [PMID: 19448200]

[28] Ramgolam A, Hall GL, Zhang G, Hegarty M, von Ungern-Sternberg BS. Inhalational versus intravenous induction of anesthesia in children with a high risk of perioperative respiratory adverse events: a randomized controlled trial. Anesthesiology 2018; 128(6): 1065-74.
[http://dx.doi.org/10.1097/ALN.0000000000002152] [PMID: 29498948]

[29] Drake-Brockman TF, Ramgolam A, Zhang G, Hall GL, von Ungern-Sternberg BS. The effect of endotracheal tubes *versus* laryngeal mask airways on perioperative respiratory adverse events in infants: a randomised controlled trial. Lancet 2017; 389(10070): 701-8.
[http://dx.doi.org/10.1016/S0140-6736(16)31719-6] [PMID: 28108038]

[30] Chonmaitree T, Revai K, Grady JJ, *et al.* Viral upper respiratory tract infection and otitis media complication in young children. Clin Infect Dis 2008; 46(6): 815-23. [http://dx.doi.org/10.1086/528685] [PMID: 18279042]

[31] Batra YK, Ivanova M, Ali SS, Shamsah M, Al Qattan AR, Belani KG. The efficacy of a subhypnotic dose of propofol in preventing laryngospasm following tonsillectomy and adenoidectomy in children. Paediatr Anaesth 2005; 15(12): 1094-7.
[http://dx.doi.org/10.1111/j.1460-9592.2005.01633.x] [PMID: 16324030]

[32] Arai YP, Fukunaga K, Ueda W, Hamada M, Ikenaga H, Fukushima K. The endoscopically measured effects of airway maneuvers and the lateral position on airway patency in anesthetized children with adenotonsillar hypertrophy. Anesth Analg 2005; 100(4): 949-52.
[http://dx.doi.org/10.1213/01.ANE.0000148126.53015.F9] [PMID: 15781504]

[33] Isono S, Tanaka A, Nishino T. Lateral position decreases collapsibility of the passive pharynx in patients with obstructive sleep apnea. Anesthesiology 2002; 97(4): 780-5.
[http://dx.doi.org/10.1097/00000542-200210000-00006] [PMID: 12357140]

[34] Doherty GM, Chisakuta A, Crean P, Shields MD. Anesthesia and the child with asthma. Paediatr Anaesth 2005; 15(6): 446-54.
[http://dx.doi.org/10.1111/j.1460-9592.2005.01602.x] [PMID: 15910343]

[35] Fahy JV, O'Byrne PM. "Reactive airways disease". A lazy term of uncertain meaning that should be abandoned. Am J Respir Crit Care Med 2001; 163(4): 822-3.
[http://dx.doi.org/10.1164/ajrccm.163.4.2005049] [PMID: 11282751]

[36] Akinbami LJ, Moorman JE, Garbe PL, Sondik EJ. Status of childhood asthma in the United States, 1980-2007. Pediatrics 2009; 123 (Suppl. 3): S131-45.
[http://dx.doi.org/10.1542/peds.2008-2233C] [PMID: 19221156]

[37] Taussig LM, Wright AL, Morgan WJ, Harrison HR, Ray CG, Associates TGHM. The Tucson Children's Respiratory Study. I. Design and implementation of a prospective study of acute and chronic respiratory illness in children. Am J Epidemiol 1989; 129(6): 1219-31.
[http://dx.doi.org/10.1093/oxfordjournals.aje.a115242] [PMID: 2729258]

[38] Martinez FD. Development of wheezing disorders and asthma in preschool children. Pediatrics 2002; 109(2) (Suppl.): 362-7.
[http://dx.doi.org/10.1542/peds.109.SE1.362] [PMID: 11826251]

[39] Maslow AD, Regan MM, Israel E, *et al.* Inhaled albuterol, but not intravenous lidocaine, protects against intubation-induced bronchoconstriction in asthma. Anesthesiology 2000; 93(5): 1198-204.
[http://dx.doi.org/10.1097/00000542-200011000-00011] [PMID: 11046206]

[40] von Ungern-Sternberg BS, Habre W, Erb TO, Heaney M. Salbutamol premedication in children with a recent respiratory tract infection. Paediatr Anaesth 2009; 19(11): 1064-9.
[http://dx.doi.org/10.1111/j.1460-9592.2009.03130.x] [PMID: 19694973]

[41] Kil N, Zhu JF, VanWagnen C, Abdulhamid I. The effects of midazolam on pediatric patients with asthma. Pediatr Dent

2003; 25(2): 137-42.

[PMID: 12723839]

[42] Eames Wendell O. BA, Rooke Alec G, MD, PhD, Sai-Chuen Wu R, MD, Bishop Michael J, MD. 1. Anesthesiology. Anesthesiology 1996; 84(6): 1307-11.

[PMID: 8669670]

[43] Pizov R, Brown RH, Weiss YS, *et al.* Wheezing during induction of general anesthesia in patients with and without asthma. A randomized, blinded trial. Anesthesiology 1995; 82(5): 1111-6.

[http://dx.doi.org/10.1097/00000542-199505000-00004] [PMID: 7741285]

[44] Murphy A, Campbell DE, Baines D, Mehr S. Allergic reactions to propofol in egg-allergic children. Anesth Analg 2011; 113(1): 140-4.

[http://dx.doi.org/10.1213/ANE.0b013e31821b450f] [PMID: 21467558]

[45] Hamilton ND, Hegarty M, Calder A, Erb TO, von Ungern-Sternberg BS. Does topical lidocaine before tracheal intubation attenuate airway responses in children? An observational audit. Paediatr Anaesth 2012; 22(4): 345-50.

[http://dx.doi.org/10.1111/j.1460-9592.2011.03772.x] [PMID: 22211867]

[46] von Ungern-Sternberg BS, Saudan S, Petak F, Hantos Z, Habre W. Desflurane but not sevoflurane impairs airway and respiratory tissue mechanics in children with susceptible airways. Anesthesiology 2008; 108(2): 216-24.

[http://dx.doi.org/10.1097/01.anes.0000299430.90352.d5] [PMID: 18212566]

[47] Nyktari V, Papaioannou A, Volakakis N, Lappa A, Margaritsanaki P, Askitopoulou H. Respiratory resistance during anaesthesia with isoflurane, sevoflurane, and desflurane: a randomized clinical trial. Br J Anaesth 2011; 107(3): 454-61.

[http://dx.doi.org/10.1093/bja/aer155] [PMID: 21665899]

[48] Khine HH, Corddry DH, Kettrick RG, *et al.* Comparison of cuffed and uncuffed endotracheal tubes in young children during general anesthesia. Anesthesiology 1997; 86(3): 627-31.

[http://dx.doi.org/10.1097/00000542-199703000-00015] [PMID: 9066329]

[49] Chambers NA, Ramgolam A, Sommerfield D, *et al.* Cuffed vs. uncuffed tracheal tubes in children: a randomised controlled trial comparing leak, tidal volume and complications. Anaesthesia 2018; 73(2): 160-8.

[http://dx.doi.org/10.1111/anae.14113] [PMID: 29168575]

[50] Tsur A, Kalansky A. Hypersensitivity associated with sugammadex administration: a systematic review. Anaesthesia 2014; 69(11): 1251-7.

[http://dx.doi.org/10.1111/anae.12736] [PMID: 24848211]

[51] Bull MJ. Health supervision for children with Down syndrome. Pediatrics 2011; 128(2): 393-406.

[http://dx.doi.org/10.1542/peds.2011-1605] [PMID: 21788214]

[52] Fisch H, Hyun G, Golden R, Hensle TW, Olsson CA, Liberson GL. The influence of paternal age on down syndrome. J Urol 2003; 169(6): 2275-8.

[http://dx.doi.org/10.1097/01.ju.0000067958.36077.d8] [PMID: 12771769]

[53] Borland LM, Colligan J, Brandom BW. Frequency of anesthesia-related complications in children with Down syndrome under general anesthesia for noncardiac procedures. Paediatr Anaesth 2004; 14(9): 733-8.

[http://dx.doi.org/10.1111/j.1460-9592.2004.01329.x] [PMID: 15330954]

[54] Jelliffe-Pawlowski LL, Shaw GM, Nelson V, Harris JA. Risk of mental retardation among children born with birth defects. Arch Pediatr Adolesc Med 2003; 157(6): 545-50.

[http://dx.doi.org/10.1001/archpedi.157.6.545] [PMID: 12796234]

[55] Dey A, Bhowmik K, Chatterjee A, Chakrabarty PB, Sinha S, Mukhopadhyay K. Down syndrome- related muscle hypotonia: sssociation with COL6A3 functional SNP rs2270669. Front Genet 2013; 4: 57.

[http://dx.doi.org/10.3389/fgene.2013.00057] [PMID: 23626599]

[56] Pueschel SM, Findley TW, Furia J, Gallagher PL, Scola FH, Pezzullo JC. Atlantoaxial instability in Down syndrome: roentgenographic, neurologic, and somatosensory evoked potential studies. J Pediatr 1987; 110(4): 515-21.

[http://dx.doi.org/10.1016/S0022-3476(87)80541-3] [PMID: 2951510]

[57] McDowell KM, Craven DI. Pulmonary complications of Down syndrome during childhood. J Pediatr 2011; 158(2): 319-25.

[http://dx.doi.org/10.1016/j.jpeds.2010.07.023] [PMID: 20846671]

[58] Maris M, Verhulst S, Wojciechowski M, Van de Heyning P, Boudewyns A. Prevalence of Obstructive Sleep Apnea in

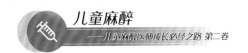

Children with Down Syndrome. Sleep 2016; 39(3): 699-704.
[http://dx.doi.org/10.5665/sleep.5554] [PMID: 26612391]

[59] Hill CM, Evans HJ, Elphick H, *et al*. Prevalence and predictors of obstructive sleep apnoea in young children with Down syndrome. Sleep Med 2016; 27-28: 99-106.
[http://dx.doi.org/10.1016/j.sleep.2016.10.001] [PMID: 27938928]

[60] Foley C, Killeen OG. Musculoskeletal anomalies in children with Down syndrome: an observational study. Arch Dis Child 2019; 104(5): 482-7.
[http://dx.doi.org/10.1136/archdischild-2018-315751] [PMID: 30472668]

[61] Mik G, Gholve PA, Scher DM, Widmann RF, Green DW. Down syndrome: orthopedic issues. Curr Opin Pediatr 2008; 20(1): 30-6.
[http://dx.doi.org/10.1097/MOP.0b013e3282f35f19] [PMID: 18197036]

[62] Freeman SB, Taft LF, Dooley KJ, *et al*. Population-based study of congenital heart defects in Down syndrome. Am J Med Genet 1998; 80(3): 213-7.
[http://dx.doi.org/10.1002/(SICI)1096-8628(19981116)80:3<213::AID-AJMG6>3.0.CO;2-8] [PMID: 9843040]

[63] Rosso M, Fremion E, Santoro SL, *et al*. Down syndrome disintegrative disorder: a clinical regression syndrome of increasing importance. Pediatrics 2020; 145(6): e20192939.
[http://dx.doi.org/10.1542/peds.2019-2939] [PMID: 32471843]

[64] Sharma M, Khera S, Sondhi V, Devgan A. A study to determine the prevalence of pulmonary arterial hypertension in children with Down syndrome and congenital heart disease. Med J Armed Forces India 2013; 69(3): 241-5.
[http://dx.doi.org/10.1016/j.mjafi.2012.11.013] [PMID: 24600117]

[65] Jacobs IN, Gray RF, Todd NW. Upper airway obstruction in children with Down syndrome. Arch Otolaryngol Head Neck Surg 1996; 122(9): 945-50.
[http://dx.doi.org/10.1001/archotol.1996.01890210025007] [PMID: 8797558]

[66] Hamilton J, Yaneza MM, Clement WA, Kubba H. The prevalence of airway problems in children with Down's syndrome. Int J Pediatr Otorhinolaryngol 2016; 81: 1-4.
[http://dx.doi.org/10.1016/j.ijporl.2015.11.027] [PMID: 26810279]

[67] Shott SR, Amin R, Chini B, Heubi C, Hotze S, Akers R. Obstructive sleep apnea: Should all children with Down syndrome be tested? Arch Otolaryngol Head Neck Surg 2006; 132(4): 432-6.
[http://dx.doi.org/10.1001/archotol.132.4.432] [PMID: 16618913]

[68] Henry E, Walker D, Wiedmeier SE, Christensen RD. Hematological abnormalities during the first week of life among neonates with Down syndrome: data from a multihospital healthcare system. Am J Med Genet A 2007; 143A(1): 42-50.
[http://dx.doi.org/10.1002/ajmg.a.31442] [PMID: 17163522]

[69] Bai W, Voepel-Lewis T, Malviya S. Hemodynamic changes in children with Down syndrome during and following inhalation induction of anesthesia with sevoflurane. J Clin Anesth 2010; 22(8): 592-7.
[http://dx.doi.org/10.1016/j.jclinane.2010.05.002] [PMID: 21109130]

[70] Kraemer FW, Stricker PA, Gurnaney HG, *et al*. Bradycardia during induction of anesthesia with sevoflurane in children with Down syndrome. Anesth Analg 2010; 111(5): 1259-63.
[http://dx.doi.org/10.1213/ANE.0b013e3181f2eacf] [PMID: 20736433]

[71] Roodman S, Bothwell M, Tobias JD. Bradycardia with sevoflurane induction in patients with trisomy 21. Paediatr Anaesth 2003; 13(6): 538-40.
[http://dx.doi.org/10.1046/j.1460-9592.2003.01095.x] [PMID: 12846713]

[72] Shott SR. Down syndrome: analysis of airway size and a guide for appropriate intubation. Laryngoscope 2000; 110(4): 585-92.
[http://dx.doi.org/10.1097/00005537-200004000-00010] [PMID: 10764002]

[73] Hata T, Todd MM. Cervical spine considerations when anesthetizing patients with Down syndrome. Anesthesiology 2005; 102(3): 680-5.
[http://dx.doi.org/10.1097/00000542-200503000-00030] [PMID: 15731610]

[74] Moore RA, McNicholas KW, Warran SP. Atlantoaxial subluxation with symptomatic spinal cord compression in a child with Down's syndrome. Anesth Analg 1987; 66(1): 89-90.

[http://dx.doi.org/10.1213/00000539-198701000-00016] [PMID: 2948425]

[75] Williams TN, Mwangi TW, Wambua S, *et al*. Sickle cell trait and the risk of Plasmodium falciparum malaria and other childhood diseases. J Infect Dis 2005; 192(1): 178-86.
[http://dx.doi.org/10.1086/430744] [PMID: 15942909]

[76] Marchant WA, Walker I. Anaesthetic management of the child with sickle cell disease. Paediatr Anaesth 2003; 13(6): 473-89.
[http://dx.doi.org/10.1046/j.1460-9592.2003.01026.x] [PMID: 12846703]

[77] Chirico EN, Pialoux V. Role of oxidative stress in the pathogenesis of sickle cell disease. IUBMB Life 2012; 64(1): 72-80.
[http://dx.doi.org/10.1002/iub.584] [PMID: 22131167]

[78] Firth PG, Head CA. Sickle cell disease and anesthesia. Anesthesiology 2004; 101(3): 766-85.
[http://dx.doi.org/10.1097/00000542-200409000-00027] [PMID: 15329603]

[79] Ohene-Frempong K, Weiner SJ, Sleeper LA, *et al*. Cerebrovascular accidents in sickle cell disease: rates and risk factors. Blood 1998; 91(1): 288-94.
[PMID: 9414296]

[80] Moser FG, Miller ST, Bello JA, *et al*. The spectrum of brain MR abnormalities in sickle-cell disease: a report from the Cooperative Study of Sickle Cell Disease. AJNR Am J Neuroradiol 1996; 17(5): 965- 72.
[PMID: 8733975]

[81] Prengler M, Pavlakis SG, Boyd S, *et al*. Sickle cell disease: ischemia and seizures. Ann Neurol 2005; 58(2): 290-302.
[http://dx.doi.org/10.1002/ana.20556] [PMID: 16049936]

[82] Stockman JA, Nigro MA, Mishkin MM, Oski FA. Occlusion of large cerebral vessels in sickle-cell anemia. N Engl J Med 1972; 287(17): 846-9.
[http://dx.doi.org/10.1056/NEJM197210262871703] [PMID: 5071963]

[83] Adams R, McKie V, Nichols F, *et al*. The use of transcranial ultrasonography to predict stroke in sickle cell disease. N Engl J Med 1992; 326(9): 605-10.
[http://dx.doi.org/10.1056/NEJM199202273260905] [PMID: 1734251]

[84] Kossorotoff M, Brousse V, Grevent D, *et al*. Cerebral haemorrhagic risk in children with sickle-cell disease. Dev Med Child Neurol 2015; 57(2): 187-93.
[http://dx.doi.org/10.1111/dmcn.12571] [PMID: 25174812]

[85] Nabavizadeh SA, Vossough A, Ichord RN, *et al*. Intracranial aneurysms in sickle cell anemia: clinical and imaging findings. J Neurointerv Surg 2016; 8(4): 434-40.
[http://dx.doi.org/10.1136/neurintsurg-2014-011572] [PMID: 25792037]

[86] Platt OS, Brambilla DJ, Rosse WF, *et al*. Mortality in sickle cell disease. Life expectancy and risk factors for early death. N Engl J Med 1994; 330(23): 1639-44.
[http://dx.doi.org/10.1056/NEJM199406093302303] [PMID: 7993409]

[87] Powars DR, Chan LS, Hiti A, Ramicone E, Johnson C. Outcome of sickle cell anemia: a 4-decade observational study of 1056 patients. Medicine (Baltimore) 2005; 84(6): 363-76.
[http://dx.doi.org/10.1097/01.md.0000189089.45003.52] [PMID: 16267411]

[88] Vichinsky EP, Styles LA, Colangelo LH, Wright EC, Castro O, Nickerson B. Acute chest syndrome in sickle cell disease: clinical presentation and course. Blood 1997; 89(5): 1787-92.
[http://dx.doi.org/10.1182/blood.V89.5.1787] [PMID: 9057664]

[89] Seeler RA. Deaths in children with sickle cell anemia. A clinical analysis of 19 fatal instances in Chicago. Clin Pediatr (Phila) 1972; 11(11): 634-7.
[http://dx.doi.org/10.1177/000992287201101111] [PMID: 5083931]

[90] Batra AS, Acherman RJ, Wong WY, *et al*. Cardiac abnormalities in children with sickle cell anemia. Am J Hematol 2002; 70(4): 306-12.
[http://dx.doi.org/10.1002/ajh.10154] [PMID: 12210812]

[91] Deymann AJ, Goertz KK. Myocardial infarction and transient ventricular dysfunction in an adolescent with sickle cell disease. Pediatrics 2003; 111(2): E183-7.
[http://dx.doi.org/10.1542/peds.111.2.e183] [PMID: 12563093]

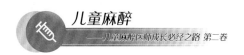
[92] Vaishya R, Agarwal AK, Edomwonyi EO, Vijay V. Musculoskeletal manifestations of sickle cell disease: a review. Cureus 2015; 7(10): e358.
[http://dx.doi.org/10.7759/cureus.358] [PMID: 26623213]

[93] Streetly A, Sisodia R, Dick M, Latinovic R, Hounsell K, Dormandy E. Evaluation of newborn sickle cell screening programme in England: 2010-2016. Arch Dis Child 2018; 103(7): 648-53.
[PMID: 29104181]

[94] El-Haj N, Hoppe CC. Newborn Screening for SCD in the USA and Canada. Int J Neonatal Screen 2018; 4(4): 36.
[http://dx.doi.org/10.3390/ijns4040036] [PMID: 33072956]

[95] Adjepong KO, Otegbeye F, Adjepong YA. Perioperative management of sickle cell disease. Mediterr J Hematol Infect Dis 2018; 10(1): e2018032.
[http://dx.doi.org/10.4084/mjhid.2018.032] [PMID: 29755709]

[96] Akinsheye I, Alsultan A, Solovieff N, et al. Fetal hemoglobin in sickle cell anemia. Blood 2011; 118(1): 19-27.
[http://dx.doi.org/10.1182/blood-2011-03-325258] [PMID: 21490337]

[97] Charache S, Terrin ML, Moore RD, et al. Effect of hydroxyurea on the frequency of painful crises in sickle cell anemia. N Engl J Med 1995; 332(20): 1317-22.
[http://dx.doi.org/10.1056/NEJM199505183322001] [PMID: 7715639]

[98] Holzmann L, Finn H, Lichtman HC, Harmel MH. Anesthesia in patients with sickle cell disease: a review of 112 cases. Anesth Analg 1969; 48(4): 566-72.
[http://dx.doi.org/10.1213/00000539-196907000-00013] [PMID: 5815765]

[99] Koshy M, Weiner SJ, Miller ST, et al. Surgery and anesthesia in sickle cell disease. Blood 1995; 86(10): 3676-84.
[http://dx.doi.org/10.1182/blood.V86.10.3676.bloodjournal86103676] [PMID: 7579333]

[100] Yawn BP, Buchanan GR, Afenyi-Annan AN, et al. Management of sickle cell disease: summary of the 2014 evidence-based report by expert panel members. JAMA 2014; 312(10): 1033-48.
[http://dx.doi.org/10.1001/jama.2014.10517] [PMID: 25203083]

[101] Adams RJ, Brambilla D. Discontinuing prophylactic transfusions used to prevent stroke in sickle cell disease. N Engl J Med 2005; 353(26): 2769-78.
[http://dx.doi.org/10.1056/NEJMoa050460] [PMID: 16382063]

[102] Adams RJ, McKie VC, Hsu L, et al. Prevention of a first stroke by transfusions in children with sickle cell anemia and abnormal results on transcranial Doppler ultrasonography. N Engl J Med 1998; 339(1): 5-11.
[http://dx.doi.org/10.1056/NEJM199807023390102] [PMID: 9647873]

[103] Vichinsky EP, Haberkern CM, Neumayr L, et al. A comparison of conservative and aggressive transfusion regimens in the perioperative management of sickle cell disease. N Engl J Med 1995; 333(4): 206-13.
[http://dx.doi.org/10.1056/NEJM199507273330402] [PMID: 7791837]

[104] Fisher B, Roberts CS. Tourniquet use and sickle cell hemoglobinopathy: how should we proceed? South Med J 2010; 103(11): 1156-60.
[http://dx.doi.org/10.1097/SMJ.0b013e3181efaf3b] [PMID: 20890260]

[105] Abdulla Al-Ghamdi A. Bilateral total knee replacement with tourniquets in a homozygous sickle cell patient. Anesth Analg 2004; 98(2): 543-4.
[http://dx.doi.org/10.1213/01.ANE.0000099363.42829.0A] [PMID: 14742403]

[106] Gross ML, Schwedler M, Bischoff RJ, Kerstein MD. Impact of anesthetic agents on patients with sickle cell disease. Am Surg 1993; 59(4): 261-4.
[PMID: 8489089]

[107] Delatte SJ, Hebra A, Tagge EP, Jackson S, Jacques K, Othersen HB Jr. Acute chest syndrome in the postoperative sickle cell patient. J Pediatr Surg 1999; 34(1): 188-91.
[http://dx.doi.org/10.1016/S0022-3468(99)90254-3] [PMID: 10022169]

[108] Ahmad FA, Macias CG, Allen JY. The use of incentive spirometry in pediatric patients with sickle cell disease to reduce the incidence of acute chest syndrome. J Pediatr Hematol Oncol 2011; 33(6): 415-20.
[http://dx.doi.org/10.1097/MPH.0b013e31821ed4ce] [PMID: 21792036]

[109] Bellet PS, Kalinyak KA, Shukla R, Gelfand MJ, Rucknagel DL. Incentive spirometry to prevent acute pulmonary

complications in sickle cell diseases. N Engl J Med 1995; 333(11): 699-703.
[http://dx.doi.org/10.1056/NEJM199509143331104] [PMID: 7637747]

[110]   Brouillette RT, Fernbach SK, Hunt CE. Obstructive sleep apnea in infants and children. J Pediatr 1982; 100(1): 31-40.
[http://dx.doi.org/10.1016/S0022-3476(82)80231-X] [PMID: 7057314]

[111]   Guilleminault C, Tilkian A, Dement WC. The sleep apnea syndromes. Annu Rev Med 1976; 27: 465- 84.
[http://dx.doi.org/10.1146/annurev.me.27.020176.002341] [PMID: 180875]

[112]   Richardson MA, Seid AB, Cotton RT, Benton C, Kramer M. Evaluation of tonsils and adenoids in Sleep Apnea syndrome. Laryngoscope 1980; 90(7 Pt 1): 1106-10.
[http://dx.doi.org/10.1288/00005537-198007000-00005] [PMID: 7392747]

[113]   Dehlink E, Tan HL. Update on paediatric obstructive sleep apnoea. J Thorac Dis 2016; 8(2): 224-35. [PMID: 26904263]

[114]   Potsic WP, Wetmore RF. Sleep disorders and airway obstruction in children. Otolaryngol Clin North Am 1990; 23(4): 651-63.
[http://dx.doi.org/10.1016/S0030-6665(20)31243-3] [PMID: 2199899]

[115]   Remmers JE, deGroot WJ, Sauerland EK, Anch AM. Pathogenesis of upper airway occlusion during sleep. J Appl Physiol 1978; 44(6): 931-8.
[http://dx.doi.org/10.1152/jappl.1978.44.6.931] [PMID: 670014]

[116]   Bradley TD, Brown IG, Grossman RF, et al. Pharyngeal size in snorers, nonsnorers, and patients with obstructive sleep apnea. N Engl J Med 1986; 315(21): 1327-31. [http://dx.doi.org/10.1056/NEJM198611203152105] [PMID: 3773955]

[117]   Sher AE. Obstructive sleep apnea syndrome: a complex disorder of the upper airway. Otolaryngol Clin North Am 1990; 23(4): 593-608.
[http://dx.doi.org/10.1016/S0030-6665(20)31240-8] [PMID: 2199896]

[118]   Bradley TD, Phillipson EA. Pathogenesis and pathophysiology of the obstructive sleep apnea syndrome. Med Clin North Am 1985; 69(6): 1169-85.
[http://dx.doi.org/10.1016/S0025-7125(16)30981-6] [PMID: 3934481]

[119]   Reilly JS. Tonsillar and adenoid airway obstruction: modes of treatment in children. Int Anesthesiol Clin 1988; 26(1): 54-7.
[http://dx.doi.org/10.1097/00004311-198802610-00011] [PMID: 3283048]

[120]   Kuna ST, Sant'Ambrogio G. Pathophysiology of upper airway closure during sleep. JAMA 1991; 266(10): 1384-9.
[http://dx.doi.org/10.1001/jama.1991.03470100076036] [PMID: 1880868]

[121]   Patino M, Sadhasivam S, Mahmoud M. Obstructive sleep apnoea in children: perioperative considerations. Br J Anaesth 2013; 111 (Suppl. 1): i83-95.
[http://dx.doi.org/10.1093/bja/aet371] [PMID: 24335402]

[122]   Gut G, Tauman R, Greenfeld M, Armoni-Domany K, Sivan Y. Nasal nitric oxide in sleep-disordered breathing in children. Sleep Breath 2016; 20(1): 303-8.
[http://dx.doi.org/10.1007/s11325-015-1189-8] [PMID: 25948164]

[123]   Malakasioti G, Alexopoulos E, Befani C, et al. Oxidative stress and inflammatory markers in the exhaled breath condensate of children with OSA. Sleep Breath 2012; 16(3): 703-8.
[http://dx.doi.org/10.1007/s11325-011-0560-7] [PMID: 21811879]

[124]   Leon-Cabrera S, Arana-Lechuga Y, Esqueda-León E, et al. Reduced systemic levels of IL-10 are associated with the severity of obstructive sleep apnea and insulin resistance in morbidly obese humans. Mediators Inflamm 2015; 2015: 493409.
[http://dx.doi.org/10.1155/2015/493409] [PMID: 25944984]

[125]   Frank Y, Kravath RE, Pollak CP, Weitzman ED. Obstructive sleep apnea and its therapy: clinical and polysomnographic manifestations. Pediatrics 1983; 71(5): 737-42.
[http://dx.doi.org/10.1542/peds.71.5.737] [PMID: 6835756]

[126]   Warwick JP, Mason DG. Obstructive sleep apnoea syndrome in children. Anaesthesia 1998; 53(6): 571-9.
[http://dx.doi.org/10.1046/j.1365-2044.1998.00370.x] [PMID: 9709144]

[127]   Freezer NJ, Bucens IK, Robertson CF. Obstructive sleep apnoea presenting as failure to thrive in infancy. J Paediatr

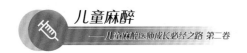

Child Health 1995; 31(3): 172-5.

[http://dx.doi.org/10.1111/j.1440-1754.1995.tb00779.x] [PMID: 7669373]

[128] Rosen CL, Storfer-Isser A, Taylor HG, Kirchner HL, Emancipator JL, Redline S. Increased behavioral morbidity in school-aged children with sleep-disordered breathing. Pediatrics 2004; 114(6): 1640-8.

[http://dx.doi.org/10.1542/peds.2004-0103] [PMID: 15574628]

[129] Singer LP, Saenger P. Complications of pediatric obstructive sleep apnea. Otolaryngol Clin North Am 1990; 23(4): 665-76.

[http://dx.doi.org/10.1016/S0030-6665(20)31244-5] [PMID: 2199900]

[130] Macartney FJ, Panday J, Scott O. Cor pulmonale as a result of chronic nasopharyngeal obstruction due to hypertrophied tonsils and adenoids. Arch Dis Child 1969; 44(237): 585-92.

[http://dx.doi.org/10.1136/adc.44.237.585] [PMID: 4242077]

[131] Schwengel DA, Sterni LM, Tunkel DE, Heitmiller ES. Perioperative management of children with obstructive sleep apnea. Anesth Analg 2009; 109(1): 60-75.

[http://dx.doi.org/10.1213/ane.0b013e3181a19e21] [PMID: 19535696]

[132] Joffe AM, Hetzel S, Liew EC. A two-handed jaw-thrust technique is superior to the one-handed "EC- clamp" technique for mask ventilation in the apneic unconscious person. Anesthesiology 2010; 113(4): 873-9.

[http://dx.doi.org/10.1097/ALN.0b013e3181ec6414] [PMID: 20808210]

[133] Brown KA. Intermittent hypoxia and the practice of anesthesia. Anesthesiology 2009; 110(4): 922-7.

[http://dx.doi.org/10.1097/ALN.0b013e31819c480a] [PMID: 19293703]

第二章
常见并发症患儿的麻醉

 ## 第二部分

Saranya Chinnappan[1] and Monica Banerjee[2]

[1]St. Christopher's Hospital for Children, 160 East Erie Avenue Philadelphia, PA 19134, USA

[2]Alfred I Dupont Hospital for Children, 1600 Rockland Road, Wilmington, DE 19803, USA

摘要：在本章中，我们将讨论自闭症、注意缺陷多动障碍（attention deficit hyperactivity disorder，ADHD）、囊性纤维化、大疱性表皮松解症及血管性血友病的儿童围手术期麻醉需要关注的问题。自闭症和多动症儿童由于难以适应日常生活中的变化和新环境，在接受麻醉时出现严重焦虑和痛苦的风险很高。限制术前等待时间的详细方案及适当的术前用药对减轻患儿痛苦至关重要。囊性纤维化患儿可能累及肺、胃肠和胰腺胆道等器官。由于寿命不断延长，该人群的儿童和成年人都可能会进行各种外科手术。肺部状况是制订麻醉计划时的一个关键问题。大疱性表皮松解症患儿在接受麻醉时存在特殊的挑战，因为气道设备和用于监测生命体征的设备都会导致严重的术后并发症。血管性血友病是小儿麻醉中最常见的先天性出血疾病。安全的围手术期管理需要跨学科的协调，制订术前预防计划及术中和术后的管理方案来维持凝血功能。

关键词：儿童急重症、自闭症障碍、阿斯伯格综合征、注意缺陷多动障碍、焦虑、囊性纤维化、去氨加压素、营养不良型大疱性表皮松解症、大疱性表皮松解症、止血、围手术期护理、术前用药、术后危险性、血友病。

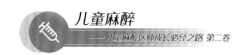
一、自闭症

（一）引言

自闭症（autism spectrum disorder，ASD）是一种具有沟通障碍和社交技能障碍的神经发育障碍。在 *Diagnostic and Statistical Manual Edition 5* 中，它被定义为在多种背景下的社会互动和社会交流的持续缺陷，以及有限的或重复的行为、兴趣及活动模式。自闭症障碍包括自闭症、阿斯伯格综合征和全身性发育迟缓。全世界的患病率接近1%。男孩被诊断为自闭症的可能性是女孩的4倍。其病因尚不清楚；遗传学、免疫学和环境因素被认为与发病有关。

许多自闭症儿童将会有其他的医学、发育、精神问题或智力缺陷。常见的合并疾病包括癫痫、注意缺陷多动障碍、焦虑、对立违抗性障碍、行为障碍和感觉处理障碍。常可见胃肠功能紊乱，如吸收不良、消化不良、食物不耐受和食物过敏。这些儿童语言和非语言的交流是有限的。

自闭症有药物治疗和非药物治疗方法。非药物干预包括从早期就开始的认知和行为治疗。药物可以用来帮助控制症状（表2-1）。下表列出了许多常用的药物。建议在停止长期药物治疗之前先咨询精神病医师。

表2-1　自闭症儿童常用治疗药物

药物	作用机制	潜在不良反应
氟哌多 利培酮 阿立哌唑	抗精神病药	镇静、体重增加、锥体外系症状、全身麻醉下低血压；利哌酮可导致心律失常
氯氮平	非典型抗精神病药	粒细胞缺乏症、心脏传导问题、体温升高、低血压
双丙戊酸钠	抗癫痫药物	肝病、凝血功能异常
氟西汀 西酞普兰	选择性 5- 羟色胺再摄取抑制剂	胃肠道症状、躁动、血小板聚集减少和输血风险增加
哌甲酯 安非他明	兴奋剂	可能增加麻醉需求、增加高血压和心律失常的风险、降低癫痫发作阈值、与血管升压药相互作用
褪黑素		
可乐定 胍法辛	肾上腺素能激动剂	

（二）术前需要关注的问题及术前用药

自闭症儿童除了手术需要镇静，接受诊断性检查（如MRI、超声心动图、抽血或听觉脑干反射研究）也经常需要镇静。自闭症儿童很难应对他们日常的变化，这将导致围手术期的紧张。他们在新环境中可能难以表达自己的焦虑，并且变得难以安慰和具有破坏性。术前用药对减少大多数儿童的焦虑非常有效。自闭症儿童更可能需要术前用药来减轻焦虑，且更适合接受非标准的术前用药。表2-2列出了术前最常用的药物。

在理想情况下，这类儿童应尽早安排手术，尽量缩短在候诊室和术前区域的等待时间。他们在医院时，对视觉和听觉刺激更敏感，所以术前安排一个安静的私人区域是必要的。儿童生活专家可能有助于控制患儿术前的焦虑。其他有用的做法包括允许父母在场、尽量减少非必要的测试、尽量不更换手术服，以及灵活实施镇静。

表2-2　术前用药的常用药物

药物	给药途径	剂量
咪达唑仑	口服	0.5 ~ 1 mg/kg
	经鼻	0.2 mg/kg
	肌内注射	0.1 ~ 0.2 mg/kg
	静脉注射	0.01 ~ 0.1mg/kg
氯胺酮	口服	3 ~ 6 mg/kg
	经鼻	3 mg/kg
	肌内注射	3 ~ 5 mg/kg
右美托咪定	口服	4 μg/kg
	经鼻	1 μg/kg

（三）术中及术后管理

应为患儿提供静脉或吸入诱导的选择，且吸入诱导通常是严重自闭症儿童的最佳选择。父母在场可能有助于缓解诱导时的焦虑。平板电脑也可以在进行静脉或吸入诱导时分散儿童的注意力。在手术室麻醉需要优先考虑的事项应包括适当地补液、镇痛和止吐，以便在恢复室能尽早拔除静脉输液管。术中给予右美托咪定可降低严重自闭症儿童苏醒期躁动的发生。麻醉恢复室里的噪声、明亮的灯光和许多陌生人都会使患儿极度不安。理想情况下，患儿应该在一个安静的私人区域从麻醉中苏醒。父母更早地出现和尽量缩短待在麻醉恢复室的时间将有助于缓解患儿的焦虑。

二、注意缺陷多动障碍

（一）引言

注意缺陷多动障碍影响着全球5% ~ 8%的儿童，因此在需要麻醉的儿童中经常遇到。在被诊断的神经行为障碍中，注意缺陷多动障碍是最常见的。这些儿童表现出多动和（或）注意力不集中的行为。多巴胺系统功能失调与这种疾病有关，兴奋和抑制过程的改变导致了该症状。多巴胺功能亢进和消失导致该症状出现，对麻醉药的需求增加经常被报道。这可能是由于大脑功能改变而并发的行为障碍，或与患者的家用药物产生了相互作用。这些儿童可能出现的一些围手术期问题包括术前焦虑增加、诱导和苏醒过程中的躁动增加、术后行为问题，以及麻醉药和注意缺陷多动障碍药物之间的相互作用。

（二）药物相互作用

表2-3列出了注意缺陷多动障碍中常用的许多药物。

表2-3　注意缺陷多动障碍常用的治疗药物

药物	作用机制	
哌甲酯	阻断多巴胺和去甲肾上腺素的再摄取 刺激大脑皮层	可能会增加麻醉药的需求
右苯丙胺	通过拟交感作用促进儿茶酚胺的释放，主要是多巴胺和去甲肾上腺素 通过突触前神经末梢抑制儿茶酚胺的再摄取	可能会增加麻醉药的需求
安非他酮	抑制神经元摄取去甲肾上腺素和多巴胺	可以降低癫痫发作的阈值和降低曲马多的有效性
阿托西汀	选择性地抑制突触前神经末梢对去甲肾上腺素的再摄取	

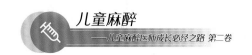

（三）围手术期需要关注的问题

注意缺陷多动障碍儿童在诱导过程中更加不能合作，因此术前用药是必要的

用于治疗多动症的药物可能会引发重大的术中后果，如心血管不稳定、麻醉药需求改变、癫痫发作阈值降低、术后恶心呕吐增加、对术前用药出现耐药。一些药物可引起儿茶酚胺水平升高而导致高血压，但长期使用可能导致儿茶酚胺存储的消耗或儿茶酚胺受体的下调。麻黄碱和曲马多会产生超常的心血管作用。在一些病例中也有低血压的报道。布奥西蒙可抑制将曲马多转化为吗啡的酶，而减弱曲马多的镇痛作用。此外，抗精神病药、抗抑郁药、类固醇、曲马多、有镇静作用的抗组胺药与布奥西蒙一起使用可降低癫痫发作阈值。

术中需优先考虑的事项与自闭症类似：提供充足的补液、镇痛和止吐，以便在恢复室尽早拔出静脉输液管。注意缺陷多动障碍儿童的术后疼痛经历与其他无该障碍的儿童相似。

术后注意缺陷多动障碍儿童会表现出夸张的适应不良行为。父母尽早出现在恢复室和尽早拔除静脉输液管对减轻患儿痛苦有所帮助。部分儿童在全身麻醉后可出现数周的适应不良行为。这些不良行为的预测因素包括候诊室里出现术前焦虑、诊疗全程焦虑和出现苏醒期谵妄。这强调了围手术期计划对减少这类儿童焦虑的重要性。

三、囊性纤维化

（一）引言

囊性纤维化是一种常染色体隐性遗传病，由编码CF跨膜调节因子（CF transmembrane regulator，CFTR）的7号染色体上的一个基因突变引起。这种突变会导致上皮细胞中表达CFTR的器官（气道、胃肠道、胰胆系统、汗腺和泌尿生殖系统）发生病理性改变。每2500～3200名白种人中就有1名患有囊性纤维化，囊性纤维化是这类人群中最常见的致命性遗传性疾病。然而，它也影响着其他人群患者，在西班牙裔和非裔美国人中，携带率分别约为1∶46和1∶65。

囊性纤维化患者有着不同的临床表现，因为基因型和严重程度之间缺乏相关性，以及环境因素的影响，如烟草和烟雾暴露、女性和社会经济地位低对疾病进展都有影响。治疗方面的显著进展改善了囊性纤维化患者的预期寿命，目前中位生存年龄超过30岁，随着生存率的持续提高，更多的患者将接受麻醉和手术。

（二）病理生理

肺部疾病是囊性纤维化患者发病和死亡的主要原因。CFTR的基因突变导致气道上皮中氯离子分泌减少和钠的重吸收增加，导致分泌物中的含水量减少和纤毛黏液清除能力受损。

正常肺黏液清除有助于抵御吸入的细菌，但囊性纤维化时，慢性和复发性细菌感染发生在患病早期，并因气道表面的分泌物聚集和中性粒细胞细菌杀伤功能受损而恶化。早期的病原体包括金黄色葡萄球菌和流感嗜血杆菌，最终患者被铜绿假单胞菌、洋葱伯克霍尔德菌和其他耐药微生物定植。

稠厚的分泌物也会阻塞远端气道和黏膜下腺体，导致这些腺体的导管扩张，黏液脓性碎片的积累和腺体增生。随着疾病的进展，细支气管周围炎症恶化，最终瘢痕组织增生。虽然这些影响在下呼吸道最为明显，但囊性纤维化患者也经常因上呼吸道炎症而出现鼻息肉病。

囊性纤维化的临床病程以呼吸道症状的急性恶化为特征，是对感染性和环境触发因素做出的反应，称为肺恶化。这些症状也可能伴有全身表现，如厌食、疲劳和体重减轻。反复的肺恶化可导致进行性气道阻塞、支气管扩张、肺气肿、通气或血流比例失调、支气管高反应性和低氧血症。

在这些儿童中，肺功能测试显示不可逆的阻塞性缺陷，第一秒用力呼气量和呼气峰值流速下降，功能残气量增加，通气量减少。代偿性过度通气最初导致$PaCO_2$降低，但高碳酸血症见于疾病终末期。这种慢性高碳酸血症和缺氧导致肺血管阻力（pulmonary vascular resistance，PVR）增加、肺动脉高压，并最终导致肺心病。

囊性纤维化的儿童也表现出胃肠道和胰胆道系统的异常。胰腺外分泌功能缺失可导致急性或复发性胰腺炎，因蛋白质和脂肪吸收不良引发的营养不良，以及维生素缺乏，特别是维生素A、维生素D、维生素E和维生素K。维生素K依赖型凝血因子Ⅱ、Ⅶ、Ⅸ和Ⅹ的合成减少可导致凝血功能障碍。胰腺内分泌功能随着年龄的增长而恶化，最终导致囊性纤维化相关的糖尿病，是囊性纤维化最常见的肺外表现。其他异常包括血浆胆碱酯酶活性降低、肝功能异常、约10%的囊性纤维化患者出现肝硬化。

（三）围手术期管理

考虑到囊性纤维化累及多个系统，这些儿童将接受一系列的外科手术，包括支气管镜检查和肺灌洗、胃肠手术、耳鼻喉科手术、开放静脉通路和其他偶然的外科手术。关于麻醉计划，肺部情况是主要关注的问题，术前评估应关注疾病的呼吸道表现，如咳嗽、分泌物的性质和数量、近期呼吸道感染、气道反应性和运动耐量。择期手术前应进行会诊获得围手术期治疗的建议，以优化患儿的肺部状况。这应该包括术前和术后的治疗方案，以及患儿是否可能因气道高反应性疾病严重需要住院，而运动耐量是肺功能的有用标志和生存率的阳性预测因素。

不用常规进行额外的检查，但如果有需要的话，应进行检验。胸部X线片可显示与肺过度充气并存的膈肌扁平，或肺纹理增粗和支气管扩张具有的细支气管周围袖套征。动脉血气可能显示二氧化碳潴留和低氧血症，超声心动图可能显示肺动脉高压或右心衰竭，肝功能检查和凝血功能检查可用于进一步评估肺外疾病的进展。

最后，每次术前就诊的目的应该是减少患者和父母的焦虑。除术前常见的焦虑外，患有囊性纤维化的儿童也可能由于最终致命疾病的发展而经受更多的焦虑。

术中监测的要求和管理应根据每个患者和手术过程进行定制。鼻咽气道应谨慎使用，因为这类人群中很多患者有鼻息肉，且在面罩通气过程中早期使用口腔通气道可以预防肺不张。所有的全身麻醉应该使用加温加湿的气体来防止分泌物干燥，以及气管内吸引和手法肺复张，并且拍背可以有助于分泌物排出和减少肺不张。神经肌肉阻滞应完全逆转，患者应尽早拔管。

术后拍背、早期活动和理疗以增强气道清除力、深呼吸及咳嗽。在整个术中和术后期间，应用神经干和区域神经阻滞技术、局部麻醉和非阿片类镇痛药的多模式镇痛可减少由阿片类药物引起的呼吸抑制，并且通过改善疼痛来帮助优化通气。对于所有合适的患者，都应考虑进行日间手术，以降低院内感染的风险。

四、大疱性表皮松解症

（一）引言

大疱性表皮松解症（epidermolysis bullosa，EB）是一种异质性的遗传性皮肤疾病，以轻微创伤后出

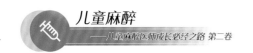

现水疱为特征。表2-4描述了3个主要的亚型。

表2-4　大疱性表皮松解症的各种亚型

大疱性表皮松解症亚型	基因突变	临床特征
单纯型大疱性表皮松解症	角蛋白5和14基因的突变	仅表皮受累
交界型大疱性表皮松解症	层粘连蛋白5突变或ⅩⅦ型胶原基因突变	在患病早期基底膜明显受累 可能有严重的黏膜受累 手脚不受累
营养不良型大疱性表皮松解症	Ⅶ型胶原蛋白基因的突变	主要累及真皮 最严重 黏膜损伤常见

营养不良型大疱性表皮松解症（dystrophic EB，DEB）是最有可能需要外科手术的类型。大多数儿童在出生时或出生后不久就会出现水疱和伤口。这些水疱最常见的是在手、脚、肘部和膝盖的背侧。水疱愈合后会出现萎缩性瘢痕，并随着时间的推移而导致挛缩。口腔、咽部和食管水疱也很常见，可导致吸收差，营养不良。也可见食管狭窄、龋齿和牙龈疾病。

该疾病的治疗重点是使用特定的喂养技术、服装和家庭伤口护理来避免摩擦和剪切力。

（二）术前评估

从皮肤科医师或儿科医师那里获得术前评估是非常重要的，以便就儿童疾病的一般病程和额外的类固醇药物的有效性提供建议。应仔细评估患儿的气道，注意口腔周围的瘢痕。此外，在开放静脉通路时，应避开病变附近或当前病变所在的位置。

（三）围手术期管理

在患儿护理的整个过程中最重要的原则是避免可能导致水疱形成的摩擦和剪切力。团队护理的重点可总结为"不接触或少接触的原则"。应该避免不必要的患者转移，因为这可能会增加剪切力。最大的挑战之一是在对患儿进行监护时，避免导致额外的病变。应避免使用黏合剂。外周静脉管路可用缝合线固定，并用纱布覆盖以保持稳定。非黏合性硅基敷料（美皮康）也可用于固定静脉管路，全身麻醉过程中，眼睛应该被润滑，而不是被黏住。对于脉搏血氧监测，可以使用脉搏血氧仪上的夹子协助进行。另一种选择是粘贴脉搏血氧监测之前用塑料袋覆盖手指，然后用纱布固定。绑无创血压袖带的地方，应使用软纱布垫住四肢。心电图监测应使用不黏的针式电极，美皮康也可以用来帮助固定电极。

术前用药有助于减轻焦虑，患儿在麻醉诱导时需要更多的约束，在他们被约束的地方，可能会出现水疱。所有大疱性表皮松解症的患儿应考虑到存在静脉通路开放困难和困难气道。超声引导有助于静脉管路开放，并且可减少经皮穿刺次数，提高成功率。面罩应用凡士林润滑或用石蜡纱布保护。进行吸入诱导时，要特别注意避免对面部和颈部皮肤施加压力。口咽气道应避免使用吸入诱导，以减少黏膜损伤。

喉镜检查使用直喉镜片且不接触会厌是比较理想的。气管插管建议使用比正常尺寸小一半的导管。用温盐水润滑和软化气管导管也可以减少对气道黏膜的损伤。气管导管可使用胶带绕到患儿头的后面绑好固定（图2-1）。对于口腔科手术，建议采用纤支镜引导下经鼻插管。鼻插管确实有一些优点，鼻咽黏膜不像口腔黏膜那样容易形成大疱，而且气管导管使用包头敷料更容易固定。

对患有大疱性表皮松解症儿童的气道管理，面临几方面的挑战。口咽反复水疱可能导致口腔的进行性挛缩，最终导致有限的开口和小口畸形。即便是既往有直接插管记录的儿童，也会有挑战性，因为随着年龄的增长，气道管理变得更加困难。由于存在易碎组织，纤维支气管镜（简称纤支镜）检查可能有困难。一个病例报告描述了使用可视喉镜联合纤支镜成功进行了气管插管，并建议这两种设备都可用于这类患儿的气道管理。使用纤支镜进行气管插管时，喉罩也可以用来引导。应避免长时间使用面罩通气，但喉罩通气可以安全地使用。

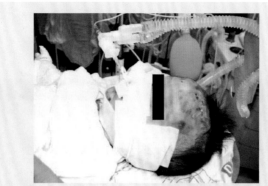

图2-1 用胶带绕到患儿头的后面，将气管导管绑好固定

应避免使用琥珀酰胆碱，因为它引起的肌颤可能会导致皮肤损伤。但非去极化肌松药可以安全地使用。当患儿苏醒时应轻柔地进行口腔内吸引。苏醒期间的重点应该是限制面部的剪切力，避免拔管后长时间的面罩通气。深拔管也许有利于抑制可能引起气管损伤的呛咳。在复苏室，可以通过将加湿的氧气吹至面部来供氧。

局部麻醉应谨慎，因为局部麻醉药皮下浸润可导致新的大疱形成。在超声引导下的区域阻滞技术可以通过尽量减少针进入皮下组织的移动和减少对目标的触碰来降低并发症的发生。病例系列研究表明，腋窝神经阻滞无并发症。全身麻醉可能会有严重的并发症，如水疱和出血。局部麻醉可以允许某些诊疗在镇静下进行，从而避免全身麻醉的并发症。单中心的一项研究表明，对于有经验的麻醉医师，深度镇静可能比全身麻醉更安全，尽管麻醉医师随时要准备好气道设备来管理困难气道。

五、血管性血友病

血管性血友病是最常见的遗传性出血疾病之一，其特点是黏膜出血和手术或创伤后出血，因糖蛋白血管性血友病因子（von willebrand factor，VWF）异常引起。血管性血友病因子以或大或小的多聚体形式存在，它是介导血小板黏附以进行初步止血所必需的，且在血管损伤部位的聚集，除此之外它还作为凝血因子Ⅷ的蛋白载体参与二次止血。合适的围手术期治疗依赖于对疾病亚型的准确诊断。

（一）疾病的分类与管理

根据血管性血友病因子定量和定性的缺陷，将血管性血友病分为1型、2型、3型（表2-5）。1型是最常见的，占所有病例的70%～80%，是因血管性血友病因子的数量不足所致。2型是由于血管性血友病因子活性功能障碍造成的，根据血管性血友病因子的特定表型特征定义不同亚型。3型是最严重的血管性血友病，循环中完全没有血管性血友病因子。还有一种是由获得性血管性血友病因子功能障碍引起的血管性血友病，在淋巴增生性疾病、慢性肾衰竭、甲状腺功能减退、肾母细胞瘤和某些类型的先天性心脏病的患儿中常见。

血管性血友病患者的临床表现具有异质性，疾病的严重程度与疾病类型和循环中血管性血友病因子的水平相关。儿童最常见的症状包括容易擦伤、鼻出血、黏膜皮肤出血或口咽出血，反映血小板黏附不良和功能障碍。诊断依据个人出血史和家族史，实验室检查显示血管性血友病因子或Ⅷ因子异常。对于异常出血原因不明的患者，家族史尤其重要。因为大多数类型的血管性血友病是常染色体显性遗传的。初步检测包括血管性血友病因子抗原的定量测量，血管性血友病因子活性的功能评估：辅因子活性，Ⅷ因子活性测量。其他实验室检查异常包括出血时间延长，如果Ⅷ因子功能降低，则活化部分凝血活酶时间延长。

表2-5 血管性血友病的分类和治疗

分型	发病机制	治疗
1型	由于细胞内保留或增强对血管性血友病因子的清除，导致血管性血友病因子数量不足	去氨加压素
2型	由于血小板、胶原蛋白或Ⅷ因子的结合功能失调而导致血管性血友病因子活性功能障碍	去氨加压素 血管性血友病因子 - Ⅷ因子或血管性血友病因子浓缩物
3型	缺乏血管性血友病因子合成蛋白	血管性血友病因子 - Ⅷ因子或血管性血友病因子浓缩物

治疗取决于疾病的分类，但包括三种基本策略。对于血管性血友病因子数量不足的患者，治疗的目标是通过使用去氨加压素刺激血管性血友病因子的释放来增加循环中血管性血友病因子的浓度。对于血管性血友病因子功能不足或血管性血友病因子完全缺失的患者，血管性血友病因子功能失调应使用人血浆中提取的病毒灭活浓缩物来替代，如血管性血友病因子-Ⅷ因子或血管性血友病因子浓缩物。最后，通过凝血因子的替代来支持止血。但这些治疗方法并非没有风险。由于有水潴留、低钠血症和癫痫发作的风险，去氨加压素通常不用于年幼的儿童，而血友病因子浓缩物可能与血栓栓塞事件发生有关。

（二）围手术期管理

术前评估应设法明确患者的出血发作史，并预测术中和术后出血。围手术期护理应与患者的血液科医师协商，以使血管性血友病因子水平正常化，并确定术后治疗的预期持续时间。

关于麻醉计划，由于持续的血小板功能障碍，应谨慎使用局部麻醉。在开始任何已计划的诊疗之前，应确保有合适的血液制品可用。肌内注射用药、鼻插管和鼻胃管放置应谨慎。最后，可能影响血小板功能的药物，如酮咯酸或其他非甾体抗炎药应限制使用。术后，应继续监测血管性血友病患儿治疗后的不良反应，并应继续与血液学专家协商，以确保合适的治疗。

（三）结论

患有自闭症、注意缺陷多动障碍、囊性纤维化、大疱性表皮松解症和血管性血友病的儿童在整个围手术期都需要专门的准备和麻醉管理。限制等待时间来尽量减少痛苦和焦虑，合适的术前用药，以及技能熟练护理人员的陪伴，是让情绪多样化的患儿顺利进行手术的关键，包括自闭症和多动症患儿。囊性纤维化可能累及肺、胃肠和胰胆道器官。仔细评估肺功能对于制订囊性纤维化的儿童和成年人患者的安全麻醉计划至关重要。围手术期管理面临独特的挑战，因为静脉通路、气道设备和监测设备很容易导致严重的并发症和不必要的损伤。血管性血友病是小儿麻醉中最常见的先天性出血疾病。安全的围手术期管理需要血液学、外科学和麻醉学的医师团队之间的协调和沟通，来制订优化止血功能的治疗计划。

六、发表同意书

不适用。

七、利益冲突

提交人声明没有财务或其他方面的利益冲突。

八、鸣谢

宣布没有。

参考文献

[1] Taghizadeh N, Heard G, Davidson A, Williams K, Story D. The experiences of children with autism spectrum disorder, their caregivers and health care providers during day procedure: A mixed methods study. Paediatr Anaesth 2019; 29(9): 927-37.
[http://dx.doi.org/10.1111/pan.13689] [PMID: 31448870]

[2] Kamat PP, Bryan LN, McCracken CE, Simon HK, Berkenbosch JW, Grunwell JR. Procedural sedation in children with autism spectrum disorders: A survey of current practice patterns of the society for pediatric sedation members. Paediatr Anaesth 2018; 28(6): 552-7.
[http://dx.doi.org/10.1111/pan.13387] [PMID: 29732645]

[3] Elliott AB, Holley AL, Ross AC, Soleta AO, Koh JL. A prospective study comparing perioperative anxiety and posthospital behavior in children with autism spectrum disorder vs typically developing children undergoing outpatient surgery. Paediatr Anaesth 2018; 28(2): 142-8.
[http://dx.doi.org/10.1111/pan.13298] [PMID: 29226493]

[4] Vlassakova BG, Emmanouil DE. Perioperative considerations in children with autism spectrum disorder. Curr Opin Anaesthesiol 2016; 29(3): 359-66.
[http://dx.doi.org/10.1097/ACO.0000000000000325] [PMID: 26914785]

[5] Taghizadeh N, Davidson A, Williams K, Story D. Autism spectrum disorder (ASD) and its perioperative management. Paediatr Anaesth 2015; 25(11): 1076-84.
[http://dx.doi.org/10.1111/pan.12732] [PMID: 26248302]

[6] Ghazal EA, Vadi MG, Mason LJ, Cote CK. Preoperative Evaluation, Premedication, and Induction of Anesthesia.A Practice of Anesthesia for Infants and Children. 6th ed. Philadelphia: Elsevier 2019; pp. 57-8.
[http://dx.doi.org/10.1016/B978-0-323-42974-0.00004-5]

[7] Mann D, Garcia PJ, Andropolous DB. Anesthesia for the Patient with a Genetic Syndrome.In: Andropolous DB, Gregory GA, editors Gregory's Pediatric Anesthesia. Nj: Wiley-Blackwell: Hoboken 2020; p. 1095.
[http://dx.doi.org/10.1002/9781119371533.ch43]

[8] Tait AR, Voepel-Lewis T, Burke C, Doherty T. Anesthesia induction, emergence, and postoperative behaviors in children with attention-deficit/hyperactivity disorders. Paediatr Anaesth 2010; 20(4): 323- 9.
[http://dx.doi.org/10.1111/j.1460-9592.2010.03268.x] [PMID: 20470335]

[9] Kitt E, Friderici J, Kleppel R, Canarie M. Procedural sedation for MRI in children with ADHD. Paediatr Anaesth 2015; 25(10): 1026-32.
[http://dx.doi.org/10.1111/pan.12721] [PMID: 26201684]

[10] Rosander S, Nause-Osthoff R, Voepel-Lewis T, Tait AR. A comparison of the postoperative pain experience in children with and without attention-deficit hyperactivity disorder (ADHD). Paediatr Anaesth 2015; 25(10): 1020-5.
[http://dx.doi.org/10.1111/pan.12720] [PMID: 26200820]

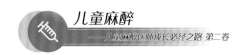
[11] Niezgoda J. Behavioral Development.Smith's Anesthesia for Infants and Children. 8th ed. St. Louis, MO: Mosby Elsevier 2011; pp. 20-1.
[http://dx.doi.org/10.1016/B978-0-323-06612-9.00002-X]

[12] Davis PB. Cystic fibrosis since 1938. Am J Respir Crit Care Med 2006; 173(5): 475-82.
[http://dx.doi.org/10.1164/rccm.200505-840OE] [PMID: 16126935]

[13] Palomaki GE, FitzSimmons SC, Haddow JE. Clinical sensitivity of prenatal screening for cystic fibrosis via CFTR carrier testing in a United States panethnic population. Genet Med 2004; 6(5): 405- 14.
[http://dx.doi.org/10.1097/01.GIM.0000139505.06194.39] [PMID: 15371905]

[14] Rubin BK. Exposure of children with cystic fibrosis to environmental tobacco smoke. N Engl J Med 1990; 323(12): 782-8.
[http://dx.doi.org/10.1056/NEJM199009203231203] [PMID: 2392132]

[15] Rosenfeld M, Davis R, FitzSimmons S, Pepe M, Ramsey B. Gender gap in cystic fibrosis mortality. Am J Epidemiol 1997; 145(9): 794-803.
[http://dx.doi.org/10.1093/oxfordjournals.aje.a009172] [PMID: 9143209]

[16] Schechter MS, Shelton BJ, Margolis PA, Fitzsimmons SC. The association of socioeconomic status with outcomes in cystic fibrosis patients in the United States. Am J Respir Crit Care Med 2001; 163(6): 1331-7.http://www.atsjournals.org/doi/abs/10.1164/ajrccm.163.6.9912100 [Internet].
[http://dx.doi.org/10.1164/ajrccm.163.6.9912100] [PMID: 11371397]

[17] Saiman L. Microbiology of early CF lung disease. Paediatric Respiratory Reviews WB Saunders Ltd. 2004; 5.
[http://dx.doi.org/10.1016/S1526-0542(04)90065-6]

[18] Ramsey BW, Downey GP, Goss CH. 2019.www.atsjournals.org

[19] Rowe SM, Miller S, Sorscher EJ. 2005.http://www.nejm.org/doi/abs/10.1056/NEJMra043184

[20] Gysin C, Alothman GA, Papsin BC. Sinonasal disease in cystic fibrosis: clinical characteristics, diagnosis, and management. Pediatr Pulmonol 2000; 30(6): 481-9.
[http://dx.doi.org/10.1002/1099-0496(200012)30:6<481::AID-PPUL8>3.0.CO;2-N] [PMID: 11109061]

[21] Schechter MS. Reevaluating approaches to cystic fibrosis pulmonary exacerbations. Pediatr Pulmonol 2018; 53(S3): S51-63.https://onlinelibrary.wiley.com/doi/abs/10.1002/ppul.24125 [Internet].
[http://dx.doi.org/10.1002/ppul.24125] [PMID: 29979495]

[22] Kozlowska WJ, Bush A, Wade A, *et al*. Lung function from infancy to the preschool years after clinical diagnosis of cystic fibrosis. Am J Respir Crit Care Med 2008; 178(1): 42-9.
[http://dx.doi.org/10.1164/rccm.200710-1599OC] [PMID: 18403721]

[23] Ziegler B, Perin C, Casarotto FC, Fagondes SC, Menna-Barreto SS, Dalcin PTR. Pulmonary hypertension as estimated by Doppler echocardiography in adolescent and adult patients with cystic fibrosis and their relationship with clinical, lung function and sleep findings. Clin Respir J 2018; 12(2): 754-61.http://doi.wiley.com/10.1111/crj.12590 [Internet].
[http://dx.doi.org/10.1111/crj.12590] [PMID: 27925430]

[24] Conway SP, Wolfe SP, Brownlee KG, *et al*. Vitamin K status among children with cystic fibrosis and its relationship to bone mineral density and bone turnover. Pediatrics 2005; 115(5): 1325-31.
[http://dx.doi.org/10.1542/peds.2004-1242] [PMID: 15867043]

[25] Perrem L, Stanojevic S, Solomon M, Carpenter S, Ratjen F. Incidence and risk factors of paediatric cystic fibrosis-related diabetes. J Cyst Fibros 2019; 18(6): 874-8. [Internet].
[http://dx.doi.org/10.1016/j.jcf.2019.04.015] [PMID: 31072797]

[26] Sokol RJ, Durie PR. Recommendations for management of liver and biliary tract disease in cystic fibrosis. J Pediatr Gastroenterol Nutr 1999; 28.
[http://dx.doi.org/10.1097/00005176-199900001-00001]

[27] Huffmyer JL, Littlewood KE, Nemergut EC. Perioperative management of the adult with cystic fibrosis. Anesth Analg 2009; 109(6): 1949-61.http://journals.lww.com/00000539-200912000-00036 [Internet].
[http://dx.doi.org/10.1213/ANE.0b013e3181b845d0] [PMID: 19923526]

[28] Gibson RL, Burns JL, Ramsey BW. 2003.http://www.atsjournals.org/doi/abs/10.1164/rccm.200304-505SO

[29] Turcios NL. Cystic fibrosis: an overview. J Clin Gastroenterol 2005; 39(4): 307-17.
[http://dx.doi.org/10.1097/01.mcg.0000155140.63510.cd] [PMID: 15758625]

[30] Mann D, Garcia PJ, Andropolous DB. Anesthesia for the Patient with a Genetic Syndrome.In: Andropolous DB, Gregory GA, editors Gregory's Pediatric Anesthesia. Nj: Wiley-Blackwell: 6th ed. Hoboken 2020; p. 1095. [http://dx.doi.org/10.1002/9781119371533.ch43]

[31] Van Den Heuvel I, Boschin M, Langer M, et al. Anesthetic management in pediatric patients with epidermolysis bullosa: a single center experience. Minerva Anestesiol 2013; 79(7): 727-32. [PMID: 23419339]

[32] Fitzmaurice BC, Lambert BG. Failed fiberoptic intubation in a child with epidermolysis bullosa, rescued with combined use of the Glidescope®. Paediatr Anaesth 2016; 26(4): 455-6. [http://dx.doi.org/10.1111/pan.12852] [PMID: 26846727]

[33] Gottschalk A, Venherm S, Vowinkel T, Tübergen D, Frosch M, Hahnenkamp K. Anesthesia for balloon dilatation of esophageal strictures in children with epidermolysis bullosa dystrophica: from intubation to sedation. Curr Opin Anaesthesiol 2010; 23(4): 518-22. [http://dx.doi.org/10.1097/ACO.0b013e32833bb50b] [PMID: 20543680]

[34] Mummert L, Jones J, Christopher J. Alternative Use of an Oral Endotracheal Tube Fastener in a Patient with Junctional Epidermolysis Bullosa. AANA J 2015; 83(5): 326-8. [PMID: 26638453]

[35] Zimmerman TS, Ratnoff OD, Powell AE. Immunologic differentiation of classic hemophilia (factor 8 deficiency) and von Willebrand's dissase, with observations on combined deficiencies of antihemophilic factor and proaccelerin (factor V) and on an acquired circulating anticoagulant against antihemophilic factor. J Clin Invest 1971; 50(1): 244-54. [http://dx.doi.org/10.1172/JCI106480] [PMID: 5543879]

[36] Sadler JE, Budde U, Eikenboom jcj, Favaloro EJ, Hill FGH, Holmberg L, et al. Update on the pathophysiology and classification of von Willebrand disease: a report of the Subcommittee on von Willebrand Factor. Journal of Thrombosis and Haemostasis [Internet]. 2006 Oct 1 [cited 2020 May 23];4(10):2103–14. Available from: http://doi.wiley.com/10.1111/j.1538-7836.2006.02146.x

[37] Avila ML, Lee KJ, Bouskill V, Rand ML, James P, Carcao M. Acquired von Willebrand syndrome in paediatric patients with congenital heart disease: Challenges in the diagnosis and management of this rare condition. . Blackwell Publishing Ltd: Haemophilia 2015; 21: pp. e89-92.

[38] de Wee EM. 2012.http://www.thieme-connect.de/DOI/DOI?10.1160/TH12-04-0244

[39] Katsanis E, Luke K-H, Hsu E, Li M, Lillicrap D. Prevalence and significance of mild bleeding disorders in children with recurrent epistaxis. J Pediatr 1988; 113(1 pt 1): 73-6. [http://dx.doi.org/10.1016/s0022-3476(88)80532-8] [PMID: 3385532]

[40] Nosek-Cenkowska B, Cheang MS, Pizzi NJ, Israels ED, Gerrard JM. Bleeding/bruising symptomatology in children with and without bleeding disorders. Thromb Haemost 1991; 65(3): 237- 41.http://www.thieme-connect.de/DOI/DOI?10.1055/s-0038-1647491 [Internet]. [http://dx.doi.org/10.1055/s-0038-1647491] [PMID: 2048048]

[41] Veyradier A, Boisseau P, Fressinaud E, et al. laboratoryphenotype/genotype correlation of 1167 French patients from 670 families with von willebranddisease: A new epidemiologic picture. Medicine (United States). 2016; 95. (11).

[42] Nichols WL, Hultin MB, James AH, et al. von Willebrand disease (VWD): evidence-based diagnosis and management guidelines, the National Heart, Lung, and Blood Institute (NHLBI) Expert Panel report (USA). Haemophilia 2008; 14(2): 171-232. [http://dx.doi.org/10.1111/j.1365-2516.2007.01643.x] [PMID: 18315614]

[43] Growe G, Akabutu J, Ritchie B, et al. Hemophilia and von Willebrand'sdisease: 1. Diagnosis, comprehensive care and assessment. Vol 153, CMAJ Canadian MedicalAssociation. 1995; pp. 19-25.

[44] Federici AB, Castaman G, Mannucci PM. Guidelines for the diagnosis and management of von Willebrand disease in Italy. Haemophilia 2002; 8(5): 607-21. [http://dx.doi.org/10.1046/j.1365-2516.2002.00672.x] [PMID: 12199668]

[45] Pasi KJ, Collins PW, Keeling DM, et al. Management of von Willebrand disease: a guideline from the UK Haemophilia Centre Doctors' Organization. Haemophilia 2004; 10(3): 218-31.http://doi.wiley.com/10.1111/j.1365-2516.2004.00886.x [Internet]. [http://dx.doi.org/10.1111/j.1365-2516.2004.00886.x] [PMID: 15086319]

第三章
常见并发症患儿的麻醉

第三部分

Pravin Taneja[1] and Nathalie Peiris[2]

[1]Department of Anesthesiology, St. Christopher's Hospital for Children, Philadelphia, PA, USA

[2]Department of Anesthesiology and Perioperative Medicine, Nemours Childern's Health, Delaware Valley, Wilmington DE, USA

摘要：由于过去几十年来医学的进步，患有多种疾病的新生儿和儿童的存活率都有了显著提高。这些进步归因于对疾病的认识提高，多种药物组合的出现，分子靶向治疗，重症治疗和各种外科干预。在这之后，发展出多种治疗方案，麻醉医师需要清楚地了解这些疾病及其并发症，并及时了解各种治疗方法，包括其安全性及其不良反应。本章试图强调一些患者所特有的临床病情，和对该人群进行麻醉的特殊考虑。讨论了一些疾病的病程及并发症，包括：极早产儿、糖尿病、肥胖、儿童期癌症和未行先心手术的儿童心脏病患者等的麻醉注意事项。本章讨论的目的是对有这些并发疾病的患者围手术期的麻醉管理，提供最新和最全的综合阐述。我们同样也描述在围手术期麻醉（对患者）的影响，包括可能增加并发症的主要代谢改变。我们提供指南给麻醉实施者，以便更好地照顾这类脆弱的患者。这类患者需要被特别关注以促进这些儿童及其家庭的身心健康。对这部分患者来说，所有参与护理的人员共同协作，对提供安全、有效的麻醉至关重要。

关键词：呼吸暂停、支气管肺发育异常、心脏毒性、化学治疗、先天性心脏缺损、动态血糖监测、1型糖尿病、2型糖尿病、极早产儿（少于28周）、房坦手术、高血糖症、低血糖症、胰岛素、胰岛素泵、左向右分流、白血病、低体重儿、淋巴瘤、纵隔肿瘤、肥胖、早产儿、肺动脉高压、呼吸窘迫综合征、右向左分流、体循环阻力升高。

（一）简介

在过去几十年里早产儿和足月儿的麻醉经历了翻天覆地的变化。在1980年以后，由于产前、产科和新生儿护理的进步，早产儿和极低体重儿的生存质量稳步提高。这些护理方面的进步影响了一小部分患有特殊疾病的早产儿患者，并对手术和麻醉护理提出了特殊的挑战。随着这些患者的寿命延长，这些存活婴儿的疾病发病率也增加了。他们中的许多人会出现急性或慢性器官功能障碍，这些患者可能需要手术治疗，并增加了麻醉的风险。早产的影响是终身的，影响多个器官系统，而且与预期寿命降低有关。由于所有器官系统的不成熟和相关的先天性缺陷，早产儿和极早产儿接受手术是一次特殊的挑战。除外科手术的紧急原因外，他们还有持续的复杂医疗需求。

每年，估计有1500万婴儿早产（在妊娠37周之前），并且这个数字还在逐年上升。在过去的40年里，由于医学的进步、医疗保健的改善和新生儿重症监护室（neonatal intensive care unit，NICU）的出现，改善了早产儿的护理技术和生存状况。

（二）定义

美国儿科学会将妊娠年龄（gestational age，GA）定义为从最后一次月经的第一天到分娩的时间。孕后年龄（post-conceptual age，PCA）定义为孕周（周）加上出生后的周数。足月新生儿是出生不到1个月，且出生在妊娠37~42周。世界卫生组织（World Health Organization，WHO）将早产儿定义为在怀孕37周之前活产的婴儿。

此外，根据胎龄（gestational age，GA），早产婴儿被细分为以下几类。
- 中期至晚期早产儿（32~37周）。
- 早期早产儿（28~32周）。
- 极早产儿（小于28周）。

早产婴儿也根据出生体重被分为以下几类。
- 低出生体重（low birth weight，LBW）<2500 g。
- 极低出生体重（very low birth weight，VLBW）<1500 g。
- 超极低出生体重（extremely low birth weight，ELBW）<1000 g。

（三）发病率和死亡率

早产与围产期发病率和死亡率高有关。由于器官发育的重要部分尚未完成，早产会影响身体的多个系统。早产的临床后果最终取决于出生时的胎龄和任何可能导致早产的潜在异常。不成熟的早产儿在以后生活中残疾的严重程度会增加。出生时低胎龄是儿童期至成年早期呼吸、心血管、内分泌和先天性疾病死亡率增加的独立危险因素。来自围手术期心脏停搏（perioperative cardiac arrest，POCA）登记的数据表明，极早产儿心脏停搏的发生率远远高于孕龄较大的儿童。在欧洲前瞻性多中心观察研究中，261家医院的儿科麻醉围手术期危重事件发生率（APRICOT试验）也相似。他们报告的总发病率为5.2%，其中呼吸系统危重事件发生率为3.1%，心血管系统不稳定事件发生率为1.9%。其中5.4%的患者直接发生了不良结局。出生后住院时间延长，出生后第一年多次再入院，增加了这些脆弱儿童的发病率。许多幸存的婴儿一生都面临着学习障碍、视觉问题或听力困难。

（四）早产的后果

早产带来的影响是终身的。尽管许多急性并发症的风险在婴儿期和幼儿期有所下降，但长期发病率仍然很高。极早产儿即使经过小的手术干预，术后并发症的风险仍高于足月婴儿。

早产儿在随后的成长过程中可能出现的问题包括以下几种：

- 神经功能障碍（包括脑瘫）。
- 脑室内出血（intraventricular hemorrhage，IVH）。
- 呼吸窘迫综合征（respiratory distress syndrome，RDS）。
- 支气管肺发育不良（broncho pulmonary dysplasia，BPD）。
- 慢性肺部疾病（chronic lung disease，CLD）。
- 呼吸暂停和心动过缓。
- 充血性心力衰竭。
- 坏死性小肠结肠炎（necrotizing enterocolitis，NEC）。
- 体重不稳定。
- 慢性贫血。
- 喂养困难。

（五）极早产儿和儿童

从怀孕37周时出生的健康婴儿到极早产儿，极早产儿和儿童面临着影响他们的医疗和麻醉护理的重大挑战。极早产儿通常在18～24个月体型都是小的，也是到达这些月份时他们才开始能追赶上之前的足月婴儿。大多数怀孕30周后出生的早产儿都不会出现太多发育问题。更多的极早产儿虽然在出生早期接受手术治疗纠正，但之后仍然遗留早产的后遗症和并发症。需要麻醉的常见外科手术有疝气修补术、脑室-腹腔分流管放置或调整术、胃管置入术、胃肠造口还纳术和MRI检查。极早产儿仍然是儿科患者中一个复杂的群体，术后并发症的发生率很高，可能给麻醉实施者带来更多的挑战。

（六）极早产儿的呼吸和气道问题

早产儿总是有呼吸窘迫综合征的风险，这是由缺乏表面活性剂导致的肺部变化。这些变化包括肺泡塌陷、功能残气量（functional residual capacity，FRC）减少和透明膜形成。这些变化还会导致小气道塌陷、肺不张。总的来说，这些改变降低了肺顺应性，需要使用辅助供氧和（或）正压通气（positive pressure ventilation，PPV）。长期暴露于高浓度氧气、正压通气带来的气压创伤或容积创伤可能导致肺间质性肺气肿，导致纵隔气肿和（或）气胸。通过在分娩时给母体使用类固醇及给早产儿使用外源性表面活性剂，可降低呼吸窘迫综合征的发生率和严重程度。新生儿通气的新策略，例如高频通气（high frequency ventilation，HFV）和经鼻持续正压通气能降低呼吸窘迫综合征的发生率。

支气管肺发育不良被定义为出生超过30天仍需要供氧。这是一种早产儿由于氧疗和正压通气作用引起的肺实质和间质改变的结合。Ehrenkranz等将支气管肺发育不良的严重程度分为3类。

- 轻度：如果婴儿通过呼吸室内空气就能维持。
- 中度：如果婴儿需要的氧浓度<30%。
- 重度：如果婴儿需要吸入氧浓度>30%和（或）PPV或鼻持续气道正压通气。

支气管肺发育不良的长期影响包括伴有结构异常或功能改变的慢性反应性气道疾病。气管的结构改变包括声门下狭窄或因长时间插管或气管造口术引起的气管狭窄。功能改变包括气管软化或支气管软化。这些变化共同为慢性肺部疾病的发展奠定了基础，其中包括气道反应性疾病、肺间质纤维化、类固醇和呼吸机依赖。此外，随着疾病持续进展还可能导致肺动脉高压和右心衰竭。支气管肺发育不良或慢性肺部疾病，可能出现在10%的极早产儿中。尽管慢性肺部疾病的大多数症状在2岁时消退，但患有中度至重度支气管肺发育不良的婴儿在3岁前可能有中度肺活量下降、下呼吸道阻塞，并且可能持续很久，甚至超过3岁。功能残气量和用力肺活量（forced vital capacity，FVC）随着肺泡的形成和肺容量的增长，在儿童早期也趋于正常化。儿童末期由于空气滞留，残余肺容量趋于升高。早产儿支气管肺发育不良患者的肺储备也有限，这使他们在呼吸暂停期间动脉血氧饱和度急剧下降。因此，对于近期发生过上呼吸道感染的极早产儿患者，即使现在患儿年龄逐渐增长，也必须仔细评估和考虑麻醉的潜在后果。

（七）早产儿呼吸暂停

早产儿呼吸暂停是一种发育障碍，发生在胎龄34周之前的婴儿。它被定义为呼吸暂停15秒或更长时间，或暂停<15秒与心动过缓相关（80～100次/分钟）和（或）氧饱和度降低（SpO_2<80%持续≥4秒）或发绀。

孕后年龄<44周的极早产儿接受择期手术，全身麻醉术后发生呼吸暂停的风险明显高于44周以上的婴儿。1987年，Kurth和其他作者报道了全身麻醉后极早产儿呼吸暂停和间歇呼吸的发生率为37%，其中大部分发生在麻醉复苏室和麻醉后12小时。Malviya等后来报道，在孕后年龄小于44周的极早产儿中，呼吸暂停的发病率为3%～5%。在几项研究的联合分析中，Cote和他的同事报道了在孕后年龄55～56周时呼吸暂停的发生率下降到1%，并进一步认识到胎龄与极早产儿术后呼吸暂停的风险成反比。

呼吸暂停的发生可由多种因素引起，如低血糖、缺氧、败血症、颅内出血、代谢异常、体温过低或过高、上气道阻塞、贫血、血管迷走神经反射和包括麻醉剂在内的药物因素。在这些危险因素中，贫血与早产儿呼吸暂停的相关性明显更高。Wellborn等发现，在贫血（血细胞比容<30%）的早产儿中，术后呼吸暂停的发生率为80%，而在同龄的非贫血极早产儿中，这一发生率为21%。因此，本研究表明贫血和手术本身是术后呼吸暂停的重要危险因素。比起全身麻醉，局部麻醉可降低术后呼吸暂停的风险。虽然局部麻醉有明确的优势，但术后呼吸暂停与局部麻醉技术有关。因此，即使使用了局部麻醉技术，极早产儿仍然需要术后监测呼吸暂停。

这些呼吸暂停发作的严重程度可能不同，因为有些呼吸暂停可自行恢复，而另一些可能需要刺激、面罩通气、插管或心肺复苏。此外，呼吸暂停应根据潜在原因积极治疗，以防再次发作。几十年来，包括茶碱和咖啡因在内的甲基黄嘌呤类药物一直是早产儿呼吸暂停的主要药物治疗手段。这些药物是呼吸兴奋剂，对呼吸有多重作用。这些效果包括增加分钟通气量，提高二氧化碳敏感度，减少间歇呼吸，减少缺氧性呼吸抑制。枸橼酸咖啡因因其半衰期长、治疗指数高、不需要血药浓度水平监测而成为首选药物。有少量的数据支持咖啡因10 mg/kg静脉注射可以预防高危婴儿术后呼吸暂停。

基于这些变量，建议手术时间应该谨慎地推迟到极早产儿孕后年龄超过44周。在制订围手术期计划时，必须对需要手术且孕后年龄<44周的早产儿进行单独评估，并考虑所有因素。对于超过多少年龄的早产儿发生呼吸暂停的风险为零，目前尚无共识。需要评估每个患者风险与益处的比值。强烈建议考虑对这些患者进行过夜的住院治疗，并在术后24～36小时继续监测。如果孕后年龄≤60周，这些患者必须至少12小时无呼吸暂停。

足月新生儿孕后年龄在44周，常规小手术后发生术后呼吸暂停的风险较低，而孕后年龄在60周的早产儿，发生术后呼吸暂停的概率低于1%。无论如何，如果孕后年龄≤44周的足月婴儿在麻醉后出现任何呼吸模式异常，则有理由对这些婴儿进行进一步观察和评估。

（八）神经系统注意事项

神经损伤和长期发育障碍在许多早产儿中很常见。在Mikkola等2005年发表的一项研究中，在一组出生体重过低的婴儿中，只有25%的婴儿在5岁时被归为正常发育，20%的婴儿表现出严重残疾。与早产相关的神经功能障碍可分为严重的功能障碍和轻微的功能障碍。主要功能障碍包括脑室内出血、脑瘫、智力障碍、视觉异常和感音神经性听力损失。这些主要功能障碍的相关后遗症包括脑积水、癫痫、痉挛性运动功能障碍和智力异常。轻度功能障碍包括发育异常、认知障碍、语言障碍、学习障碍、平衡和协调困难、情绪不稳定和选择性注意力缺陷。主要功能障碍对麻醉师的影响最大，因为经常需要进行各种诊断评估（如MRI、CT和PET扫描）和手术治疗。本章我们将讨论与麻醉患者相关的主要功能障碍的特征。

（九）脑室内出血

脑室内出血是早产儿最常诊断的脑损伤，其特征是脑室出血。出血的来源是胚胎生发基质，由缺乏肌肉或胶原蛋白支持的毛细血管网提供丰富的血供。这些血管特别容易受到突然的血流动力学变化影响，当大脑自动调节受到损害时，可能会导致它们的破裂。Papile等首次将脑室内出血从轻度到重度分为四级。

- Ⅰ级：室管膜下出血。
- Ⅱ级：脑室内出血。
- Ⅲ级：脑室内出血伴心室扩张。
- Ⅳ级：脑室内出血伴心室扩张和实质扩张。

轻度脑室内出血（Ⅰ级和Ⅱ级）是良性的，一般没有进展或并发症。而Ⅲ级和Ⅳ级与出血后脑积水（post-hemorrhagic hydrocephalus，PHH）及脑室扩大的早期并发症有关。进行性高血压性脑室增大通常发生在出血后1~3周。持续进行性脑室扩张可自行消退，也可在出现高压脑积水时持续存在，这就需要进行脑脊液分流的神经外科干预。

有分流故障或阻塞的极早产儿可能在任何年龄出现颅内压（intracranial pressure，ICP）升高，需要外科手术，包括皮下储液器放置、脑室外引流、脑室造口或脑脊液分流调整。分流道阻塞继发颅内压增高必须在术前和术中处理。脑室出血存在时，必须避免脑血流（cerebral blood flow，CBF）、颅内压突然增加和其他血流动力学障碍。极早产儿脑室内出血的处理非常重要，治疗应遵循推荐的指导方针：

- 避免高血压、低血压和全身血压波动。
- 平均动脉压（mean arterial pressure，MAP）应维持在正常范围内。
- 避免高渗状态、高渗溶液和快速扩容。
- 避免大量输液（平均动脉压的正常下限应大致等于婴儿的胎龄）。
- 早期使用正性肌力性药物，如多巴胺或肾上腺素。
- 维持PO_2和PCO_2在正常生理范围内。
- 防止酸中毒。
- 设置呼吸机参数，避免辅助通气过程中脑血流波动和充气压力峰值过高。
- 保持婴儿正常体温。
- 控制癫痫发作的发生。
- 避免增加脑血流的麻醉药物。

（十）脑瘫

脑性瘫痪（cerebral palsy，CP，简称脑瘫）是一种静态脑病，伴有非进行性姿势和运动障碍。它通常与癫痫、视觉障碍、语言和智力异常有关。早产对神经发育的影响是很难解释的。脑瘫可能发生在多达20%~25%的早产儿身上。脑瘫儿童表现出一系列障碍，从单纯的痉挛状态到严重的运动和认知缺陷，以及一系列需要手术干预的发育障碍。一些常用的治疗方法包括软组织松解、各种肌肉群的肌腱切断术和

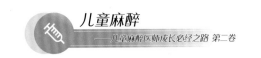

肌腱移植。其他的麻醉手术干预包括鞘内插入巴氯芬泵、神经根切断术、迷走神经的神经刺激和注射肉毒杆菌毒素。

许多用于治疗痉挛、肌张力障碍和癫痫患者的药物具有显著的麻醉作用。这些药物包括苯二氮䓬类、巴氯芬、丹曲林、卡马西平、左旋多巴、苯巴比妥、苯妥英和丙戊酸钠。许多抗惊厥和抗痉挛药物诱导细胞色素P450系统，可导致神经肌肉阻滞剂的耐药。麻醉药物如丙泊酚、苯二氮䓬类和一些挥发性麻醉药随着剂量增高会引起癫痫发作阈值的增加。丙戊酸钠已被证实可干扰血小板计数和功能，降低纤维蛋白原和血管性血友病因子水平，从而干扰止血。对于服用丙戊酸的患者，建议术前进行凝血检查。这些患者的术前实验室检查项目取决于其药物的特定不良反应。全血计数、血小板计数和电解质测定是常规进行的术前检查。

尽管有这些潜在的药物相互作用，但是通常建议在手术当天，患者术前还是应该以一小口水继续足量服用其平时吃的常规抗癫痫药物。患有脑瘫的儿童也容易因胃食管反流和频繁的鼻咽吸入而发生吸入性肺炎。除早产造成的梗阻性因素外，这些儿童中许多还可能患有慢性肺疾病或脊柱侧弯造成的限制性肺病。在手术过程中对以关节挛缩为主的患者四肢的体位摆放具有一定挑战。在这些脆弱的患者中，仔细摆放四肢并且以软性填充物支撑四肢，对预防皮肤溃疡是很重要的。

（十一）早产儿视网膜病变

早产儿出生时视网膜血管发育不良，在出生的最初几周内进行氧疗会导致这些视网膜血管收缩，进一步使视网膜缺血，从而启动了血管增殖期和血管异常化，导致早产儿视网膜病变（retinopathy of prematurity，ROP）。如果不及时治疗，会导致视网膜脱离和失明。早产儿发生视网膜病变的概率高达50%。早产儿视网膜病变最常见的危险因素是早产、低出生体重和高氧合，包括在手术室补充不必要的氧气。有证据表明，即使是短暂暴露于高氧水平也与极低出生体重儿的发病率和死亡率增加有关，建议不止早产儿，即使是对新生儿进行复苏时也应尽量使用室内空气而不是100%氧气。

经常带早产儿到手术室进行激光治疗，进行矫正视网膜脱离和其他眼睛手术。全面筛查、早期诊断和治疗方法改善了总体发病率。建议对所有出生体重不超过1500 g或胎龄<30周的婴儿进行良好的新生儿护理和眼科筛查。为了防止早产儿视网膜病变，应避免氧浓度的波动，氧饱和度应保持在88%～95%。BOOST试验和早产儿阈值前视网膜病变补充治疗氧（supplemental therapeutic oxygen for prethreshold retinopathy of prematurity，STOP-ROP）试验表明，在较高SpO_2范围的婴儿肺部感染的发生率更高，这表明，即使是低流量的鼻腔输送氧也可能对呼吸道上皮细胞产生毒性。

（十二）胃肠道问题

坏死性小肠结肠炎是一种特殊的疾病，发生在7%～8%的早产儿中，很少发生在足月新生儿中。它具有多种病因，其特点是肠黏膜缺血，使细菌易位穿过未成熟的肠壁，从而导致潜在的局部和全身并发症，它与15%～40%的高死亡率有关。其中许多婴儿需要进行肠穿孔、肠梗阻、肠造瘘、全胃肠外营养（total parenteral nutrition，TPN）中心静脉通路置入、评估胃食管反流的内窥镜检查等手术干预。

坏死性小肠结肠炎的主要出现在出生的第2～3周，通常在开始喂养之后，最初的表现有嗜睡、体温不稳定、低血压、呼吸暂停，以及呕吐、腹胀或便血等胃肠道症状。放射学检查肠积气和门静脉系统内的空气证据高度提示坏死性小肠结肠炎。随着疾病的进展，患儿可出现器官功能障碍、弥散性血管内凝血（disseminated intravascular coagulation，DIC）和感染性休克的迹象。早期治疗的主要手段是应用广谱抗生素、肠道休息、鼻胃管减压和停止肠内营养。肠穿孔、腹部或门静脉系统中有游离空气的证据需要手术干预，比例为20%～40%，此类患儿通常存在多器官功能障碍，使围手术期管理复杂化。许多婴儿在多次手术和生长缺陷的过程中因广泛的肠切除而出现长期后遗症，例如短肠综合征，这些患儿经常需要置入中心静脉通路导管以长期全胃肠外营养给药。即使没有严重肠道疾病，在早产儿18～24个月体格仍然也很小，这些婴儿经常出现喂养困难、吸收不良和胃食管反流，需要插入喂养管、胃造口管或抗反流性胃底折叠手术。

（十三）麻醉注意事项

1.术前评估

早产儿一般在2岁时达到正常体重，其中许多人患有慢性疾病，并且可能一直延续到他们的童年和成年生活。这些慢性疾病和障碍具有重要的麻醉影响，包括生理和心理上的。早产儿全面的术前评估对于提供安全、有效的麻醉至关重要，应获取全程病史和有关肺部疾病严重程度、插管持续时间、机械通气需求及当前补充氧气需求的详细信息。早产儿是否存在呼吸暂停的关键信息，包括在家中使用呼吸暂停监测仪、呼吸暂停发作的严重程度和频率，这些信息表明术后呼吸暂停的可能性很高。应注意其他急性和慢性疾病问题的详细信息，例如呼吸系统疾病、反应性气道问题、脑积水、脑瘫、营养需求、胃食管反流、误吸和贫血。早产儿在童年时期常容易发生频繁的呼吸道感染、反应性气道疾病和哮喘，且很可能由于在新生儿重症监护室中长时间带管导致声门下狭窄，还应获得先前使用麻醉药的相关信息，如所用气管导管的型号、术中通气参数和术后处理方法。

还应回顾既往麻醉药的相关信息，以确定所用气管导管的合适型号、术中通气参数及术后处理。如果怀疑患者存在声门下狭窄，则选择的气管内插管应比与患者当前年龄相匹配的大小再小0.5 mm。

对于出生为早产且年龄>9个月的患儿，通常建议使用术前缓解焦虑的药物。有慢性和严重神经损伤的早产儿可能不应该接受术前用药，因为这些药物可能会加重他们的呼吸抑制。

2.围手术期问题

早产儿在获得外周静脉和中心静脉通路方面可能存在困难，特别是他们在新生儿重症监护室住院时间长且情况复杂的情况下。外周静脉可能已反复用于采血或用于插管的静脉输液及给药。当手或脚上的传统部位静脉不易看到时，大隐静脉、颈外静脉和头皮区域的静脉通路通常可以成功获取。可以随时使用"静脉探测仪"小工具或超声引导通路。

这些患者的围手术期静脉补液应包括平衡盐溶液，例如乳酸林格溶液。维持需求的计算应遵循 *Pediatric Anesthesia: A Guide for the Non-Pediatric Anesthesia Provider Part I* 第2章中描述的"4/2/1"原则。除非患者接受持续输注全胃肠外营养，否则通常不需要给予含有葡萄糖的维持液。使用含5%～10%的葡萄糖溶液通常可以维持正常的血糖浓度。在手术过程中给予含有葡萄糖的液体时，血糖监测很重要。

对于择期门诊手术，使用挥发性麻醉剂进行吸入全身麻醉诱导是一种常用的方法，当预计很难获得IV通路时，这尤为有用。术中肺保护建议采用控制正压通气和使用2～4 mmH$_2$O的呼气末正压。由于这些患者的功能残气量较低，因此可以通过高频通气来维持。患有支气管肺发育不良的早产儿有慢性空气滞留的迹象。这些患者通常受益于在控制通气期间较长的呼气时间常数，同时避免过度的充气压力，这可能会恶化空气滞留。这种情况也可能妨碍这些患者术中使用一氧化二氮。

由于体重小且生理不成熟，早产儿在术后拔管时需要仔细考虑。他们对许多环境、生理和药理因素高度敏感。达到正常生理参数是这些患者在全身麻醉后拔管的先决条件。这要求婴儿保持清醒，体温正常，肌肉松弛完全被逆转，并且呼吸规律，具有足够的分钟通气量和令人满意的PaCO$_2$水平。

3.疼痛控制

已证明对早产儿术后采取多模式镇痛的方法非常有效。包括局部麻醉剂浸润、周围神经阻滞、神经轴阻滞，以及使用对乙酰氨基酚、非甾体抗炎药和阿片类药物。减轻对手术和疼痛的反应已被证明可以改善发病率和死亡率。根据超声引导局部麻醉技术使用的最新进展，单次注射药物及在神经周围放置导管技术可以用于新生儿和幼儿。在Wellborn及其同事报告的一项研究中，他们发现全身麻醉术后呼吸暂停的发生率在11%～37%，而在没有补充镇静剂的情况下，脊髓麻醉术后呼吸暂停的风险接近零。他们得出进一步结论，使用局部麻醉剂可能无法完全消除呼吸暂停、氧饱和度下降和心动过缓的风险，但这些风险肯定会降低。在所有使用局部麻醉剂进行持续中枢椎管内镇痛或外周神经导管输注的情况下，早产儿和小新生儿受到局部麻醉剂毒性的可能性会增加。这种易感性是由不成熟的肝酶系统、蛋白质结合减少和肝酶细胞色素P450、同工酶CYP1A2和CYP3A4的代谢能力降低共同造成的。这些增加了局部麻醉剂在连续输注48小时后积累的可能性。因此，建议早产儿局部麻醉剂的输注时间限制在72小时以内。

在大多数外科手术中，阿片类药物仍然是镇痛治疗的支柱。可用于围手术期疼痛管理的阿片类药物包括吗啡、芬太尼、氢吗啡酮和美沙酮。吗啡是最常用的阿片类药物，剂量为0.1～0.2 mg/kg。选择哪种阿片类药物取决于患者的病史、手术类型、药物可获得性、当地制定的协议，通常还取决于给药者的偏好。这些药物的药理学在儿童中会发生变化，并且这些变化在不同药物之间并不一致。新生儿血-脑屏障较不发达，因此能允许阿片类药物更多地渗透到新生儿的脑脊液中。此外，不成熟的呼吸中枢对阿片类药物的呼吸抑制作用更敏感。与年龄较大的儿童相比，新生儿和早产儿的吗啡清除率降低、消除半衰期延长，从而延长吗啡的疗效和作用时间。当阿片类药物用于年幼儿童时，术后可能需要加强监测和延长呼吸支持。

（十四）糖尿病

1.介绍

美国儿童人群中糖尿病的发病率一直在增加。2019年，美国估计有200 000名儿童患有1型糖尿病。尽管1型糖尿病在当今儿童中最为普遍，但最近的一份出版物显示，1/3新诊断的糖尿病是2型糖尿病。1型糖尿病是由自身免疫相关的胰腺β细胞被破坏，并导致胰岛素绝对缺乏所引起的。1型糖尿病的管理是胰岛素替代。2型糖尿病以前被认为是仅在成年人群中出现的疾病，它是由胰岛素抵抗增加和相对胰岛素缺乏引起的。2型糖尿病通常与肥胖有关。2型糖尿病的管理是改变生活方式（减轻体重和改变饮食）使用二甲双胍治疗（一种有助于刺激外周组织吸收葡萄糖并减少肝糖原生成的药物），以及其他口服降糖药、胰岛素或胰岛素和口服药物组合治疗。

随着新胰岛素配方、胰岛素泵和连续血糖监测的出现，糖尿病管理的新进展为麻醉医师带来了更多方向。关于胰岛素的类型，它们的起效和作用持续时间如表3-1所示。

表3-1　儿科患者常用的皮下胰岛素类型

属名	商品名称	起效时间	峰值时间	持续时间
短效胰岛素 优泌乐（U-100） 诺和锐 谷赖胰岛素	Humalog，Admelog Novolog，Fiasp Apidra	0.25 小时以内	0.5～1.5 小时	4～6 小时
短效胰岛素 正规人胰岛素（U-100）	Humulin R，Novolin R	0.5 小时	1.5～2.5 小时	8 小时
中长效胰岛素 NPH 胰岛素 诺和平 甘精胰岛素（U-100） 德谷胰岛素（U-100）	Humulin N，Novolin N Levemir Lantus，Basaglar Tresiba	2～4 小时 2～4 小时 2～4 小时 1 小时	4～10 小时 / / /	12～18 小时 14～24 小时 20～24 小时 ＞42 小时

2.术前评估

术前检查包括电解质、血糖和酮体的情况，应在麻醉前进行。理想情况下，手术应该在糖尿病得到最佳控制时进行。血糖目标将在90～180 mg/dL。如果患者有尿酮体，应检查血β-羟丁酸（β-HB）以确认酮症或糖尿病酮症酸中毒（diabetic ketoacidosis，DKA）。这在急诊手术中尤为重要。如果发现β-HB

阳性（＞0.6 mmol/L），应推迟非急诊手术，并立即咨询内分泌科进行糖尿病酮症酸中毒管理，以及使电解质和容量状态正常化。如果发现 β-HB＜0.6 mmol/L，则应使用速效胰岛素治疗高血糖（如果血糖＞250 mg/dL）并根据需要进行液体复苏。

糖尿病患者应在当天优先安排手术，以免延长禁食时间而增加低血糖的风险。应鼓励患者在手术前2小时饮用透明液体，以防血容量不足。

血糖管理方案应与家长确认。如果内分泌医师参与血糖管理，则应与内分泌医师商讨他们的建议。

儿童患者的长效胰岛素管理取决于手术时间。小手术是指持续时间在2小时以内的手术，术后可迅速恢复到正常口服药物，当天出院。大手术是指超过2小时的手术，预计正常口服药物的用药时间会延长，代谢风险更高。

对于小手术，如果患者使用基础胰岛素剂量，麻醉医师应根据患者的正常给药方案在手术前一天晚上或当天早上使用全剂量长效胰岛素。如果患者容易出现低血糖，一些内分泌医师建议将此剂量降低20%～30%。除非患者出现高血糖，否则应停止使用短效胰岛素。如果患者使用胰岛素泵，则应继续基础胰岛素输注，并停止短效胰岛素推注。如果儿科患者进行紧急手术且患者代谢不稳定，则应改用静脉注射胰岛素。如果患者仅使用口服降糖药物，请参见表3-2中的药物列表和管理建议。

表3-2　口服降糖药物和术前管理建议

口服降糖药	建议
二甲双胍	大手术前 24 小时停用 小手术当天停用
磺酰脲类，噻唑烷二酮类，二肽基肽酶-4 抑制剂，胰高血糖素样肽类似物	手术当天停用

（十五）胰岛素泵和连续血糖监测仪注意事项

验证胰岛素泵的功能很重要。泵的位置应在最近3天内更换，放置在非依赖性区域并远离手术区域或电灼部位，以防泵发生故障。胰岛素泵与MRI检查不能同时进行，并且在存在电离辐射的情况下可能会出现故障，因此可能需要在相关检查之前将其移除。如果移除胰岛素泵，则必须开始胰岛素静脉输注。

连续血糖监测仪（continuous glucose monitors，CGM）最近已成为儿童糖尿病患者血糖监测的一种流行方法，因为监测变得更容易，并且白天所需的"采血针"数量减少。连续血糖监测仪监测的是皮肤皮下组织间质液的葡萄糖而不是血糖。因此，它可能不是血糖快速变化期间的准确测量值。围手术期使用连续血糖监测仪的可靠性是不确定的，其对于"趋势"比绝对值更有用。研究还表明，某些药物、灌注不足或体温过低会影响连续血糖监测仪的准确性。迄今为止，还没有研究关注麻醉药物对连续血糖监测仪读数的影响。此外，如果连续血糖监测仪位于压缩皮肤区域可能会出现错误的低读数。与胰岛素泵类似，佩戴连续血糖监测仪的患者也可能需要在存在电灼、CT及MRI检查的情况下移除监测仪。因此，建议在麻醉使用胰岛素之前进行一次血糖检测来确认连续血糖监测仪读数。

（十六）低血糖管理

低血糖定义为血糖＜70 mg/dL或患者出现低血糖症状（精神状态改变、出汗、震颤）。如果术前担心低血糖，可给予含糖清液。如果＜2小时，可以静脉注射含葡萄糖的液体。推荐剂量为2 mL/kg D10NS，然后按维持率进行。如果没有静脉通路，＜25 kg的患者可以肌内注射胰高血糖素0.5 mg，＞25 kg的患者注射1 mg。

（十七）胰岛素校正因子

对于接受胰岛素治疗的患者，了解患者的校正因子（correction factor，CF）或胰岛素敏感度因子（insulin sensitivity factor，ISF）很重要。该因子定义为使用1单位胰岛素后预期的血糖降低量。例如，如果校正因子为30，则1个单位的胰岛素会使血糖降低30。

如果患者的血糖为300 mg/dL，并且想将其降低到150 mg/dL，则需要5个单位的胰岛素。如果校正因子未知，可以通过将1500除以每日使用的胰岛素剂量来计算估计值。例如，如果患者每天使用30个单位的胰岛素，则校正因子为50。

1.术中管理

任何类型的手术都可能导致复杂的神经内分泌应激反应，由于抑制胰岛素的产生和增加升血糖的激素而导致高血糖。高血糖会导致不良后果，例如伤口愈合不良。因此，应在术中至少每小时检查一次血糖水平，围手术期血糖目标应在90～180 mg/dL，如前所述。如果胰岛素治疗发生变化，应将间隔缩短至每30分钟一次，如果血糖<80 mg/dL，则应每15分钟一次。

胰岛素治疗可以在术中通过静脉、皮下注射，以及通过胰岛素泵进行皮下给药。如果患者正在接受大手术并且正在口服药物，建议静脉注射胰岛素。

静脉注射常规胰岛素是手术室最常用的方法。建议不要静脉单次推注胰岛素，而是持续输注。有关基于血糖的胰岛素输注起始速率的建议，如表3-3所示。

表3-3　基于血糖的胰岛素输注起始速率的建议

血糖（mg/dL）	常规胰岛素输注
110～140	0.025
140～220	0.05
220～270	0.075
>270	0.1

开始输注后，胰岛素输注的调节范围应为0.01～0.03 U/（kg·h）。与皮下胰岛素相比，静脉胰岛素的半衰期为5分钟，因此当切换回使用皮下胰岛素时，应在关闭胰岛素输注前至少15分钟给药。

与静脉注射相比，皮下速效胰岛素治疗具有更持久的效果。应避免在3小时内给予皮下速效胰岛素，以避免"堆积"导致低血糖。血糖>250 mg/dL时应给予速效胰岛素治疗并且应通过胰岛素校正因子进行滴定，以达到目标葡萄糖150 mg/dL的剂量。

如果患者带着胰岛素泵进行皮下胰岛素治疗并且正在进行小手术，则继续使用胰岛素泵是合理的。但是，如果麻醉医师对泵的管理不专业，患者正在接受需要移除泵的操作，或者存在代谢紊乱，建议立即停止泵并改用静脉注射胰岛素。

对于维持液，特别是对于大型手术，建议使用专用的静脉输液管，同时输注含葡萄糖的维持液以免低血糖。低血压应使用0.9%的生理盐水推注治疗。

2.术后管理

进入恢复室后，应每小时监测一次血糖，直至出院。一旦患者能够进食，就可以重新启动家庭胰岛素治疗方案，如果胰岛素泵停止，在与患者和家人再次确认设置后可以重新启动。

建议在确认肾功能正常后重新开始使用二甲双胍，通常建议在大手术后48小时重新开始使用二甲双胍。如果患者术后出现无法控制的高血糖、无法耐受口服或担心糖尿病酮症酸中毒，则应收治该患者，并咨询内分泌科进行进一步治疗。

二、肥胖

（一）介绍

近几十年来，儿童肥胖症的患病率在全世界急剧增加。据估计，全球儿童肥胖患病率已从1990年的4.2%上升到2020年的9.1%，导致约有6000万超重和肥胖儿童。儿童肥胖比成年人更难定义，成年人肥胖通常仅由体重指数（body mass index，BMI）定义。这是因为正常的体重指数在整个童年时期会根据年龄、性别和成熟度而变化。相反，我们使用的是年龄和性别特定图表，其中包含基于人群标准的体重指数百分位数。因此，超重定义为体重指数＞85%，肥胖定义为体重指数＞95%，严重肥胖定义为体重指数＞99%。由于相关的多系统并发症，小儿肥胖应受到麻醉医师的重视。有关对系统的影响和麻醉注意事项的总结，如表3-4所示。

表3-4　肥胖对不同系统的影响和麻醉注意事项

系统或器官	注意事项
呼吸系统 - 肺容积减少、脂肪积累导致肺和胸壁顺应性下降 - 呼吸做功的增加 - 上呼吸道感染风险增加 - 哮喘风险增加 - 增加阻塞性睡眠呼吸暂停的风险	- 因呼吸暂停而降低饱和度的时间缩短 - 仰卧位通气不足 - 肺不张、缺氧和呼吸机制严重改变的风险较高 - 困难气道的考虑 - 支气管痉挛的管理 - 需要正压通气 　术后：孩子的处理（如需过夜） - 右心疾病评估（由阻塞性睡眠呼吸暂停引起）
心脑血管系统 - 增加高血压、冠状动脉疾病和高脂血症的风险 - 肺动脉高压的风险	- 如果患者有高血压，右心功能不全，多次饱和度下降则进行心脏病学评价
内分泌系统 - 糖耐量异常 - 增加患 2 型糖尿病的风险 - 生长加速	- 围手术期血糖控制
肝脏 - 肝脏疾病导致儿童非酒精性脂肪性肝病（nonalcoholic fatty liver disease，NAFLD）或非酒精性脂肪性肝炎（nonalcoholic steatohepatitis，NASH）的风险增加	- 肝硬化或肝功能障碍 - 药物代谢的变化
肾脏 - 增加慢性肾脏疾病的风险	- 药物代谢和消除的变化
血液系统 - 红细胞增多的风险增加（由于慢性低氧血症）	- 深静脉血栓形成风险增加（与代谢综合征相关）

（二）术前评估

由于儿童肥胖对多系统的影响，因此必须在手术前进行全面的预评估，以评估与肥胖相关的疾病——重点关注呼吸系统和心血管系统。重要的是要确保在进入手术室之前优化并发症（例如哮喘）。还必须对接受手术的肥胖儿童进行阻塞性睡眠呼吸暂停评估。与正常体重儿童相比，阻塞性睡眠呼吸暂停与肥胖儿童的相关性更高，为13%～59%，并且与围手术期发生呼吸系统不良事件的高风险相关。这可以通过打鼾、呼吸暂停、频繁觉醒或白天嗜睡的详细病史或通过多导睡眠图（金标准）来评估。阻塞性睡眠呼吸暂停已在*Pediatric Anesthesia：A Guide for the Non-Pediatric Anesthesia Provider Part I*第12章中详细讨论。在被认为是严重的阻塞性睡眠呼吸暂停并且在有多次低氧饱和度及全身性高血压发作的患者中，可以考虑术前进行心电图、超声心动图和心脏病学咨询，以评估考虑右心功能障碍或肺动脉高压的患者。由于面罩通气和插管困难的风险增加，详细的体检也很重要。根据手术类型和相关的共病，可以考虑进行实验室检查，包括全血细胞计数（评估慢性缺氧环境下的红细胞增多）和基础代谢检查（评估代偿性呼吸性酸中毒的碳酸氢盐水平）。如果关注血糖控制，则考虑空腹血糖和糖化血红蛋白测定。

（三）术中管理

气道管理的准备对于降低肥胖儿童不良事件的风险很重要。定位操作，如用毯子"倾斜"患者（使嗅物位和改善气道的对齐），诱导前充分的预充氧，可用口鼻咽通气道辅助设备和处理困难气道设备，这些都是减少不良事件的方法。由于身体情况，术中监测（通过血压袖带）和开放静脉通路可能很困难。可以考虑其他监测血压的部位，包括小腿或前臂，以及使用超声引导开放静脉通路。为了帮助降低手术过程中肺不张的风险，可以考虑将患者保持在头朝上或反Trendelenburg体位（如果可行）并增加 $8 \sim 10$ cmH$_2$O 的呼气末正压。术中尽量减少阿片类药物的使用并最大限度地使用非麻醉药物及局部麻醉剂，有助于减少术后呼吸抑制。

（四）药物剂量

由于肥胖儿童的生理和药理变化导致药物吸收、代谢和清除的变化，因此存在过量给药的风险。

请参阅表3-5，了解常见麻醉剂通过总体重（total body weight，TBW）、瘦体重（lean body weight，LBW）或理想体重（ideal body weight，IBW）进行给药的建议。

表3-5　常用麻醉剂和剂量建议

药物	推荐剂量
芬太尼	瘦体重
瑞芬太尼	瘦体重
吗啡	理想体重
咪达唑仑	理想体重
丙泊酚	瘦体重
琥珀酰胆碱	瘦体重
非去极化类肌松药	理想体重
新斯的明	总体重
利多卡因	总体重（起始剂量）理想体重（维持）

（五）术后管理

呼吸系统并发症是术后最重要的问题。在任何肥胖儿童离开恢复室之前，必须在安静、无刺激的环境中对其进行观察，以确定是否有任何换气不足或呼吸暂停的迹象。特别是如果进行的手术需要使用阿片类药物进行疼痛管理，则应监测患者的脉搏血氧饱和度，直到所有镇静作用消失。患有严重阻塞性睡眠呼吸暂停的肥胖患者可能需要术后正压通气，住院过夜进行氧饱和度监测。

三、肿瘤患者

（一）介绍

在美国，小儿癌症是0～14岁儿童的第二大常见死因，也是20岁以下儿童的第四大常见死因。到2020

年，预计有11 000多名从出生至14岁的儿童和5800多名15～19岁的青少年被诊断出患有癌症。在这些患有癌症的儿童中，估计总共有1700多名儿童将死于该疾病。随着儿童癌症诊出率的提高，这些儿童的生存率也有所提高。小儿癌症患者的5年生存率已从20世纪70年代的63%提高到2000年后的83%。这些改进归因于各种因素。其中一些因素包括风险分层的进步、早期检测、化学治疗药物的显著进步、放射治疗的技术进步、造血细胞移植、手术技术的改进、抢救治疗和更好的支持治疗。儿童癌症比成年人癌症有更好的改善和存活率。

患有癌症的儿童通常只有在偶然发现癌症或儿童出现症状时才会引起外科医师或麻醉医师的注意。访视癌症儿童的麻醉医师必须熟悉潜在肿瘤的影响，以及患者正在进行的治疗和相关并发症（如感染、贫血、凝血障碍、颅内压增高和各种与疼痛相关的需求）。此外，重视这些患者及其家属的心理脆弱性，这怎么强调都不为过。

儿童癌症国际分类（international classification of childhood cancer，ICCC）在其第三版（ICCC-3）中将儿童肿瘤分为12个主要类别。表3-6列出了这些主要群体及其在不同年龄组的儿童发病率。对所有列出的个体恶性肿瘤的详细描述超出了本节的范围，应从其他适当的资源中进行查询。前3类癌症占0～14岁儿童所有恶性肿瘤的65%以上，占15～19岁儿童所有恶性肿瘤的54%以上。这些常见的恶性肿瘤是白血病、中枢神经系统肿瘤和淋巴瘤。本综述讨论了对这些癌症患者进行麻醉及护理时的特殊注意事项。

表3-6 儿童癌症的分类和发病率

分类	儿童癌症-诊断组（ICCC-3）	0～14岁的发病率	15～19岁的发病率
I	白血病、骨髓增生性疾病和骨髓增生异常综合征	28%	13%
II	中枢神经系统肿瘤和其他颅内肿瘤、椎管内肿瘤	26%	21%
III	淋巴瘤和网状内皮肿瘤	12%	20%
IV	神经母细胞瘤与周围神经细胞肿瘤	6%	1%
V	视网膜母细胞瘤	2%	1%
VI	肾肿瘤	5%	1%
VII	肝肿瘤	2%	1%
VIII	恶性骨肿瘤	4%	5%
IX	软组织肿瘤和骨肉瘤	3%	1%
X	生殖细胞肿瘤和性腺肿瘤	3%	11%
XI	其他恶性上皮肿瘤和恶性黑色素瘤	1%	4%
XII	其他未特指的恶性肿瘤	8%	21%

注：改编自儿童肿瘤国际分类第三版主要分类表。ICCC-3以缩写标题显示，所有发病率均改编自2020年癌症统计数据，根据NCI（美国国家癌症研究所）的SEER Stat软件程序计算2012年至2016年美国标准人群中0～14岁和15～19岁癌症病例分布的发病率。

（二）麻醉影响

新生儿恶性肿瘤的表现与年龄较大儿童的癌症不同，这使得该年龄组的诊断和麻醉管理具有挑战性。体征和症状的表现主要取决于癌症的类型及其发病部位。疾病过程本身可能会产生影响，并对麻醉团队提出各种挑战。除诊断流程和大手术肿瘤切除之外，这些患者中的许多人还定期接受介入流程，例如腰椎穿刺、骨髓穿刺、内窥镜检查和置入中心静脉通路作为其治疗方案的一部分，其他治疗组织活体组织检查和放射治疗，都是需要麻醉辅助的。诊断流程（例如CT、MRI和核医学扫描等）也需要在麻醉下进行，尤其是年幼的儿童。需要频繁且定期地进行这些流程，从而为患者及其家人带来了更多焦虑。

由于这些儿童是童年时期癌症中幸存下来的，因此他们经常因治疗而患上相关的慢性疾病，需要长期护理和规划。各种放射治疗和化学治疗的后期效应和毒性导致这些儿童返回医院接受更多的治疗。这些诊断流程和治疗已经成为监测这些儿童癌症进展和改善其结果的重要手段。

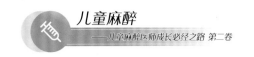

术前评估

对所有癌症患儿来说，详尽的病史和体格检查是极其重要的。重点应放在肿瘤的原发部位和解剖学影响上。恶性肿瘤的类型和位置、体征和症状的持续时间、肿瘤的严重程度，以及治疗方案可显著影响患者的麻醉过程。此外，必须考虑并适当研究癌变过程对全身系统的影响。

接受恶性肿瘤治疗的儿童承受着身体和心理双重创伤。身体问题包括恶心、无力、疼痛、发育迟缓、肾和肝功能障碍。心理问题包括躯体功能障碍、同伴反应、抑郁、行为问题、学习障碍和退缩行为。对这些疾病的治疗可能持续数周或数月。患者和家属应与相关医护人员建立长期的关系，在讨论患者对每项手术的麻醉需求时，获得他们的信任是非常重要的。让患者了解病情的严重性，必须给他们足够的机会提出问题和表达对他们的关切，这将为患者和家属提供保障并帮助他们缓解焦虑。术前用药有助于减少患者围手术期的焦虑和破坏性行为，麻醉诱导过程中可以考虑让父母在场，关于这项技术在前面的章节中已详细描述。

四、小儿恶性肿瘤

（一）白血病

儿童白血病包括急性淋巴细胞白血病（acute lymphoblastic leukemia，ALL）、急性髓系白血病（acute myeloid leukemia，AML）、慢性粒细胞白血病（chronic myelogenous leukemia，CML）和幼年型粒单核细胞白血病（juvenile myelomonocytic leukemia，JMML）。其中，急性淋巴细胞白血病是最常见的儿童癌症，占急性白血病的60%以上，男孩的发病率高于女孩，青少年尤为常见。这些癌症源于异常造血"母细胞"的克隆增殖，导致正常骨髓功能的破坏和随后的骨髓衰竭。白血病的各种临床表现是由这些恶性克隆胚细胞不受调节的增殖和骨髓衰竭的影响所引起的。在大多数情况下，急性淋巴细胞白血病的病因仍然未知。然而，一些遗传综合征，如唐氏综合征、范科尼综合征、共济失调毛细血管扩张症和1型神经纤维瘤病等遗传综合征与白血病风险增加有关。

临床表现

急性淋巴细胞白血病和急性髓系白血病的临床表现非常相似，但有一些差异。急性淋巴细胞白血病的体征和症状通常在确诊前几周出现，最初出现的迹象有发烧、嗜睡或易怒，这在大多数情况下可能与普通感冒或其他感染有关，随后出现面色苍白、出血、疲劳、瘀点或紫癜的症状，这些症状是潜在的贫血、血小板减少症和中性粒细胞减少症的表现。淋巴结病、肝大和脾大存在于超过1/2的急性淋巴细胞白血病患者和不到1/3的急性髓系白血病患者。由于白血病累及骨骼或关节的骨膜，骨或关节疼痛和压痛可能是特征表现。婴儿和幼儿会出现跛行或拒绝行走。呼吸急促和呼吸窘迫可继发于严重贫血或纵隔肿块的气管压迫，可导致上腔静脉综合征，表现为面部水肿、血液淤积、搏动性头痛、结膜充血和颈部静脉扩张。中枢神经系统很少受累，可通过脑脊液（cerebrospinal fluid，CSF）检查确诊，此类患者表现为呕吐、头痛和颅内压增高。急性髓系白血病的表现包括被称为"蓝莓松饼"的皮下结节损害、白血病细胞、牙龈浸润、色素瘤或弥散性血管内凝血。慢性白血病在成年人中比在儿童中更常见，而且它们往往比急性白血病进展得更慢。

（二）中枢神经系统肿瘤

中枢神经系统（central nervous system，CNS）肿瘤是儿童人群中第二常见的恶性肿瘤。男孩在整个童年和青春期的所有年龄组中都更容易受到影响，死亡的可能性是年龄和性别匹配的健康同龄人的13倍。WHO对超过100个儿童脑肿瘤进行了分类。常见的实体瘤包括星形细胞瘤、髓母细胞瘤和室管膜瘤。其他不常见的中枢神经系统肿瘤包括颅咽管瘤、胶质母细胞瘤、生殖细胞瘤、脑膜瘤、脉络丛癌、神经外胚层肿瘤和垂体腺瘤。与儿童脑肿瘤相关的几种综合征包括神经纤维瘤病、希佩尔–林道病、结节性硬化症、Cowden综合征和基底细胞癌，其中大多数肿瘤是根据它们在中枢神经系统中的位置进行分类的，它们可能位于幕上间隙、幕下间隙、颅后窝、鞍旁或脊髓内。

临床表现

常见的症状通常是颅内压的增高。典型的症状包括易怒、呕吐和嗜睡，伴随着精神状态的变化，也可能存在头围增加和脑积水。幕上肿瘤表现为局灶性神经功能缺损、囟门膨出和癫痫。幕下肿瘤可表现为头痛、呕吐、视盘水肿和眼球震颤。颅后窝肿瘤有轻微的脑功能障碍征象，通常表现为脑疝征象（如心动过缓、呼吸暂停和声带麻痹）。这些肿瘤通常位于中线，产生颅内压增加的征象而没有侧化征象。脑干肿瘤主要表现为颅神经麻痹、眼动异常、四肢无力和上运动神经元缺失。鞍旁区肿瘤主要表现为垂体和下丘脑附近的神经内分泌异常。视神经及其通路周围的肿瘤可导致视力异常。肿瘤压迫脊髓表现为疼痛和运动障碍。

这些肿瘤的治疗方式因部位、大小和组织学类型而异。目前，约25%的患者单独接受手术治疗，40%接受手术治疗加放射治疗，30%接受手术治疗、放射治疗和化学治疗。儿童脑肿瘤的幸存者面临着发病率和晚期死亡率增加的巨大风险。肿瘤复发仍然是晚期死亡的最常见原因（70%）。神经功能恶化、慢性神经认知功能障碍、癫痫发作和内分泌紊乱是在儿童脑肿瘤的长期幸存者中观察到的最普遍并存病症。

（三）淋巴瘤

在WHO对淋巴瘤的分类中，列出了30多种不同的淋巴瘤亚型。分类是通过它们的临床特征来区分——从惰性到侵袭性。许多常见类型淋巴瘤的流行病学关联和病因尚不完全清楚。某些类型淋巴瘤的危险因素包括慢性感染、免疫抑制和遗传特征。在导致霍奇金淋巴瘤的EB病毒（epstein-barr virus，EBV）感染、成年人T细胞白血病/淋巴瘤的人类嗜T淋巴细胞性病毒1型（human T-lymphotropic virus-1，HTLV-1）和人类疱疹病毒8型（human herpes virus 8，HHV-8）激活原发性渗出性淋巴瘤中，有直接病毒作用作为致病因素的证据。慢性免疫系统刺激导致的淋巴瘤见于幽门螺杆菌胃炎、胃黏膜相关淋巴组织（mucosa-associated lymphoid tissue，MALT）淋巴瘤和丙型肝炎病毒引发的脾淋巴瘤。自身免疫性疾病可能同样增加淋巴瘤的风险，潜在导致B细胞的克隆失调，特异性关联包括类风湿关节炎、干燥综合征、乳糜泻和T细胞淋巴瘤。免疫抑制也表明增加了霍奇金淋巴瘤和非霍奇金淋巴瘤的风险，如人类免疫缺陷病毒（human immunodeficiency virus，HIV）感染的患者，以及实体器官移植后接受免疫抑制治疗的患者，其他风险与环境因素有关，如电离辐射和农业杀虫剂。

临床表现

最初的表现可能只是良性淋巴结病，其他相关症状包括高热、盗汗、疲劳和无法解释的超过10%的体重减轻。肺、肝、肾、肠、骨和硬膜外肿瘤增生可导致特定器官功能障碍的体征和症状。淋巴瘤的典型表现是无痛性、肿大的浅表淋巴结病和进行性淋巴结链受累。随着疾病的进展，可见肿瘤的血管侵犯和血行播散。大多数霍奇金淋巴瘤患者会出现膈上疾病，60%～80%的患者会出现颈部、腋窝和（或）锁骨上淋巴结肿大。相比之下，约20%的非霍奇金淋巴瘤患者会出现Ⅰ期疾病，只有30%～40%的患者会出现局限于膈肌一侧的疾病（Ⅱ期）。在霍奇金淋巴瘤患者中，50%～60%的患者可能存在纵隔受累。在主动脉旁淋巴结受累后，仅3%～7%的病例发生膈肌下疾病。

淋巴瘤的治疗始于准确的诊断和精确的分期，这需要进行切除式或切开式组织活检。这是大多数淋巴瘤的初步诊断和临床分期的标准。细针穿刺（fine needle aspiration，FNA）也是一种准确且具有成本效

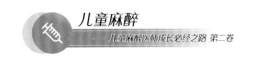

益的手术，可用于诊断某些类型的淋巴瘤。由于可能存在明显的前纵隔肿瘤和气道受压，在进行活检前应始终进行胸部X线检查。

（四）术中注意事项

1.气道注意事项

直接累及气道的肿瘤在儿童中相对少见。大多数上呼吸道挑战来自阻塞性睡眠呼吸暂停或颈部淋巴结病。继发于白血病浸润的扁桃体肿大和腺样体肿大常见于各种白血病。颈淋巴结如果足够大的话也可能在咽后淋巴结的白血病浸润中引起气道的受损。免疫功能低下儿童的上呼吸道机会性感染也可能引发阻塞性上呼吸道病变。

偶尔接受化学治疗的患者可能会出现口腔黏膜炎，这些患者的气道黏膜易碎，并伴有口腔出血和疼痛的水疱。黏膜炎表现为所有黏膜的疼痛性炎症和溃疡，通常见于所有接受大剂量化学治疗的儿童和50%接受头颈部放射治疗的儿童。如果需要，可通过静脉输液和全胃肠外营养对症治疗。这些可能会给麻醉医师在气道管理期间带来严重的挑战。

2.纵隔注意事项

癌症患儿的前纵隔肿块（anterior mediastinal mass，AMM）对任何医疗机构来说都是最重要的肿瘤麻醉挑战之一。患有霍奇金淋巴瘤、T细胞急性淋巴结性白血病和T细胞非霍奇金淋巴瘤的患者在就诊时都可能有巨大的前纵隔肿块。这些前纵隔肿块可导致明显的气道受压，也可能出现上腔静脉综合征或心包压塞。有时，如果气管受压延伸到隆突水平以下，麻醉诱导和呼吸肌张力的丧失会导致气道完全阻塞，正压通气或气管内插管可能不足以通过梗阻部位，这可能进一步导致心排血量减少或丧失，甚至无法治疗而导致死亡。很多时候，这些儿童可能完全没有症状，因此在进行任何诊断程序的麻醉之前，应始终对所有儿童进行胸部X线检查。如果看到肿块，应使用胸部CT扫描和肺循环研究来评估气道受压情况。气管受压患者气道并发症的发生率远高于预测值的50%。对于有气道受损症状的患者，强烈建议考虑术前通过放射治疗、化学治疗或类固醇缩小肿瘤大小，并在局部麻醉下进行淋巴结活检。

当认为有必要对巨大前纵隔肿块和潜在气道压迫的患者进行手术干预时，这些患者应该在有充分的儿科心胸外科服务的中心进行麻醉。超声心动图在评估心肌和大血管受压方面可能是有价值的，还可以确定是否存在心包积液。最常用的麻醉方法包括从监测和建立静脉通路开始。使用氧气和七氟醚进行缓慢而平稳的吸入诱导，以确保维持自主通气，尽量减少胸膜腔内压的增加，应在不使用肌松药的情况下进行气管内插管。应随时准备好纤支镜和硬质支气管镜。初步尝试辅助通气试验，然后慢慢转换为控制通气，必须持续密切监测患者对正压通气的耐受程度，任何气道阻塞迹象都需要启动多种救援措施。在气道塌陷期间尝试的操作包括增加氧浓度（fraction of inspiration O_2，FiO_2）、应用持续气道正压通气和呼气末正压通气。在主支气管和压迫部位之外通过加强气管内插管或刚性通气支气管镜可以重新建立通气，将患儿的体位改为侧卧位或俯卧位都可以缓解气道压迫从而实现通气。在危急情况下，已经证明诸如紧急气管切开术、胸骨切开术、胸骨正中切开术、股–股分流术、体外循环（cardio-pulmonary bypass，CPB）甚至体外膜肺氧合（extracorporeal membrane oxygenation，ECMO）等手术可以紧急挽救患者生命。

3.颅内注意事项

颅内肿瘤是占据空间的病变，特别是幕上病变可引起肿块效应和颅内压增高。这些患者常见的病症是局灶性神经功能缺损，包括偏瘫、四肢瘫、视力改变、颅脑神经病变、神经内分泌功能障碍或行为障碍。儿童颅内压增高的麻醉处理包括使用丙泊酚、利多卡因、麻醉药和肌松药进行快速顺序诱导。麻醉维持是通过各种麻醉剂和挥发性麻醉剂的平衡麻醉实现的，同时维持轻度过度通气、渗透性利尿和正常体温。颅后窝和鞍上区的肿瘤在手术过程中需要特别注意头部和身体的位置。四肢和关节的正确定位和填充对于防止压伤也很重要。颅咽管瘤等鞍上肿瘤患者需要在术前进行眼科和内分泌评估，以排除垂体疾病和促肾上腺皮质激素（adrenocorticotropic hormone，ACTH）缺乏症的发生。

4.恶性肿瘤的全身效应

白血病和实体恶性肿瘤患者出现骨髓受累，或因化学治疗或放射治疗导致骨髓生成不良。骨髓抑制患者表现为不同程度的贫血、中性粒细胞减少和血小板减少，如果存在正常的心血管代偿机制，血红蛋白水平高于7 g/dL通常是足够的。然而，需要对儿童进行仔细评估，以排除化学治疗引起的肺疾病或心肌功能障碍。在接受癌症治疗的儿童中，贫血的总发生率为82%，而在白血病患者中为97%，在淋巴瘤患者中为93%。促红细胞生成素已用于儿童癌症患者，效果良好，但红细胞输注仍是贫血最常见的治疗方法，强烈建议在输血前对所有血液制品进行辐照处理，这些预防措施可以防止输血相关移植物抗宿主病的潜在致命并发症。

对凝血功能的影响通常不会有直接的麻醉影响，但需要在肿瘤学家或外科医师进行任何侵入性手术之前进行纠正。对于腰椎穿刺或选择性手术，在没有活动性出血的情况下，血小板计数超过50×10^9/L是可以接受的，低于此水平应考虑输注血小板，以降低硬膜外血肿形成的风险。

中性粒细胞减少症通常见于急性淋巴细胞白血病患者中，而白细胞增多症在急性髓系白血病儿童中占主导地位。小儿中性粒细胞减少症在严重的细菌或真菌感染及败血症时可导致明显的发病率和死亡率。白细胞增多症，伴有高浓度的白血病原始细胞，特别是在儿童中＞200 000/mm³，可在血管内聚集，导致白细胞停滞的潜在致命状态。这种血液的高黏度可导致血管内堵塞、组织缺氧、梗死和随后的出血。在对免疫功能低下和中性粒细胞减少的患者进行麻醉时，必须遵守标准预防措施以防止进一步感染，包括侵入性操作期间的无菌预防措施、避免直肠给药，以及对患者进行适当的围手术期隔离。

（五）化学治疗和放射治疗注意事项

上述儿童癌症的治疗方法取决于癌症的类型、位置、癌症分期和相关的预后因素。治疗方法包括单独的化学治疗或化学治疗与手术、放射疗法、生物剂疗法和分子靶向剂的结合。

化学治疗通常涉及具有不同作用机制的药物的组合，这些药物靶向在全身代谢细胞周期增加的肿瘤细胞中，它们通过多种机制破坏细胞DNA，导致细胞死亡或阻止细胞复制。在此过程中，具有类似细胞周转率较高的正常组织也会受到不利影响，这些区域包括骨髓、黏膜、表皮、肝脏和性腺等。常见的不良反应包括恶心、呕吐、肝功能障碍、皮炎和脱发。虽然这些影响大多数是可逆的，但也可能出现危及生命的并发症，有些并发症可能是不可逆的，包括心脏毒性、肺毒性和肾毒性，所有这些毒性都与麻醉医师密切相关。

放射治疗通过对细胞DNA造成损伤，导致肿瘤细胞和健康组织的细胞死亡。放射治疗对健康组织的毒性影响是不可避免的，儿童发育中的组织特别容易受到辐射的急性和晚期影响。正常组织具有更大的修复辐射电离效应的能力，为了让健康组织愈合，辐射的总剂量通常分成数天或数周内的若干部分。这意味着放射治疗须持续好几天，孩子每次都必须保持在相同的位置。虽然年龄较大的孩子可以在家属和工作人员的指导和鼓励下保持清醒，但年龄较小的孩子和发育迟缓的儿童通常需要镇静剂或全身麻醉进行这些治疗，所以与患者和其家人保持良好的沟通非常重要。放射治疗的短期并发症包括恶心、呕吐、嗜睡、脱发和水肿。长期并发症包括生长障碍、内分泌功能障碍和腹腔狭窄。放射诱发的肺炎和伴有心包炎或积液的放射性心包疾病也可在胸部治疗后发生。这些并发症共同影响着日常麻醉计划，使这些患者的护理更具挑战性。

1.心肌毒性

蒽环类抗生素由于高效能，在众多化学治疗方案中发挥着重要作用。这些药物通常与放射治疗和（或）手术结合使用，用于治疗各种白血病、淋巴瘤和快速生长的中枢神经系统肿瘤。这类蒽环类药物

（包括多柔比星、柔红霉素、表柔比星和伊达比星）与心血管疾病的发病率和死亡率有关。这些药物对心血管系统的毒性作用导致心肌细胞的直接损害，心肌收缩力下降和心脏微血管损伤。心肌毒性的典型临床表现是低血压、急性心律失常和传导障碍，如室上性心动过速和传导阻滞。这些药物还与心肌炎、心包炎、急性心肌梗死、充血性心力衰竭、限制性和扩张性心肌病有关。

许多风险因素使患者易受到这些药物心脏毒性的影响，包括给予治疗的总剂量、累积的药物剂量、药物组合、先前的蒽环类化学治疗和给药方案。其他风险因素包括年龄<1岁、以前或现在的纵隔放射治疗、既往心血管疾病史和电解质异常，特别是低钾血症和低镁血症。在全身麻醉下，心脏毒性表现为心肌功能障碍和心律失常。因此，在术前评估期间通过询问患者的运动耐量、劳力性呼吸困难和端坐呼吸来评估患者的心功能至关重要。基于这些变量，强烈建议在治疗开始时进行基线监测超声心动图，并在治疗过程中再次进行超声心动图评估。谨慎的做法是在进行任何麻醉干预之前都要获得这些信息。

2.肺毒性

儿童急性化学治疗引起的肺毒性表现为呼吸困难、支气管痉挛、肺水肿、肺泡间质性肺炎或肺纤维化。这些症状中的任何一种都可能在早期出现，如在第一剂治疗后或几个月后出现。引起肺毒性变化的药物有甲氨蝶呤、博来霉素、紫杉醇、白细胞介素-2、长春碱、环磷酰胺、丝裂霉素和白消安。

急性肺炎的初始症状通常很轻微，包括干咳、发热、进行性呼吸困难和肺底部啰音。肿瘤持续治疗后，严重的肺功能障碍会迅速进展。停用化学治疗药物后，早发性肺炎通常会消退，但一旦观察到影像学变化，该过程可能是不可逆的。

迟发性疾病更为常见，通常表现为肺纤维化，可在治疗后数月至数年发生。博来霉素更显著，因为它会对约10%的患者产生毒性，以及可能导致闭塞性细支气管炎伴机化性肺炎（bronchiolitis obliterans organizing pneumonia，BOOP）、嗜酸性粒细胞超敏反应和博来霉素诱导的肺炎（bleomycin-induced pneumonia，BIP），进而发展为肺纤维化。有这些变化的患者表现为慢性咳嗽、运动后的呼吸急促、氧气需求、支气管炎和肺底湿啰音，胸部X线片表现为双肺浸润，肺功能测试为限制性。对这些症状的治疗是停止致病剂并给予类固醇药物。许多研究表明，接受博来霉素治疗的患者在麻醉期间，高浓度吸入氧气会加剧肺毒性，这可能导致通过氧化剂途径介导的术后呼吸窘迫或呼吸衰竭。建议在博来霉素治疗期间将术中吸入氧浓度调整至尽可能低的水平，并使用静脉输液以防不测。

3.肿瘤溶解综合征

肿瘤溶解综合征最常见于高级别淋巴瘤和急性白血病。它的发生与大量肿瘤细胞分解和细胞内代谢物释放到全身循环中有关，常发生在肿瘤负荷高或肿瘤对化学治疗非常敏感的儿童开始治疗后的前12～72小时。据报道，在未经治疗的大规模淋巴增生性肿瘤患者的手术过程中也会自发出现这种情况。在癌症治疗计划的早期进行麻醉时，麻醉医师需要了解这些情况。地塞米松也可触发这些级联反应，因为地塞米松通常在择期手术期间作为止吐剂使用。值得注意的是，类固醇具有强大的抗癌特性，因此必须避免在这些患者中的无意使用。

肿瘤溶解导致代谢紊乱，包括高尿酸血症、高钾血症、高磷血症、低钙血症和尿毒症。这些物质沉积在各种器官中，导致肾衰竭、心律失常、癫痫发作、手足抽搐和猝死。治疗包括立即纠正高钾血症、低钙血症和水化过多，以防止肾衰竭。在某些情况下可能需要进行血液透析。麻醉医师应识别存在肿瘤溶解综合征风险的患者，并在化学治疗或择期手术干预之前采取预防措施。这些措施包括充分的水合作用，使用别嘌呤醇或尿酸氧化酶等药物帮助碱化尿液。拉布立酶等药物是一种重组尿酸氧化酶，可以预防性地给予高危儿科患者。在采取这些预防措施之前推迟麻醉干预可能是必要的。

（六）总结

患有恶性肿瘤的儿童是一组独特的患者群体。尽管他们经常需要因为相对较小的手术而进行麻醉，但在麻醉下很可能会出现严重恶化。在过去的几十年中，癌症儿童的生存率有了显著改善，平均5年生存率超过85%。这种提高的存活率很大程度上是因为诊断和治疗这些恶性肿瘤的方法越来越多。多种治疗方式和复杂的支持措施的实施和应用是促进这种巨大改善的原因。相反，由于这些治疗方案包括许多具有广泛不同作用机制和毒性特征的抗肿瘤药物，因此很难预测任何个体患者可能遇到的精确毒性。麻醉医师在了解所有先进癌症治疗方式的影响和相关风险方面发挥着至关重要的作用。他们确保所采用的麻醉技术可以安全、有效地进行，并且不会给儿童及其家人带来痛苦或困扰。肿瘤科医师、外科医师、麻醉医师和其他多学科团队成员之间的密切合作和协调对于实现这些目标是必要的。必须认识到，良好的经历肯定会改进孩子未来对医院护理的态度，但糟糕的经历也会对他们的幸福产生重大而持久的影响。

五、先天性心脏病术后患儿行非心脏手术

（一）介绍

先天性心脏病（简称先心病）是最常见的出生缺陷疾病。在美国每年约有1%（4000万）的新生儿患此病。这些患先天性心脏病的婴儿中有25%～30%的患儿有严重的心功能障碍，他们需要在出生后的一年内接受外科手术治疗或其他治疗纠正畸形。约69%出生时患有严重型先天性心脏病的婴儿和95%出生时患有非严重型先天性心脏病的婴儿预计可以生存到18岁。这些患儿中很多患有除先天性心脏病以外的其他综合征或并发症，他们往往需要影像学诊断或手术干预治疗。这些疾病包括气管食管瘘、肛门直肠畸形、唇腭裂、肾脏和肌肉骨骼系统畸形。

根据美国疾病控制与预防中心的数据，1979年至1993年期间，1岁以下严重型先天性心脏病婴儿存活率约为67%，1994年至2005年上升至约83%。这个生存率一直在提高，患先天性心脏病儿童的人数也正在增加。生存率的提高归功于诊断和介入心脏病学、外科技术、体外循环、麻醉管理和危重症护理的显著进步。

1.挑战

许多患有先天性心脏病的儿童一生需要接受多次心脏手术，比如阶段性的姑息手术或介入手术。随着接受先天性心脏病矫治术儿童的预期寿命持续增长和生存率的持续上升，这些孩子将会接受非心脏手术或其他与他们的心脏病无关的手术。而所有的小儿麻醉医师无论是否接受过专业的心脏培训，在工作过程中都会遇到越来越多的已进行过或未进行过矫治手术的先天性心脏病患儿。麻醉这些患儿时所面临的挑战包括：患儿的年龄、心脏病变的复杂程度、患儿的基础功能状态、手术的紧急程度及相关的多种并发症和综合征。一种或多种并发症的存在会使麻醉手术风险成倍地增加，有数据显示，这些儿童死于非心脏手术比死于心脏手术的比例更高。在一项对191 261例手术的回顾性临床研究中，确诊为先天性心脏病的18岁以下患儿在接受非心脏手术时，小手术和大手术的死亡风险都增加了。此外，他们发现在同一年龄组的临床观察中，患先天性心脏病新生儿和婴儿的死亡率可增加2倍。儿童围手术期心脏停搏的登记结果也证实，患先天性心脏病的患儿在麻醉时心脏停搏后死亡率较高，其中75%发生于2岁以下的非心脏手术患儿。

2.一项简单的分类

个别先天性心脏病的详细描述超出了本节的范围，可参看其他资源。本章节对先天性心脏病患儿术前系统的评估和准备方法作一概述。我们还将讨论在麻醉这些患儿时的一些重要的关键原则，并提供可能遇到的一些病变概述。

表3-7列出了通过先天性心脏病病理生理学改变和患者的临床表现，将最常见的先天性心脏病进行简化的广义分类，把先天性心脏病分为发绀型、非发绀型和阻塞型病变，以及这些情况下是否存在分流。

表3-7　根据患者的病理生理学改变和临床表现的先天性心脏病分类

发绀型先天性心脏病—蓝色婴儿		非发绀型先天性心脏病—粉色婴儿	梗阻型缺陷	
右向左分流		左向右分流	无分流	
肺血流量正常或减少	肺血流量增加		右心梗阻型	左心梗阻型
TOF； 肺动脉闭锁； 三尖瓣闭锁； 埃布斯坦三尖瓣畸形综合征； 肺动静脉瘘	TGA； 永存主动脉干； TAPVR； DORV； 艾森曼格综合征； HLHS	VSD； ASD； AVSD（房室间隔通道）； PDA； 左冠状动脉异位起源于肺动脉	肺动脉狭窄	主动脉瓣狭窄； 主动脉狭窄； 二尖瓣狭窄

注：TOF为法洛四联症；ASD为房间隔缺损；VSD为室间隔缺损；AVSD为房室间隔缺损；PDA：动脉导管未闭；TGA为完全性大动脉转位；TAPVR为完全性肺静脉异位引流；DORV为右室双出口；HLHS为左心发育不良综合征；PA为肺动脉。

3.术前注意事项

全面的术前评估包括了解潜在心脏缺损的解剖和病理生理学、确定修复的类型和结局，以及患者所接受的姑息手术。

对其他诊断干预措施的评估，以及相关心外畸形和综合征的全面评估是非常重要的。大部分病史应在实施麻醉前获得。通常父母和监护人对其子女的先天性心脏病病情和既往病史是熟知的，这包括治疗和手术史。另外在美国，必须结合心脏专科医师或心脏外科医师的最新建议，以评估患者的实际心功能状态和循环系统的解剖结构。

详细的病史回顾和体格检查对于评估患者目前的功能状态很重要。充血性心力衰竭、肺动脉高压、晕厥或心悸、发绀发作、喂养困难、反复感染或近期药物变化的特定体征和症状将有助于对麻醉风险进行分级。体格检查可提供外周血管搏动质量、杵状指（趾）、肝大、四肢之间的血压梯度，并提供关于静脉或动脉通路的情况。回顾近年来的影像学报告，包括胸部X线片、心电图、超声心动图和心导管检查，有助于了解心律和传导异常，以及评估心室肥厚、收缩力和功能。应仔细回顾气道检查结果、既往心脏和非心脏手术史及术后长时间气管插管史，因为它们可能揭示困难气道或声门下狭窄。

患者的血流动力学评估是术前评估的重要组成部分。肺动脉高压或腔肺吻合患者，其肺部并发症的存在和严重程度，以及上呼吸道感染对肺血管阻力的影响更严重。因此，心脏病患儿的肺部感染应被视为常规手术的禁忌证。此外，心脏功能不全可引起肺淤血，从而导致的频繁肺炎需要在择期手术前进行治疗。

术前评估时应归纳当前用药的完整清单。先天性心脏病患者可能正在服用一种或多种药物，如阿司匹林、华法林、抗抑郁药、利尿剂、血管紧张素转换酶（angiotensin-converting enzyme，ACE）抑制剂和抗心律失常药。要谨慎这些药物的不良反应。

目前，所有的心脏用药都应该在手术当天的早晨给予患者，但血管紧张素转换酶抑制剂除外，因为它们在麻醉诱导过程中具有降压作用。另外在任何手术之前建议停用阿司匹林7～10天。在任何大手术之前，服用华法林的儿童必须接受抗凝血监测并过渡到静脉给予肝素。

术前用药对于先天性心脏病患儿来说是非常重要的。术前用药有助于防止麻醉诱导过程中患儿的哭闹并减轻患儿焦虑。对于焦虑和痛苦的患儿，其哭泣所引起的交感神经兴奋会增加心脏氧耗和心肌做功，这对于心脏储备低的儿童是很难耐受的。但也必须避免过度镇静，因为呼吸抑制引起的$PaCO_2$升高可能导致肺动脉阻力升高，加重低氧血症。对于先天性心脏病患儿，静脉注射或口服咪达唑仑（静脉注射0.05～0.10 mg/kg或口服0.5～1.0 mg/kg）可以安全地作为术前用药。

4. 术中注意事项

了解分流或梗阻的生理对于理解任何先天性心脏畸形的血流动力学后果至关重要。应用这些生理学概念，麻醉医师可以为先天性心脏病患儿制订合理的麻醉方案。

5. 平衡循环

理想情况下，左心和右心的输出量是相等的。这通常被称为Qp：Qs为1：1，其中Qp为肺血流量（PBF）， Qs为体循环血流量。先天性心脏病患者的解剖结构异常导致进入体循环和肺循环的血流量根据每个回路的相对阻力而变化。因此，流向肺和身体的血液是体循环血管阻力（SVR）和肺血管阻力（PVR）之间的"平衡"，因此得名"平衡循环"。

6. 右向左分流

表现为右向左（RL）心内分流的先天性心脏病，其肺循环的血流动力减弱，这会导致缺氧血液流入体循环，从而引起发绀和肺血流量降低。分流量取决于缺损的大小和压力梯度。在这些患儿中，降低体循环血管阻力（systemic vascular resistance，SVR）将增加右向左分流，从而可能导致严重的低氧血症。这在这些患儿的麻醉诱导过程中尤为重要。右向左分流减慢了吸入麻醉诱导的速度。这种效应是由携带麻醉药的肺静脉血液绕过体循环，被相对缺乏麻醉药的体循环静脉血稀释所致的。在右向左分流存在的情况下，由于作为心排血量一部分的肺血流量降低，吸入麻醉药的摄取也可能延长。这会影响吸入麻醉诱导速率特别是难溶性的挥发性麻醉药，如地氟醚。

慢性缺氧可导致红细胞增多、血容量和血黏度增加、肺泡通气不足和凝血功能障碍。如果血细胞比容高，（＞60%）这些患者有分流处（如Blalock-Taussig）血栓形成、脑和（或）肾血栓形成或颅内血管血栓形成而引发脑卒中的危险。5岁以下儿童面临的风险增加，特别是在脱水和发热期间。这些发绀儿童应该充分补充水分，避免术前长时间禁食。有效地管理他们的禁食时间，将他们作为当天首例手术患者非常重要。这些患儿的麻醉管理应着重于避免右向左分流增加，从而降低肺血流量。通过降低肺血管阻力与体循环血管阻力的比值和减轻右心梗阻程度，可以进一步减少右向左分流（图3-1）。

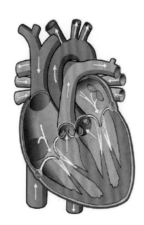

降低肺血管阻力
提高氧浓度
低碳酸血症
过度通气
充分的麻醉镇痛
肺血管扩张剂VA药物
PGE1，硝酸甘油，PDE抑制剂低Hb/Hct
一氧化氮代谢性碱中毒

增加肺血管阻力
降低氧浓度
高碳酸血症
通气不足
酸中毒
体温过低
正压机械通气
高PEEP/肺不张
高Hb/Hct
刺激肾上腺素能受体
麻醉及镇痛不足

增加肺血流

增加心排血量

增加体循环血管阻力
体温过低
容量不足
兴奋交感神经（压力感受器）
缩血管药物
心源性休克
低心排综合征

降低体循环血管阻力
麻醉过深
体温过高
低Hct（贫血）
过敏或神经源性休克
腰硬联合麻醉
血管扩张剂（硝酸酯类、PDE抑制剂）
β-受体阻滞剂
肝硬化

VA：吸入麻醉剂；PGE1：前列腺素E1；PDE：磷酸二酯酶；Hb：血红蛋白；Hct：血细胞比容；PEEP：呼气末正压通气。

图3-1 影响肺循环阻力和体循环阻力的因素

给予α肾上腺素受体激动剂对这些患者非常有效。例如，法洛四联症的患儿给予去氧肾上腺素将增加体循环阻力，减少心内右向左分流从而减轻发绀。

7.左向右分流

左向右（left to right，L-R）分流是指体循环和肺循环之间存在异常通道，并且这个通道允许氧合良好的（体循环）血液分流到肺循环。左向右分流导致肺血流量（pulmonary blood flow，PBF）增加并有可能减少体循环血流量。这导致患儿在吸入或静脉麻醉诱导时几乎没有变化。这些患者中增加的肺血流量可以延缓发绀的发展（至少在早期阶段），但这也可能会推迟诊断和治疗。由左向右分流导致的肺血流量增加和肺循环压力增高可引起肺动脉的损伤和小动脉动脉壁的增厚及肺血管疾病。这一系列的病理改变导致肺动脉高压和肺血管阻力增加。通过分流所增加的肺血流量会增加心脏系统的容量负荷，并可导致右心房和（或）右心室扩大，其扩大程度取决于导致分流缺损的位置、容量或压力超负荷的严重程度。这最终导致肺静脉淤血从而引起肺水肿。

如果不进行治疗，患儿可发展为换气功能障碍并出现呼吸急促、易疲劳、嗜睡、生长发育迟缓、频繁的肺部感染和心力衰竭的症状。心力衰竭的典型影像学表现是心脏的扩大和肺淤血。择期非心脏手术前必须控制心力衰竭的症状，降低围手术期低氧血症和呼吸衰竭的发生率。许多这样的患儿一直服用地高辛和利尿剂，应该在整个围手术期持续用药。此外，这些患儿可能频发房性、室性和其他类型的心律失常。这包括室上性心动过速（supraventricular tachycardia，SVT）、室性心律失常（ventricular arrhythmia，VA）、窦房结功能障碍（sinus node dysfunction，SND）、房室传导阻滞（atrioventricular block，AVB）。

肺血管阻力持续升高，当其超过体循环血管阻力时，会导致流经心脏缺损部位的分流血流方向反转为右向左分流。当这个水平的肺血管阻力变得不可逆时，分流的血流方向发生逆转，从而导致艾森曼格综合征的发生，并将非发绀型先天性心脏病转化为发绀型先天性心脏病。此类患者的麻醉管理应以减少分流和最大限度地增加全身器官灌注为重点。这可以通过控制心室流出道的阻力，也可以通过提高肺血管阻力与体循环血管阻力的比例，减少进入肺部的血液来实现（图3-1）。此外，管理目标应该是避免全身性低血压、氧饱和度降低和代谢性酸中毒的发展。

常见的左向右分流的先天性心脏病有房间隔缺损、室间隔缺损、心内膜垫缺损。ASD＜8 mm的80%的患者会自动闭合，ASD＞8 mm则很少会自动闭合，需要后期手术治疗。小的室间隔缺损通常在临床上并不被关注，但大的室间隔缺损可引起血流动力学的改变并导致充血性心力衰竭和肺动脉高压。心内膜垫缺损在一般人群中并不常见，但33%的唐氏综合征患者合并这种病变。通常这些较大的缺损可引起明显的左向右分流，从而导致这些患者更早地发生心力衰竭。

8.肺动脉高压

肺动脉高压在儿科被定义为平均肺动脉压≥25 mmHg。平均肺动脉压等于或大于体循环压力的患儿，以及右心室扩大压迫左心室的患儿围手术期发生心脏停搏的风险最高。平均肺动脉压高的患儿在接受非心脏手术或心导管介入诊疗时，这些并发症的发生率显著增加，因为这些并发症可能在没有任何明确警示信号的情况下突然发生。对于有呼吸系统并发症或有心脏异常病史的患儿，当氧疗和肺复张策略治疗缺氧无效，或新生儿动脉导管前后氧分压梯度超过20 mmHg时，均需要考虑肺动脉高压的可能。生理紊乱（如缺氧、高碳酸血症、酸中毒）或麻醉深度不足引起交感神经张力增加，都可导致肺血管阻力突然急剧增加（图3-1）。这将导致右心室压力升高，发生右向左分流，心肌供氧减少。这将进一步减少心排血量，最终导致心脏停搏。心脏彩超和心导管检查时所测量的平均肺动脉压值都可诊断肺动脉高压。

麻醉的关键原则是避免肺血管阻力升高和抑制心功能，以免诱发急性右心功能衰竭。麻醉这些患儿需要注意避免缺氧、高碳酸血症和酸中毒、防止脱水与低血容量、治疗心律失常和维持足够的心排血量。特别值得关注的是，积极治疗焦虑、伤害性刺激和疼痛可以避免交感神经兴奋性的突然增强。镇静药有助于降低交感神经张力，从而避免耗氧量升高和心律失常。苯二氮䓬类药物和麻醉药会导致低血压，产生反应性的交感神经张力增加，从而产生反作用。肺高压患者应避免使用氯胺酮，因为它有可能增加交感神经张力和肺血管阻力。

建议在麻醉诱导过程中慎重使用丙泊酚和挥发性麻醉药物，因为这些药物可能导致体循环血管阻力和心排血量剂量依赖性的降低，从而导致冠状动脉灌注不足、心肌缺血和交感神经兴奋性增强。肺动脉高压的患者首选阿片类药物，因为它们对肺部和全身血流动力学的影响最小，并且能够减轻伤害性刺激引起的反应。图3-1描述了维持肺血管阻力和体循环血管阻力之间平衡的关键因素。根据分流方向的不同，体循环血管阻力和肺血管阻力的这种平衡将影响心排血量和全身灌注。在肺高压危象期间，必须采取相应的干预措施，如100%吸氧、过度换气、使用吸入一氧化氮、肺血管舒张、磷酸二酯酶抑制剂、前列环素类似物、阿片类药物、正性肌力药等措施来维持心排血量和肺血流量。在控制肺动脉压方面，可以通过提高pH来实现，而给予碳酸氢钠比降低$PaCO_2$更有效。

9.单心室生理学

在某些类型的先天性心脏病如左心发育不良综合征（hypoplastic left heart syndrome，HLHS）或右心室双出口（double outlet of right ventricle，DORV），完全解剖矫正修复双心室从而达到正常的"串联"循环是不可能实现的。这些患儿往往接受姑息手术，以建立单心室循环。在单心室生理学中，全心只有一个心室工作，单一的心室将含氧血液泵入全身，而肺部的血液沿着一个压力梯度被动地流向肺，从肺动脉到左心房。

另一个心室发育不良。单心室循环的形成通常需要这些患者接受三期姑息手术。这些手术包括新生儿期的体肺分流（Blalock-Taussig，BT）手术和肺动脉环扎术，一岁以内的双向腔肺分流术，也被称为双向Glenn分流术或半Fontan术，即上腔静脉（superior vena cava，SVC）连接到肺动脉。最后在患儿3~5岁的时候行全腔静脉肺动脉连接术或Fontan手术，即下腔静脉（inferior vena cava，IVC）和上腔静脉连接到肺动脉。在这些单心室循环的患者中，肺血流是被动的，因此肺血管阻力和胸内正压的变化容易影响肺血流量。

10.房坦循环麻醉注意事项

很多患有左心发育不良进行过Norwood手术（三期手术）的孩子可以一直生存到青少年，在这期间可能需要进行非心脏手术及麻醉。房坦循环的患者具有特殊的循环生理特点。上腔静脉和下腔静脉的血流无须右心室的辅助，经肺动脉直接流入体循环。肺血流量现在也是心排血量的前负荷，其血流量是由中心静脉压（central venous pressure，CVP）和肺血管阻力之间压力梯度决定的。自主呼吸引发了胸膜腔负压，增加肺血流量。麻醉期间的正压通气会破坏这一平衡，但可以更好地控制氧合和分钟通气量，从而避免缺氧和高碳酸血症。

麻醉这类房坦循环患儿时，通气策略包括优化呼气末正压、最小化吸气峰压和吸气时间从而增加肺血流量。此外，必须避免吸入高浓度氧和过度通气，因为这将过度增加肺血流量并减少全身体循环输出量。氧饱和度最好维持在70%~80%。因为这类患儿不能很好地耐受脱水，应当尽可能缩短禁食时间并尽早静脉输液。多次手术留下的瘢痕、心房或心室过度膨胀、残余分流，以及对体循环血管阻力和肺血管阻力压力变化的敏感度增加，这些患者需要高度警惕以上因素在手术中可能引发的心律失常。

11.预防感染性心内膜炎

感染性心内膜炎（infective endocarditis，IE）是一种罕见但严重危及生命的感染。在美国，感染性心内膜炎的发病率估计为每年12.7/10万。大多数急性细菌性心内膜炎是由金黄色葡萄球菌引起的。患者表现为快速进展的高热、寒战、呼吸困难和败血症。对于感染性心内膜炎，如果不治疗或未被诊断是致命的。尽管目前在诊断、抗感染治疗和并发症管理方面取得了进展，但它仍导致了较高的发病率和死亡率。因此，预防感染性心内膜炎是非常必要的。过去，几乎所有的先天性心脏病患者都使用抗生素预防感染性心内膜炎。2007年，美国心脏协会（American Heart Association，AHA）修改并简化了有关抗生素预防感染性心内膜炎的建议。现在对于有某些潜在的心脏疾病和感染性心内膜炎高风险的特定手术患者，建议使用抗生素（表3-8）。这些是必须使用抗生素预防的先天性心脏疾病。

表3-8　与感染性心内膜炎不良结果相关的高风险心脏疾病列表

与感染性心内膜炎不良结果相关的高风险心脏疾病
• 修复心脏瓣膜用的是人工心脏瓣膜或人工材料
• 既往有感染性心内膜炎病史
• 未矫正的发绀型先天性心脏病，包括有姑息性心脏分流和导管的儿童
• 修复术后的前6个月，用人工材料和装置修复心脏缺损
• 修复后的先天性心脏病有残余分流，如人工补片或人工装置周围有持续渗漏或异常血流
建议针对感染性心内膜炎预防性使用抗生素的操作
• 有残余分流的先天性心脏病，涉及牙龈组织、牙齿根尖周区域的操作或口腔黏膜穿孔需要预防
• 呼吸道黏膜有创面或活检的呼吸道有创手术（扁桃腺切除术，腺样体切除术）
• 感染皮肤、皮肤组织或肌肉骨骼组织的操作
不建议针对感染性心内膜炎预防性使用抗生素的操作
• 泌尿生殖系统和胃肠道手术（食管超声、食管胃十二指肠镜）
• 无创面的呼吸道手术（如 DLB、气管镜等）
• 主动脉瓣狭窄、二尖瓣狭窄，有症状或无症状的 MVP
• 除非存在活动性感染，否则不能预防 IE

注：在这些先天性心脏病中，推荐或不推荐预防感染性心内膜炎的操作（2007年美国心脏协会感染性心内膜炎预防指南）。TEE：食管超声心动图；EGD：食管、胃、十二指肠镜检查；DLB：直喉镜检查；MVP：二尖瓣脱垂。

推荐的预防抗生素是阿莫西林。术前1小时，成年人口服2 g，儿童口服50 mg/kg。如果患儿需要静脉用药，可使用氨苄西林或头孢曲松。如果患者对青霉素或氨苄西林过敏，推荐选择口服抗生素头孢氨苄、克林霉素、阿奇霉素或克拉霉素。对于青霉素过敏的患儿，静脉注射抗生素可选择剂量相当的头孢唑林或克林霉素。

治疗感染性心内膜炎的肠外抗生素也应在牙科手术前30～60分钟给予单次剂量。如果在手术前未使用抗生素，可在手术后2小时内给药。如果患者已经长期接受抗生素治疗，那么也建议在牙科手术时使用抗生素预防感染性心内膜炎，谨慎的做法是选择不同类别的抗生素，而不是增加现有抗生素的剂量。

12.总结

本章的目的是为没有专门从事儿科心脏麻醉的麻醉医师提供关于先天性心脏病患儿基础、先进的知识及病理生理特征，这样他们可以有信心且安全地为这些患儿提供围手术期治疗。先天性心脏病患儿行非心脏手术的麻醉管理涉及多种复杂因素，掌握先天性心脏病患者循环生理的基本知识十分必要。

对于已完全矫正并代偿良好的简单或一般复杂先天性心脏病病变的患儿，标准的麻醉前评估就足够了。一般复杂先天性心脏病病变并失代偿的患儿在择期手术前必须先调整心功能状态。即使预后良好，先天性心脏病患儿行非心脏手术仍属于高风险类别。对于这些患儿的术后处理，应坚持将患儿送入复苏室或重症监护室，以确保任何意外事件在造成危害之前就被发现，如心律失常、心脏缺血、脱水、疼痛、呼吸抑制和其他并发症。所有先天性心脏病患儿在手术前都应结合心内科和心外科专科建议，特别是近期病情有变化的患儿。

针对先天性心脏病患儿合适的护理基于个人经验和管理信心。细致的计划和良好的生理、药理学基础将为手术的顺利完成提供帮助。无论哪种手术，麻醉医师必须确定医院配备了适当的后备方案和人员，以处理这些病例可能出现的所有潜在问题。如果这些患者不在专科机构接受治疗，应事先与其他专科医师沟通，并获得其他中心的支持。

六、发表同意书

不适用。

七、利益冲突

提交人声明没有财务或其他方面的利益冲突。

八、鸣谢

宣布没有。

参考文献

[1]　Liu L, Oza S, Hogan D, et al. Global, regional, and national causes of under-5 mortality in 2000-15: an updated systematic analysis with implications for the Sustainable Development Goals. Lancet 2016; 388(10063): 3027-35.
[http://dx.doi.org/10.1016/S0140-6736(16)31593-8] [PMID: 27839855]

[2]　World Health Organization. Neuroscience of psychoactive substance use and dependence. World Health Organization 2004.

[3]　Frawley G. Special considerations in the premature and ex-premature infant. Anaesth Intensive Care Med 2017; 18(2): 79-83.
[http://dx.doi.org/10.1016/j.mpaic.2016.11.001]

[4]　Kilpatrick SJ, Schlueter MA, Piecuch R, Leonard CH, Rogido M, Sola A. Outcome of infants born at 24-26 weeks' gestation: I. Survival and cost. Obstet Gynecol 1997; 90(5): 803-8.
[http://dx.doi.org/10.1016/S0029-7844(97)00483-3] [PMID: 9351768]

[5]　Glass HC, Costarino AT, Stayer SA, Brett CM, Cladis F, Davis PJ. Outcomes for extremely premature infants. Anesth Analg 2015; 120(6): 1337-51.
[http://dx.doi.org/10.1213/ANE.0000000000000705] [PMID: 25988638]

[6]　Habre W, Disma N, Virag K, et al. Incidence of severe critical events in paediatric anaesthesia (APRICOT): a prospective multicentre observational study in 261 hospitals in Europe. Lancet Respir Med 2017; 5(5): 412-25.
[http://dx.doi.org/10.1016/S2213-2600(17)30116-9] [PMID: 28363725]

[7]　Ehrenkranz RA, Walsh MC, Vohr BR, et al. Validation of the National Institutes of Health consensus definition of bronchopulmonary dysplasia. Pediatrics 2005; 116(6): 1353-60.
[http://dx.doi.org/10.1542/peds.2005-0249] [PMID: 16322158]

[8]　Mallory GB Jr, Chaney H, Mutich RL, Motoyama EK. Longitudinal changes in lung function during the first three years of premature infants with moderate to severe bronchopulmonary dysplasia. Pediatr Pulmonol 1991; 11(1): 8-14.
[http://dx.doi.org/10.1002/ppul.1950110103] [PMID: 1923670]

[9]　Brooks JG. Apnea of infancy and sudden infant death syndrome. Am J Dis Child 1982; 136(11): 1012-23.
[PMID: 6751068]

[10]　Welborn LG, Hannallah RS, Higgins T, Fink R, Luban N. Postoperative apnea in former preterm infants: does anemia increase the risk? Canadian journal of anesthesia. Journal canadien d'anesthesie 1990; 37: s90.

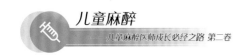
[11] Davidson AJ, Morton NS, Arnup SJ, *et al*. Apnea after Awake Regional and General Anesthesia in Infants: The General Anesthesia Compared to Spinal Anesthesia Study--Comparing Apnea and Neurodevelopmental Outcomes, a Randomized Controlled Trial. Anesthesiology 2015; 123(1): 38-54.
[http://dx.doi.org/10.1097/ALN.0000000000000709] [PMID: 26001033]

[12] Steward DJ. Preterm infants are more prone to complications following minor surgery than are term infants. Anesthesiology 1982; 56(4): 304-6.
[http://dx.doi.org/10.1097/00000542-198204000-00013] [PMID: 7065438]

[13] Kurth CD, Spitzer AR, Broennle AM, Downes JJ. Postoperative apnea in preterm infants. Anesthesiology 1987; 66(4): 483-8.
[http://dx.doi.org/10.1097/00000542-198704000-00006] [PMID: 3565813]

[14] Mikkola K, Ritari N, Tommiska V, *et al*. Neurodevelopmental outcome at 5 years of age of a national cohort of extremely low birth weight infants who were born in 1996-1997. Pediatrics 2005; 116(6): 1391-400.
[http://dx.doi.org/10.1542/peds.2005-0171] [PMID: 16322163]

[15] Squier MV. Acquired diseases of the nervous system. In Fetal and Neonatal Pathology. London: Springer 1993; pp. 571-93.
[http://dx.doi.org/10.1007/978-1-4471-3802-0_24]

[16] Papile LA, Burstein J, Burstein R, Koffler H. Incidence and evolution of subependymal and intraventricular hemorrhage: a study of infants with birth weights less than 1,500 gm. J Pediatr 1978; 92(4): 529-34.
[http://dx.doi.org/10.1016/S0022-3476(78)80282-0] [PMID: 305471]

[17] Tortorolo G, Luciano R, Papacci P, Tonelli T. Intraventricular hemorrhage: past, present and future, focusing on classification, pathogenesis and prevention. Childs Nerv Syst 1999; 15(11-12): 652-61.
[http://dx.doi.org/10.1007/s003810050454] [PMID: 10603006]

[18] Singhi P, Jagirdar S, Khandelwal N, Malhi P. Epilepsy in children with cerebral palsy. J Child Neurol 2003; 18(3): 174-9.
[http://dx.doi.org/10.1177/08830738030180030601] [PMID: 12731642]

[19] Tan A, Schulze AA, O'Donnell CP, Davis PG. Air versus oxygen for resuscitation of infants at birth. Cochrane Database of Systematic Reviews 2005; (2):

[20] Lermann VL, Fortes Filho JB, Procianoy RS. The prevalence of retinopathy of prematurity in very low birth weight newborn infants. J Pediatr (Rio J) 2006; 82(1): 27-32.
[http://dx.doi.org/10.2223/JPED.1433] [PMID: 16532144]

[21] Sapieha P, Joyal JS, Rivera JC, *et al*. Retinopathy of prematurity: understanding ischemic retinal vasculopathies at an extreme of life. J Clin Invest 2010; 120(9): 3022-32.
[http://dx.doi.org/10.1172/JCI42142] [PMID: 20811158]

[22] Guthrie SO, Gordon PV, Thomas V, Thorp JA, Peabody J, Clark RH. Necrotizing enterocolitis among neonates in the United States. J Perinatol 2003; 23(4): 278-85.
[http://dx.doi.org/10.1038/sj.jp.7210892] [PMID: 12774133]

[23] Berman L, Moss RL. Necrotizing enterocolitis: an update. Semin Fetal Neonatal Med 2011; 16(3): 145-50.
[http://dx.doi.org/10.1016/j.siny.2011.02.002] [PMID: 21514258]

[24] Maxwell L. Anesthetic management for newborns undergoing emergency surgery. Refresher Courses, American Society of Anesthesiologists. Philadelphia: Lippincott Williams and Wilkins 2007; pp. 107- 26.

[25] Hertzka RE, Gauntlett IS, Fisher DM, Spellman MJ. Fentanyl-induced ventilatory depression: effects of age. Anesthesiology 1989; 70(2): 213-8.
[http://dx.doi.org/10.1097/00000542-198902000-00006] [PMID: 2913858]

[26] Martin LD, Hoagland MA, Rhodes ET, *et al*. Perioperative Management of Pediatric Patients With Type 1 Diabetes Mellitus, Updated Recommendations for Anesthesiologists. Anesth Analg 2020; 130(4): 821-7.
[http://dx.doi.org/10.1213/ANE.0000000000004491] [PMID: 31688079]

[27] Pediatric Type 2 Diabetes Mellitus. https://pubmed.ncbi.nlm.nih.gov/28613700/2020.

[28] Jefferies C, Rhodes E, Rachmiel M, *et al*. ISPAD Clinical Practice Consensus Guidelines 2018: Management of children and adolescents with diabetes requiring surgery. Pediatr Diabetes 2018; 19(27) (Suppl. 27): 227-36.
[http://dx.doi.org/10.1111/pedi.12733] [PMID: 30039617]

[29] Branco RG, Chavan A, Tasker RC. Pilot evaluation of continuous subcutaneous glucose monitoring in children with

multiple organ dysfunction syndrome. Pediatr Crit Care Med 2010; 11(3): 415-9. [PMID: 19924024]

[30] Facchinetti A, Del Favero S, Sparacino G, Cobelli C. Modeling transient disconnections and compression artifacts of continuous glucose sensors. Diabetes Technol Ther 2016; 18(4): 264-72.
[http://dx.doi.org/10.1089/dia.2015.0250] [PMID: 26882463]

[31] Rhodes ET, Gong C, Edge JA, Wolfsdorf JI, Hanas R. ISPAD Clinical Practice Consensus Guidelines 2014. Management of children and adolescents with diabetes requiring surgery. Pediatr Diabetes 2014; 15(20) (Suppl. 20): 224-31.
[http://dx.doi.org/10.1111/pedi.12172] [PMID: 25182316]

[32] Rhodes ET, Ferrari LR, Wolfsdorf JI. Perioperative management of pediatric surgical patients with diabetes mellitus. Anesth Analg 2005; 101(4): 986-99.
[http://dx.doi.org/10.1213/01.ane.0000167726.87731.af] [PMID: 16192507]

[33] de Onis M, Blössner M, Borghi E. Global prevalence and trends of overweight and obesity among preschool children. Am J Clin Nutr 2010; 92(5): 1257-64.
[http://dx.doi.org/10.3945/ajcn.2010.29786] [PMID: 20861173]

[34] Chidambaran V, Tewari A, Mahmoud M. Anesthetic and pharmacologic considerations in perioperative care of obese children. J Clin Anesth 2018; 45: 39-50. [http://dx.doi.org/10.1016/j.jclinane.2017.12.016] [PMID: 29275265]

[35] Lerman J, Becke K. Perioperative considerations for airway management and drug dosing in obese children. Curr Opin Anaesthesiol 2018; 31(3): 320-6.
[http://dx.doi.org/10.1097/ACO.0000000000000600] [PMID: 29697466]

[36] Samuels PJ, Sjoblom MD. Anesthetic considerations for pediatric obesity and adolescent bariatric surgery. Curr Opin Anaesthesiol 2016; 29(3): 327-36.
[http://dx.doi.org/10.1097/ACO.0000000000000330] [PMID: 27008066]

[37] Siegel RL, Miller KD, Jemal A. Cancer statistics. CA Cancer J Clin 2019; 69(1): 7-34.

[38] Siegel RL, Miller KD, Goding Sauer A, *et al.* Colorectal cancer statistics, 2020. CA Cancer J Clin 2020; 70(3): 145-64.
[http://dx.doi.org/10.3322/caac.21601] [PMID: 32133645]

[39] Ward E, DeSantis C, Robbins A, Kohler B, Jemal A. Childhood and adolescent cancer statistics, 2014. CA Cancer J Clin 2014; 64(2): 83-103.
[http://dx.doi.org/10.3322/caac.21219] [PMID: 24488779]

[40] Zwaan CM, Kolb EA, Reinhardt D, *et al.* Collaborative efforts driving progress in pediatric acute myeloid leukemia. J Clin Oncol 2015; 33(27): 2949-62.
[http://dx.doi.org/10.1200/JCO.2015.62.8289] [PMID: 26304895]

[41] Alexander TB, Wang L, Inaba H, *et al.* Decreased relapsed rate and treatment-related mortality contribute to improved outcomes for pediatric acute myeloid leukemia in successive clinical trials. Cancer 2017; 123(19): 3791-8.
[http://dx.doi.org/10.1002/cncr.30791] [PMID: 28556917]

[42] Steliarova-Foucher E, Stiller C, Lacour B, Kaatsch P. International classification of childhood cancer. Cancer 2005; 103(7): 1457-67.
[http://dx.doi.org/10.1002/cncr.20910] [PMID: 15712273]

[43] Zwaan CM, Reinhardt D, Hitzler J, Vyas P. Acute leukemias in children with Down syndrome. Hematol Oncol Clin North Am 2010; 24(1): 19-34.
[http://dx.doi.org/10.1016/j.hoc.2009.11.009] [PMID: 20113894]

[44] Moloney WC. Leukemia in survivors of atomic bombing. N Engl J Med 1955; 253(3): 88-90.
[http://dx.doi.org/10.1056/NEJM195507212530302] [PMID: 14394332]

[45] Allegretta GJ, Weisman SJ, Altman AJ. Oncologic emergencies I. Metabolic and space-occupying consequences of cancer and cancer treatment. Pediatr Clin North Am 1985; 32(3): 601-11.
[http://dx.doi.org/10.1016/S0031-3955(16)34826-X] [PMID: 4000746]

[46] Kamil D, Tepelmann J, Berg C, *et al.* Spectrum and outcome of prenatally diagnosed fetal tumors. Ultrasound Obstet Gynecol 2008; 31(3): 296-302.
[http://dx.doi.org/10.1002/uog.5260] [PMID: 18307207]

[47] Ostrom QT, Gittleman H, Truitt G, Boscia A, Kruchko C, Barnholtz-Sloan JS. CBTRUS statistical report: primary brain

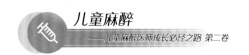

and other central nervous system tumors diagnosed in the United States in 2011–2015. Neuro-oncol 2018; 20(4) (Suppl. 4): iv1-iv86.
[http://dx.doi.org/10.1093/neuonc/noy131] [PMID: 30445539]

[48]   Rickert CH, Paulus W. Epidemiology of central nervous system tumors in childhood and adolescence based on the new WHO classification. Childs Nerv Syst 2001; 17(9): 503-11.
[http://dx.doi.org/10.1007/s003810100496] [PMID: 11585322]

[49]   Kliegman RM, Stanton BM, St Geme J, Schor N, Behman RE. Nelson textbook of Pediatrics (Expert Consult Premium Edition).

[50]   Sklar CA. Childhood brain tumors. J Pediatr Endocrinol Metab 2002; 15 (Suppl. 2): 669-73.
[http://dx.doi.org/10.1515/JPEM.2002.15.S2.669] [PMID: 12092679]

[51]   Sheehan WW, Rappaport H. Morphological criteria in the classification of the malignant lymphomas. Proc Natl Cancer Conf 1970; 6: 59-71.
[PMID: 4917735]

[52]   Said W, Chien K, Takeuchi S, et al. Kaposi's sarcoma-associated herpesvirus (KSHV or HHV8) in primary effusion lymphoma: ultrastructural demonstration of herpesvirus in lymphoma cells. Blood 1996; 87(12): 4937-43.
[http://dx.doi.org/10.1182/blood.V87.12.4937.bloodjournal87124937] [PMID: 8652805]

[53]   Wotherspoon AC, Ortiz-Hidalgo C, Falzon MR, Isaacson PG. Helicobacter pylori-associated gastritis and primary B-cell gastric lymphoma. Lancet 1991; 338(8776): 1175-6.
[http://dx.doi.org/10.1016/0140-6736(91)92035-Z] [PMID: 1682595]

[54]   Smedby KE, Baecklund E, Askling J. Malignant lymphomas in autoimmunity and inflammation: a review of risks, risk factors, and lymphoma characteristics. Cancer Epidemiol Biomarkers Prev 2006; 15(11): 2069-77.
[http://dx.doi.org/10.1158/1055-9965.EPI-06-0300] [PMID: 17119030]

[55]   Biggar RJ, Jaffe ES, Goedert JJ, Chaturvedi A, Pfeiffer R, Engels EA. Hodgkin lymphoma and immunodeficiency in persons with HIV/AIDS. Blood 2006; 108(12): 3786-91.
[http://dx.doi.org/10.1182/blood-2006-05-024109] [PMID: 16917006]

[56]   Allegretta GJ, Weisman SJ, Altman AJ. Oncologic emergencies I. Metabolic and space-occupying consequences of cancer and cancer treatment. Pediatr Clin North Am 1985; 32(3): 601-11. [http://dx.doi.org/10.1016/S0031-3955(16)34826-X] [PMID: 4000746]

[57]   Vassilakopoulos TP, Angelopoulou MK, Siakantaris MP, et al. Pure infradiaphragmatic Hodgkin's lymphoma. Clinical features, prognostic factor and comparison with supradiaphragmatic disease. Haematologica 2006; 91(1): 32-9.
[PMID: 16434368]

[58]   Northrip DR, Bohman BK, Tsueda K. Total airway occlusion and superior vena cava syndrome in a child with an anterior mediastinal tumor. Anesth Analg 1986; 65(10): 1079-82.
[http://dx.doi.org/10.1213/00000539-198610000-00019] [PMID: 3752559]

[59]   Keon TP. Death on induction of anesthesia for cervical node biopsy. Anesthesiology 1981; 55(4): 471- 2.
[http://dx.doi.org/10.1097/00000542-198110000-00028] [PMID: 7294388]

[60]   Azizkhan RG, Dudgeon DL, Buck JR, et al. Life-threatening airway obstruction as a complication to the management of mediastinal masses in children. J Pediatr Surg 1985; 20(6): 816-22.
[http://dx.doi.org/10.1016/S0022-3468(85)80049-X] [PMID: 4087108]

[61]   Shamberger RC. Preanesthetic evaluation of children with anterior mediastinal masses. Semin Pediatr Surg 1999; 8(2): 61-8.
[http://dx.doi.org/10.1016/S1055-8586(99)70020-X] [PMID: 10344302]

[62]   John RE, Narang VP. A boy with an anterior mediastinal mass. Anaesthesia 1988; 43(10): 864-6.
[http://dx.doi.org/10.1111/j.1365-2044.1988.tb05601.x] [PMID: 3264469]

[63]   Ferrari LR, Bedford RF. General anesthesia prior to treatment of anterior mediastinal masses in pediatric cancer patients. Anesthesiology 1990; 72(6): 991-5.
[http://dx.doi.org/10.1097/00000542-199006000-00008] [PMID: 2350036]

[64]   Michon J. Incidence of anemia in pediatric cancer patients in Europe: results of a large, international survey. Med Pediatr Oncol 2002; 39(4): 448-50.

[http://dx.doi.org/10.1002/mpo.10183] [PMID: 12203661]

[65]　Mystakidou K, Potamianou A, Tsilika E. Erythropoietic growth factors for children with cancer: a systematic review of the literature. Curr Med Res Opin 2007; 23(11): 2841-7.
[http://dx.doi.org/10.1185/030079907X242601] [PMID: 17910805]

[66]　Fasano R, Luban NL. Blood component therapy. Pediatr Clin North Am 2008; 55(2): 421-445, ix.
[http://dx.doi.org/10.1016/j.pcl.2008.01.006] [PMID: 18381094]

[67]　Margolin JF, Steuber CP. Principles and Practice of Pediatric Oncology (5th edn.). Lippincott Williams & Wilkins 2006; pp. 538-90.

[68]　Golub TR, Arceci RJ. Acute myelogenous leukemia Principles and Practice of Pediatric Oncology. 5th ed. Philadelphia, PA: Lippincott Williams & Wilkins 2006; p. 591.

[69]　Milano MT, Constine LS, Okunieff P. Normal tissue tolerance dose metrics for radiation therapy of major organs. Semin Radiat Oncol 2007; 17(2): 131-40.
[http://dx.doi.org/10.1016/j.semradonc.2006.11.009] [PMID: 17395043]

[70]　Yeh ET, Tong AT, Lenihan DJ, et al. Cardiovascular complications of cancer therapy: diagnosis, pathogenesis, and management. Circulation 2004; 109(25): 3122-31.
[http://dx.doi.org/10.1161/01.CIR.0000133187.74800.B9] [PMID: 15226229]

[71]　Sadurska E. Current views on anthracycline cardiotoxicity in childhood cancer survivors. Pediatr Cardiol 2015; 36(6): 1112-9.
[http://dx.doi.org/10.1007/s00246-015-1176-7] [PMID: 25939787]

[72]　Mertens AC, Yasui Y, Liu Y, et al. Pulmonary complications in survivors of childhood and adolescent cancer. A report from the Childhood Cancer Survivor Study. Cancer 2002; 95(11): 2431-41.
[http://dx.doi.org/10.1002/cncr.10978] [PMID: 12436452]

[73]　Abid SH, Malhotra V, Perry MC. Radiation-induced and chemotherapy-induced pulmonary injury. Curr Opin Oncol 2001; 13(4): 242-8.
[http://dx.doi.org/10.1097/00001622-200107000-00006] [PMID: 11429481]

[74]　Klein DS, Wilds PR. Pulmonary toxicity of antineoplastic agents: anaesthetic and postoperative implications. Can Anaesth Soc J 1983; 30(4): 399-405.
[http://dx.doi.org/10.1007/BF03007863] [PMID: 6347353]

[75]　Lee MH, Cheng KI, Jang RC, Hsu JH, Dai ZK, Wu JR. Tumour lysis syndrome developing during an operation. Anaesthesia 2007; 62(1): 85-7.
[http://dx.doi.org/10.1111/j.1365-2044.2006.04873.x] [PMID: 17156233]

[76]　Sood AR, Burry LD, Cheng DK. Clarifying the role of rasburicase in tumor lysis syndrome. Pharmacotherapy 2007; 27(1): 111-21.
[http://dx.doi.org/10.1592/phco.27.1.111] [PMID: 17192165]

[77]　Reller MD, Strickland MJ, Riehle-Colarusso T, Mahle WT, Correa A. Prevalence of congenital heart defects in metropolitan Atlanta, 1998-2005. J Pediatr 2008; 153(6): 807-13.
[http://dx.doi.org/10.1016/j.jpeds.2008.05.059] [PMID: 18657826]

[78]　White MC. Approach to managing children with heart disease for noncardiac surgery. Paediatr Anaesth 2011; 21(5): 522-9.
[http://dx.doi.org/10.1111/j.1460-9592.2010.03416.x] [PMID: 20880154]

[79]　Baum VC, Barton DM, Gutgesell HP. Influence of congenital heart disease on mortality after noncardiac surgery in hospitalized children. Pediatrics 2000; 105(2): 332-5.
[http://dx.doi.org/10.1542/peds.105.2.332] [PMID: 10654951]

[80]　Ramamoorthy C, Haberkern CM, Bhananker SM, et al. Anesthesia-related cardiac arrest in children with heart disease: data from the Pediatric Perioperative Cardiac Arrest (POCA) registry. Anesth Analg 2010; 110(5): 1376-82.
[http://dx.doi.org/10.1213/ANE.0b013e3181c9f927] [PMID: 20103543]

[81]　Thiene G, Frescura C. Anatomical and pathophysiological classification of congenital heart disease. Cardiovasc Pathol 2010; 19(5): 259-74.
[http://dx.doi.org/10.1016/j.carpath.2010.02.006] [PMID: 20466566]

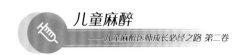
[82] Colson P, Ryckwaert F, Coriat P. Renin angiotensin system antagonists and anesthesia. Anesth Analg 1999; 89(5): 1143-55.
[http://dx.doi.org/10.1213/00000539-199911000-00012] [PMID: 10553825]

[83] Levine MF, Hartley EJ, Macpherson BA, Burrows FA, Lerman J. Oral midazolam premedication for children with congenital cyanotic heart disease undergoing cardiac surgery: a comparative study. Can J Anaesth 1993; 40(10): 934-8.
[http://dx.doi.org/10.1007/BF03010095] [PMID: 8222032]

[84] Eger EI. Effect of ventilation/perfusion abnormalities.Anesthetic uptake and action. Baltimore: Williams & Wilkins 1974; pp. 146-70.

[85] Minette MS, Sahn DJ. Ventricular septal defects. Circulation 2006; 114(20): 2190-7.
[http://dx.doi.org/10.1161/CIRCULATIONAHA.106.618124] [PMID: 17101870]

[86] Bope ET, Kellerman RD, Rakel RE. Conn's Current Therapy 2011: Expert Consult. Elsevier Health Sciences 2010.

[87] Carmosino MJ, Friesen RH, Doran A, Ivy DD. Perioperative complications in children with pulmonary hypertension undergoing noncardiac surgery or cardiac catheterization. Anesth Analg 2007; 104(3): 521-7.
[http://dx.doi.org/10.1213/01.ane.0000255732.16057.1c] [PMID: 17312201]

[88] Walsh-Sukys MC, Tyson JE, Wright LL, et al. Persistent pulmonary hypertension of the newborn in the era before nitric oxide: practice variation and outcomes. Pediatrics 2000; 105(1 Pt 1): 14-20.
[http://dx.doi.org/10.1542/peds.105.1.14] [PMID: 10617698]

[89] Leyvi G, Wasnick JD. Single-ventricle patient: pathophysiology and anesthetic management. J Cardiothorac Vasc Anesth 2010; 24(1): 121-30.
[http://dx.doi.org/10.1053/j.jvca.2009.07.018] [PMID: 19864163]

[90] Freedom RM, Nykanen D, Benson LN. The physiology of the bidirectional cavopulmonary connection. Ann Thorac Surg 1998; 66(2): 664-7.
[http://dx.doi.org/10.1016/S0003-4975(98)00618-3] [PMID: 9725449]

[91] Bor DH, Woolhandler S, Nardin R, Brusch J, Himmelstein DU. Infective endocarditis in the U.S., 1998-2009: a nationwide study. PLoS One 2013; 8(3): e60033.
[http://dx.doi.org/10.1371/journal.pone.0060033] [PMID: 23527296]

[92] Nishimura RA, Otto CM, Bonow RO, et al. 2017 AHA/ACC focused update of the 2014 AHA/ACC guideline for the management of patients with valvular heart disease: a report of the American College of Cardiology/American Heart Association Task Force on Clinical Practice Guidelines. J Am Coll Cardiol 2017; 70(2): 252-89.
[http://dx.doi.org/10.1016/j.jacc.2017.03.011] [PMID: 28315732]

[93] Thornhill MH, Dayer MJ, Forde JM, et al. Impact of the NICE guideline recommending cessation of antibiotic prophylaxis for prevention of infective endocarditis: before and after study. BMJ 2011; 342: d2392.
[http://dx.doi.org/10.1136/bmj.d2392] [PMID: 21540258]

[94] Wilson W, Taubert KA, Gewitz M, et al. Prevention of infective endocarditis: guidelines from the American heart association: a guideline from the American heart association rheumatic fever, endocarditis, and Kawasaki disease committee, council on cardiovascular disease in the young, and the council on clinical cardiology, council on cardiovascular surgery and anesthesia, and the quality of care and outcomes research interdisciplinary working group. Circulation 2007; 116(15): 1736-54.
[http://dx.doi.org/10.1161/CIRCULATIONAHA.106.183095] [PMID: 17446442]

[95] Walker A, Stokes M, Moriarty A. Anesthesia for major general surgery in neonates with complex cardiac defects. Paediatr Anaesth 2009; 19(2): 119-25.
[http://dx.doi.org/10.1111/j.1460-9592.2008.02801.x] [PMID: 19207897]

第四章
危重儿科患者的麻醉注意事项

Vincent Lau, D.O.[1], Levi Mulladzhanov, M.D.[1], Srikant Pate, D.O.[1], Irwin Gratz, D.O.[1] and Bharathi Gourkanti, M.D.[1]

[1]Department of Anesthesiology, Cooper Medical School of Rowan University, Camden, New Jersey, USA

摘要：与成年人相比，危重病在儿科人群中相对少见，许多医院可能没有能力治疗这些罕见的疾病。通常麻醉医师对儿童危重病的常见病理学可能并不熟悉，这些危重儿科患者需要复杂的急救措施来稳定他们的病情。在所有医院和护理中心配备儿科培训人员极具挑战性。麻醉医师应该考虑到这些危重儿科患者特殊的围手术期需求，他们可能出现在手术室、急诊室或儿科重症监护室。我们在此提供了直接而实用的方法来管理这些危重儿科患者。

关键词：急性镰状细胞危象、急性呼吸窘迫综合征、心脏分流、脑水肿、先天性心脏病、危重症肌病、糖尿病酮症酸中毒、肠内喂养和营养、颅内高压、丙泊酚输注综合征、动脉导管未闭、呼吸窘迫气管切开术患者、败血症、感染性休克、癫痫发作、癫痫持续状态、镰状细胞病、哮喘持续状态。

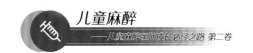

一、介绍

随着医学的不断进步，新生儿生存率和儿童先天性疾病患病率提高，对传统的麻醉医师来说，这类患者是极具挑战性且通常是不熟悉的。通常情况下，与成年患者相比，这些儿科患者在接受需要全身麻醉、镇静和镇痛的手术时，对麻醉药的临床反应存在着显著差异。

由于许多手术的刺激和侵入程度不同，这会影响麻醉技术的恰当选择。镇静技术非常依赖于制度，在美国，危重儿科患者最常用的镇静技术是咪达唑仑和芬太尼。尽管大多数现代麻醉技术简单、安全，但与"镇静不足""镇静过度"相关的不良事件仍然很常见，需要及时的诊断和治疗。医疗人员应该了解儿科人群特有的解剖和生理差异，包括先天性疾病，认识到这些差异并调整麻醉技术是避免潜在并发症的必要条件，并始终根据儿科患者的需要实施的手术，对气道、药物的选择和剂量，以及镇静水平进行个体化管理。

有研究表明，危重儿科患者镇静和镇痛不足的情况并不少见，这些儿科患者会出现睡眠障碍、谵妄风险增加和住院时间延长的情况，这些重要因素也会增加父母的焦虑，并可能给儿科患者带来不愉快的经历。不良的环境因素和镇痛不足对神经认知发展的影响尚不完全清楚，危重儿科患者长时间缺氧可能是导致认知功能长期受损最重要的原因之一。

二、感染性疾病

（一）儿童脓毒症

感染性疾病在儿童中很常见，过早发育的免疫系统使这些儿科患者处于易感危险之中。大多数儿童的感染都是轻微的，很快就会痊愈，通常不需要着重护理。对于生命体征平稳的儿科患者进行监测和观察后即可出院回家。在临床诊断和管理方面，儿童脓毒症的治疗不同于成年人。脓毒症在儿童中并不常见，每年每1000人中有0.56例，然而，相关的死亡率却很高。尽管脓毒症可以随时发生，但其发病率往往在2个月大时达到高峰。在冬季，儿童患者的感染呈季节性高峰。值得注意的是，男孩的发病率比女孩高约15%。据记载，美国每年治疗脓毒症的费用约为50亿美元。

（二）诊断

脓毒症被定义为全身炎症反应综合征（systemic inflammatory response syndrome，SIRS）合并疑似或明确的感染。儿童全身炎症反应综合征诊断标准与年龄相关，这与成年人全身炎症反应综合征诊断标准不同。在脓毒症中，复杂而广泛的免疫介导反应涉及大量的炎性细胞因子，导致全身血管舒张，这使得细胞组织灌注总体减少和终末器官功能障碍。全身炎症反应综合征诊断标准包括：核心体温>38.5 ℃或<36 ℃、心动过速、呼吸急促和白细胞计数异常或中性粒细胞>10%。符合以上4个标准中的2个，并且需要有体温或白细胞计数异常，即可诊断为儿童全身炎症反应综合征。

最常见的病原体是特定于某些年龄组的，新生儿脓毒症通常感染B组链球菌、大肠杆菌或单纯疱疹病毒。脓毒症的症状是非特异性的，儿童患者的病史获取困难可能会妨碍我们对脓毒症及时的诊断和治疗。因此，必须从孩子及其父母或看护人那里获得全面的病史，并进行彻底的体格检查。早期非特异性感染迹象包括经口进食减少、发热和脱水症状，如囟门凹陷。儿童患者比成年人更容易失代偿，最重要的是，脓毒症的早期识别和治疗已经被证明可以降低死亡率。

（三）休克的治疗

感染性休克定义为脓毒症伴低血压，尽管进行了充分的液体复苏，仍然需要使用血管加压药来维持平均动脉压＞65 mmHg或血清乳酸＞2 mmol/L。除全身血管扩张外，这些患者通常出现血管衰竭。与单独的脓毒症相比，感染性休克的死亡率明显升高。因此，必须快速识别休克并尽快开始液体复苏，即立即启动静脉内或紧急骨髓腔内通路。

液体复苏应以10～20 ml/kg的等渗晶体液或胶体液开始输注，并且应尽快开始经验性广谱抗生素治疗基础疾病，因为已经证明延迟治疗会增加死亡率。一旦确定了病原体和药敏性，就应缩小抗生素的覆盖范围。如果休克没有得到液体的充分治疗并且低血压持续存在，则应使用血管活性药物。

冷休克的特点是四肢湿冷、脉搏细弱和脉压减小，应以5 μg/（kg·min）的速度静脉输注多巴胺，并根据需要滴定至10 μg/（kg·min）。如果休克持续存在，则考虑以0.05～0.3 μg/（kg·min）的速度静脉输注肾上腺素，最大剂量为1 μg/（kg·min）。这种冷休克的表现更常见于儿科，伴有全身血管阻力增加和心排血量降低，心排血量低于平均水平的儿科患者通常死亡率较高。

暖休克的特点是四肢温暖、脉搏增强和脉压增大，应静脉注射去甲肾上腺素治疗。这种暖休克的表现在成年人中更常见，全身血管阻力降低但心排血量增加。

尽管进行了充分的液体复苏和使用血管升压药，对于患有难治性感染性休克的儿童患者，应考虑进行体外膜肺氧合或转移到三级医疗中心。

特殊儿科人群常见病原体如下。

- 中性粒细胞减少患者：革兰阴性杆菌和念珠菌。
- 新生儿：李斯特菌和单纯疱疹病毒，B组链球菌。
- 医院慢性病儿科患者：耐甲氧西林金黄色葡萄球菌和耐万古霉素肠球菌。

（四）经验性广谱抗菌治疗

以下是经验性广谱抗菌疗法。

- 社区获得性脓毒症：头孢曲松等第三代头孢菌素。
- 耐甲氧西林金黄色葡萄球菌阳性患者：万古霉素。
- 头孢曲松耐药革兰阴性杆菌：添加氨基糖苷类或碳青霉烯替代物，抗假单胞菌第三代或更高代头孢菌素、广谱碳青霉烯类或广谱青霉素/β-内酰胺酶抑制剂组合。
- 新生儿：用于李斯特菌的氨苄西林和用于单纯疱疹病毒的阿昔洛韦。
- 腹腔内胃肠道病原体：广谱青霉素/β-内酰胺酶抑制剂联合碳青霉烯类，或加用克林霉素或者甲硝唑。
- 当地流感季节的流感样疾病：经验性抗病毒治疗。
- 中毒性休克综合征或坏死性筋膜炎：克林霉素或林可霉素。

确定病原体后，应修改经验性抗菌药物，并应每48小时重复送检实验室培养和药敏性。

（五）有创通气

对于接受充分的液体和血管活性药物治疗且无呼吸衰竭迹象的难治性感染性休克儿科患者，没有明确的指南推荐插管。没有呼吸衰竭临床症状的患者有可能会迅速发展为急性呼吸窘迫综合征，紧急插管可能对患者有害。

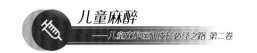

（六）气管插管和全身镇静的麻醉注意事项

由于这些患者已经存在血流动力学不稳定，麻醉诱导和插管需要仔细选择麻醉药物。目前的指南并没有推荐特定的诱导药物，但建议不要使用依托咪酯和右美托咪定。由于依托咪酯诱导与肾上腺功能不全有关，其抑制11-β-羟化酶，从而降低皮质醇的合成。右美托咪定常用于镇静，但可能会损害交感神经系统，从而导致感染性休克，使儿童的预后更差；然而，它可能有助于使功能失调的血管舒缩功能亢进正常化。丙泊酚和巴比妥类药物可降低全身血管阻力并加重低血压。已证明芬太尼在该人群中具有血流动力学稳定的镇静作用。氯胺酮是一个合理的选择。儿童患者适合用阿托品进行预处理，以抵消插管期间潜在的心动过缓。儿童脓毒症患者的麻醉由于可能会出现血流动力学的不稳定，因此极具挑战性。

（七）目标导向疗法

脓毒症治疗的最终目标是保证足够的组织灌注，这可以通过以下数据进行监测：
- 尿量＞1 mL/（kg·h）。
- 血压正常。
- 血清乳酸＜2 mmol/L。
- $ScvO_2$＞70%。
- 精神状态正常。

（八）围手术期注意事项

脓毒症儿科患者的死亡率很高，额外的手术创伤会给他们已经不稳定的血流动力学增加负担。因此，强烈建议不要进行择期手术，只应进行紧急手术，这些患者可能必须紧急转移到手术室进行控制感染源的外科手术。静脉注射和挥发性全身麻醉药都会抑制心肌功能从而进一步恶化休克状态，但目前还没有哪种麻醉药与改善生存预后相关。依托咪酯似乎与成年人的肾上腺抑制和死亡率增加有关，虽然没有在儿科人群中进行广泛研究，但成年人和儿科人群之间的肾上腺抑制水平可能相似，应该避免使用。出于这个原因，美国儿科协会明确建议在儿童脓毒症患者气管插管期间避免使用依托咪酯。

脓毒症患者的最低肺泡有效浓度似乎是降低的。利用儿童脑电双频指数监测或脑电图持续评估麻醉深度，可能有助于降低麻醉药过量的发生率。危重症肌病或神经病变是一种少见的骨骼肌、呼吸肌无力状态，可能是由于长时间不动、卧床休息、机械通气所致，其病理生理学原因可能是肌肉的萎缩和退化。尽管数据不充分，但神经肌肉阻滞剂与成年人重症多发性神经病变之间存在某种关联。因此，脓毒症患者应避免或谨慎使用神经肌肉阻滞剂。理想情况下，患者在手术前应该有一个最佳的液体状态。最后，侵入性外科手术可能会释放更多的促炎介质或细菌毒素，从而进一步加剧感染性休克。

三、内分泌疾病

（一）1型糖尿病

在美国，大约每300名儿童中就有1名患有1型糖尿病，其中许多人最终可能需要接受麻醉。从术前禁食到术后控制，需要在整个围手术期对血糖的控制水平密切监测，这可能需要多学科方法，包括咨询患者的内分泌专家。围手术期高血糖与术后并发症有关，例如伤口愈合延迟、手术部位感染、电解质紊乱等并发症。围手术期低血糖也是有危害的，因为它可能导致代谢功能障碍，可引起癫痫发作。由于患者在手术前数小时处于禁食状态，这会增加低血糖发生的风险。在全身麻醉下，低血糖可能难以发现，因此仔细监测至关重要。血糖控制的平衡仍然具有挑战性，因为这些糖尿病患者具有内在的胰岛素敏感性和不同的血糖管理方案，而首次管理他们的麻醉师并不熟悉这些。

（二）糖尿病酮症酸中毒

糖尿病酮症酸中毒（diabetic ketoacidosis，DKA）被定义为一种相对或绝对胰岛素缺乏的状态，导致细胞对葡萄糖的摄取减少和生酮状态，最终酮体积累，导致阴离子间隙代谢性酸中毒，这些患者由高血糖所致的渗透性利尿而脱水。糖尿病酮症酸中毒的危险因素包括药物、饮食不规律、感染、炎症、怀孕和创伤。许多从未被诊断出患有1型糖尿病的儿童患者最初可能表现为糖尿病酮症酸中毒迹象。

（三）诊断

儿科患者糖尿病酮症酸中毒的诊断与成年人相似，需要对高血糖、低pH和酮底物进行生化测量。
诊断标准：血清葡萄糖＞200 mmol/L；动脉pH＜7.3，HCO_3^-＜15 mmol/L；尿液或血清中存在酮体。

患者还可能有多尿、多饮和呕吐的临床症状，更严重的临床症状，如精神状态改变、意识模糊、昏迷或Kussmaul呼吸，这时麻醉者应该考虑插管。糖尿病酮症酸中毒的严重程度分为轻度、中度和重度，如表4-1所示。无论严重程度如何，由于糖尿病酮症酸中毒可能会复发，因此在儿科重症监护室均应对所有患者进行一段时间的密切监测。

表4-1 糖尿病酮症酸中毒严重程度的分级

等级	pH	HCO_3^-（mmol/L）
轻度	7.2 ~ 7.29	10 ~ 14
中度	7.1 ~ 7.19	5 ~ 9
重度	＜ 7.1	＜ 5

（四）管理

儿童糖尿病酮症酸中毒的处理与成年人类似，然而儿童患者更容易出现脑水肿，治疗可能会加剧这种情况。应以0.1 U/（kg·h）的速率开始静脉输注常规胰岛素，至少每一小时一次的即时血糖检测，当糖尿病酮症酸中毒控制后，可以将静脉输注常规胰岛素转换为皮下胰岛素。同时应给予输注等渗液以解决48小时内液体的维持量和缺乏量。择期手术应推迟到糖尿病酮症酸中毒控制后。当血清葡萄糖降至250 ~ 300 mg/dL时，应输注适当葡萄糖液体。一旦患者能够耐受经口摄入，就可以停止静脉输液。糖尿病酮症酸中毒患者通常会出现电解质异常，应该密切监测。需要特别注意的是，血清钾最初可能会升高，但应谨慎补充，因为总体钾实际上是下降的。

- 应以10 ~ 15 mEq/h的速率给予钾，以达到4 ~ 5 mEq/L的目标。
- 当K^+＜5 mEq/L时，即可以开始补钾。
- 磷酸盐应补充至1 ~ 2 mg/dL。
- 镁应补充到2 mEq/L。
- 一旦患者血流动力学稳定，并能耐受皮下胰岛素给药，他们就可以转移到普通儿科病房。

（五）丙泊酚输注综合征

丙泊酚安全性高、易于滴定、作用时间短，是手术室和儿科重症监护室常用的麻醉药物。然而，丙泊酚也与代谢性酸中毒、心肌梗死、横纹肌溶解、肝大、血脂升高甚至死亡有关。第一例与丙泊酚输注综合征相关的病例在丹麦被报道，随即丹麦医学委员会发出了丙泊酚慎用于儿童的警告。该特殊病例报道了一名3岁女孩，出现了心力衰竭、高阴离子间隙代谢性酸中毒、低血压，最终发生多器官衰竭。丙泊酚输注综合征（propofol infusion syndrome，PRIS）这一术语于1998年被定义，当时在儿科重症监护室中发现了相关的死亡病例，这些患者因呼吸道感染需要机械通气，长期输注丙泊酚后出现心力衰竭。

丙泊酚输注综合征具有多因素的病理生理，该综合征发生的危险因素包括长时间的高应激状态，例如创伤、感染、癫痫发作、肾上腺功能不全、饥饿、儿茶酚胺耗竭、使用血管升压药、使用糖皮质激素和营养不良。丙泊酚输注综合征被认为是继发于能量需求和利用之间的不平衡状态，线粒体氧化磷酸化受损导致游离脂肪酸利用率下降，最终导致代谢受损，表现为乳酸酸中毒和心肌细胞坏死。此外，丙泊酚拮抗β-肾上腺素能受体与钙通道的结合，从而进一步抑制心脏功能。尽管对诊断存在争议，但一些文献表明，长时间输注大剂量丙泊酚可能会增加丙泊酚输注综合征的风险，该综合征的主要特征是心肌细胞功能障碍导致的心力衰竭。丙泊酚在脂质中乳化，脂肪酸可能具有诱发心律失常特性，细胞脂肪酸氧化受损可能使骨骼肌和心肌分解，从而导致横纹肌溶解。有人认为，能量产生和消耗之间的不平衡会导致线粒体功能障碍并最终导致横纹肌溶解，从而造成急性肾衰竭和高钾血症。有组织学证据表明，丙泊酚输注综合征患者的心肌细胞会发生细胞破坏并最终坏死，遗传因素也可能在丙泊酚输注综合征发病中发挥作用。丙泊酚输注综合征的临床表现如表4-2所示。

表4-2 丙泊酚输注综合征的临床表现

心脏表现：心律失常、心动过缓、低血压、心电图 $V_1 \sim V_3$ ST段抬高
代谢表现：代谢性酸中毒、乳酸酸中毒、高甘油三酯血症、肝大
肾脏表现：少尿、肌红蛋白尿、急性肾衰竭
骨骼肌表现：横纹肌溶解、肌酐磷酸激酶升高
肝脏表现：肝酶升高、肝大、脂肪变性

（六）管理

诊断丙泊酚输注综合征需要高度怀疑，并且排除其他病理原因，甘油三酯、肌酸激酶、肌酐、肌红蛋白等生物标志物的升高或乳酸酸中毒的存在应引起医疗人员的注意。这种综合征的心脏表现包括非典型右束支传导阻滞与Brugada综合征相似，也可以观察到其他非特异性心律失常，例如心房颤动、室性期前收缩和窦性心动过缓，甚至心脏停搏。然而，丙泊酚输注综合征的发生不仅仅是单一的临床特征，80%儿童人群最常见的特征是代谢性酸中毒伴心电图改变，其他的特征还包括高血脂、发烧和肝大。有报道指出，尽管只输注了短时间的丙泊酚，但健康患者的甘油三酯升高，没有其他不良反应。医疗人员应将实验室异常值与临床表现相关联，以确保及时诊断。

初始治疗没有既定的治疗指南，需要立即停用丙泊酚，并改用替代药物进行镇静。除支持治疗外，没有治疗丙泊酚输注综合征的特定疗法。有文献证明了经静脉或经皮起搏成功治疗了择期难治性心动过缓儿科患者。严重的情况下，可以考虑体外膜氧合或体外膜肺氧合作为最后的手段，然而，其疗效仅在少数患者中得到了证实。血液透析或血液滤过可通过清除脂肪酸代谢物有效治疗丙泊酚输注综合征。由于饥饿可能是丙泊酚输注综合征发展的危险因素，因此提供足够的营养和最低的脂质含量可能会是有益的。

丙泊酚是成年人和儿科手术室和重症监护室常用的麻醉药，良好的安全性和药代动力学特性使其广泛用于麻醉和镇静。然而，与使用相关的罕见不良反应不应忽视，应谨慎使用，尤其是危重儿科患者。如果选择丙泊酚作为麻醉药或镇静药，理想情况下应在短时间内以低剂量使用，以最大限度地降低发生丙泊酚输注综合征的风险，推荐剂量不超过5 mg/（kg·h）或67 μg/（kg·min），持续时间不超48小时。设置最大输液速度是有意义的，但可能会出现一种错误的安全感，因此应始终将输液设置为尽可能低的速度，并建议使用多模式镇静。

四、神经系统疾病

（一）脑水肿

糖尿病酮症酸中毒儿科患者发病和死亡主要是由脑水肿引起的，这可能导致严重的神经系统后遗症，症状可能在治疗开始之前或之后出现。这种脑水肿的机制尚不完全清楚，但很可能是由颅内腔室的渗透压快速变化所致的体液转移，与静脉输液速度没有明确的联系。其危险因素包括使用碳酸氢钠、高血清尿素氮、血清钠升高速度减慢（或持续性的低钠血症）、低血清碳酸氢钠、年龄小和初次诊断的糖尿病患者。

症状包括突然和严重的头痛、精神状态的急性变化、严重的心动过缓和血流动力学的急性不稳定。治疗包括静脉注射0.25～1.0 g/kg甘露醇或3%高渗盐水。如果插管，为防止更糟的结果，应避免过度换气。头颅CT扫描有助于脑水肿的诊断，但不应优先于稳定患者病情，也不应耽误开始治疗。甘露醇的早期干预似乎可以改善生存预后。

（二）癫痫持续状态

癫痫持续状态（status epilepticus，SE）是儿童最常见的神经系统急症之一，发病率为每年（3～42）/10万。癫痫持续状态通常被定义为癫痫发作持续30分钟或更长时间，在这期间意识状态不能恢复至基线。国际抗癫痫联盟（International League Against Epilepsy，ILAE）对癫痫持续状态有一个新的定义，将癫痫持续状态定义为"由终止癫痫的机制失灵或有了新的致病机制导致异常久（t_1时间后）的痫性发作。癫痫持续状态可能有长期后果（t_2时间后），包括神经元死亡、神经元损伤和神经网络的改变。"全身性的癫痫持续状态具有强直阵挛发作的特征，仅发生在约12%的患者中。各种研究表明，延迟治疗会导致癫痫持续状态延长，持续时间超过1小时。因此，及时诊断和治疗对于终止癫痫发作至关重要。癫痫发作的原因包括代谢异常、药物性、创伤性、感染性、肿瘤性、缺血性或特发性。儿科患者应谨防低血糖，并及时治疗。

（三）治疗

尽管早期药物治疗对于终止癫痫发作很重要，但对麻醉医师或重症监护医师来说，应该优先考虑气道、呼吸和循环的管理。癫痫持续状态的儿童应密切监测其氧合和通气情况，在更严重的情况下，由于存在误吸风险可能需要气管内插管以保护气道。苯二氮䓬类或巴比妥类等许多抗癫痫药物（antiepileptic drugs，AED）也是有效的呼吸抑制剂，因此可能会导致呼吸暂停。癫痫持续状态发作时应及时获取静脉或骨髓腔内注射通路，并监测心电图、指尖血糖和血清电解质。初始药物治疗应从苯二氮䓬类药物开始，通常为咪达唑仑或劳拉西泮。如果癫痫发作没有停止，则考虑静脉注射苯妥英钠、丙戊酸钠或苯巴比妥。难治性癫痫持续状态定义为对一线和二线治疗耐受的持续性癫痫发作。在这些情况下，应考虑使用麻醉药（如咪达唑仑或硫喷妥钠）进行全身麻醉，同时使用抗癫痫药物和监测脑电图。

（四）围手术期癫痫管理

由于神经系统发育不成熟，儿科患者尤其是新生儿，癫痫发作阈值降低。因此，对癫痫患者来说，确定抗癫痫药物方案处于治疗水平且在临床上有效至关重要。癫痫儿科患者的护理应与儿科患者的神经内科医师协调，在手术前测量肝功能和血细胞计数以评估药物不良反应。作为P450抑制剂的丙戊酸钠和

P450诱导剂的苯妥英钠或苯巴比妥联用可能会发生药物相互作用。儿童患者机械通气应维持正常碳酸血症，因为过度换气会诱发癫痫发作。应使用外周神经刺激器监测神经肌肉阻滞剂，因为长期使用苯妥英钠、卡马西平或苯巴比妥等抗癫痫药物会通过加快肝脏代谢从而增加非去极化神经肌肉阻滞剂的剂量需求。这些药物也有可能减少突触前膜乙酰胆碱的释放。应避免使用阿曲库铵，因为其代谢物N-甲基四氢罂粟碱可引起兴奋性神经活动并增加癫痫发作的风险。体温过高也会导致癫痫发作，因此应仔细监测温度。表4-3总结了常见麻醉药的抗惊厥和促惊厥作用。

表4-3　癫痫患者的麻醉药注意事项

氧化亚氮	抗惊厥，大剂量时脑电抑制
吸入性麻醉药（七氟醚、异氟醚、地氟醚）	抗惊厥，大剂量时脑电抑制。异氟醚：在＞2 MAC 时，大脑皮质电活动表失
阿片类药物（芬太尼、阿芬太尼和瑞芬太尼）	临床剂量时效果最弱
利多卡因	小剂量抗惊厥，大剂量促惊厥
丙泊酚	抗惊厥，大剂量时突发抑制
巴比妥类（硫喷妥钠、美索比妥）	抗惊厥
氯胺酮	促惊厥
苯二氮草类（咪达唑仑）	抗惊厥
依托咪酯	小剂量抗惊厥，大剂量突发抑制

五、血液系统疾病

（一）镰状细胞性贫血症

镰状细胞性贫血（sickle cell anemia，SCA）是一种常染色体隐性遗传病，是全球最重要的遗传性血红蛋白病。全世界有超过3000万人患有镰状细胞病，这是一种常染色体隐性遗传疾病。镰状细胞病是一种复杂的多器官系统疾病，该病表现差异很大，包括血管梗死危象、脾隔离症、急性胸部综合征（acute chest syndrome，ACS）和缺血性脑血管意外（cerebralvascular accident，CVA）。这些血管梗死危象往往是最令人担心的，因为它们会导致显著的死亡率和发病率。在分子水平上，β-珠蛋白亚基的第六个残基上出现异常的单个氨基酸取代（谷氨酸被缬氨酸所取代）产生特征性血红蛋白S，导致用于血液中氧运输的血红蛋白分子的结构异常。当血红蛋白四聚体形成聚合物时，这些异常的血红蛋白分子会增加患者发生溶血性贫血和红细胞"镰状"的风险。镰状细胞危象的常见诱因包括低氧血症、酸中毒、细胞内脱水和血流淤滞。镰状细胞病的各器官系统临床表现如表4-4所示。

表4-4　镰状细胞病的各器官系统临床表现

神经系统	脑卒中、视网膜病变、疼痛危机、视网膜病变
肺与心血管系统	急性胸部综合征、限制性肺疾病、充血性心力衰竭、心脏肥大
胃肠系统	胆石症、肝隔离危象
肾和泌尿系统	阴茎异常勃起、尿路感染、夜尿症、慢性肾病
血液系统	溶血性贫血、再生障碍性贫血、脾隔离症
骨骼肌	骨坏死、指关节炎、骨髓炎、溃疡
免疫系统	同种免疫、免疫受损

（二）术前注意事项

镰状细胞病应与患者的血液科医师和外科医师协调管理，为手术做准备。有急性镰状细胞危象、急性胸部综合征、缺血性脑血管意外或有感染症状的患者通常应推迟手术。由于这些患者在术前几个小时都处于禁食状态，因此应立即开始充分补液，以降低危象的发生风险。

预先输血仍然存在争议，大多数指南和医疗人员以血红蛋白 10 mg/dL 为输血目标。然而，目前尚无任何研究将此类患者与未接受任何输血的患者进行比较。在某些接受低风险手术的低风险患者中，一些医疗人员选择不输血。输血过度，血红蛋白超过11 mg/dL会增加血液黏度，促使镰状细胞病发作并诱发危象。

（三）术中注意事项

虽然目前没有哪种麻醉技术被证明对镰状细胞病患者更有益，但值得记住的一点是，氧合、通气和温度控制对于防止患者发生镰状细胞危象至关重要。止血带的使用也存在争议，因为它可能诱发急性镰状细胞危象。术中应避免严重的低体温、酸中毒、低氧血症、高碳酸血症和未控制的疼痛，这可以最大限度地降低发生血管闭塞事件的风险。

（四）术后注意事项

血管闭塞危象通常出现在术后，为避免在麻醉苏醒室中出现急症，应仔细监测和及时治疗体温过低、通气不足和未受控制的疼痛。术后为患者提供适当的镇痛，鼓励其进行激励性肺活量训练是必不可少的，同时还应提供氧气和肠外补液。值得注意的是，患有脑卒中的镰状细胞病患者进一步发生脑血管意外的风险增加。

六、先天性心脏病

儿科人群中的心血管疾病涉及生理学的各种状态，这对麻醉管理产生了明显的影响，包括增加了术中死亡的风险。评估杂音的存在和性质也很重要，一般来说，如果儿童有良好的运动耐力，成长良好且无发绀，那么杂音不会对麻醉产生不利影响。

考虑到儿童现存的主要心血管问题是很重要的，即先天性心脏病。先天性心脏病可细分为对正常生理的影响，即右向左分流（发绀型分流）、左向右分流、混合性病变和梗阻性病变。这些病理现象可以单独发生，而更常见的是与各种综合征相关。我们必须要了解分流的基本生理学，以免潜在的围手术期循环问题。每种分流的一些常见病如下。

- 右向左分流：法洛四联症、肺动脉闭锁。
- 左向右分流：室间隔缺损、房间隔缺损、动脉导管未闭。
- 混合性病变：大血管移位、三尖瓣闭锁、静脉回流异常。
- 梗阻性病变：主动脉弓离断、严重主动脉/肺动脉狭窄、左心发育不良综合征、主动脉缩窄和二尖瓣狭窄。

如前所述，先天性心脏病通常不会单独发生，而是与多种因素关联，包括染色体异常，10%的先天性心脏病发生染色体异常，其余90%与多种异常因素相关，包括异常基因的相互作用或由外部因素所致，如母亲糖尿病、母亲酗酒、母亲使用锂等。据估计，大约有400个基因与先天性心脏病的发生有关。

左向右分流也被认为是非发绀型病变，之所以如此，是因为通常情况下该病变通过肺循环血流量增加，因此不存在会干扰氧合的通气血流比例不匹配。这些分流确实可能产生长期的后果，即随着肺血管床继续受肺血流量增加的影响，肺动脉高压进展，最终发展为右心室肥厚（right ventricular hypertrophy，RVH）从而导致右心衰竭。此外，这些患者有呼吸做功增加和心力衰竭的风险。这些病理过程是由肺循环血液过多所致，使肺顺应性降低，左心房压力升高——最终导致肺静脉充血和水肿，以及肺血管内径增加，进入大气道和小气道的气流减少。值得注意的是，这些病变纠正得越早，这种异常右侧生理学的长期后遗症持续的可能性就越小。

动脉导管未闭

动脉导管未闭（patent ductus arteriosus，PDA）是最常见的左向右分流型心脏病之一。动脉导管是连接肺动脉和主动脉的胎儿分流管道，使通过肺动脉进入肺部的血液绕过肺部进入体循环，从而基本上增加左心排血量。这是胎儿期间的有利分流，因为所有通过脐静脉返回胎儿的血液（最终流向下腔静脉并注入右心）已经被胎盘氧合。因此，任何流向胎儿肺部的血液基本上都是"浪费的"，因为它们不仅在胎儿期间不起作用，并且如前所述，流经肺动脉的肺内血液已经被氧合。

正常情况下，在出生后的头几天，随着肺内压力下降，肺通气和氧合增加，动脉导管会自动关闭。早产儿自发闭合的可能性较小，从而导致动脉导管未闭。动脉导管未闭使心脏右侧和左侧之间直接相通，从而导致血液分流。分流血液的量和方向分别取决于全身血管和肺血管之间的压力差，以及动脉导管未闭的大小（直径和长度）。

一般来说，动脉导管未闭患者在童年和青春期的大部分时间都是没有症状的。最常见的体格检查具有特征性，即在整个收缩期和舒张期沿胸骨上缘左侧的连续性杂音。在生理上，如果分流量较大，增加的血容量从体循环进入肺循环，肺血管阻力逐渐增加并演变为肺动脉高压，这导致右心室肥厚并最终出现右心衰竭。同样，患者也会出现左心室肥厚和充血性心力衰竭。其他潜在的并发症之一是艾森曼格综合征，这几乎是所有左向右分流病变的最终潜在并发症。这是由于上述肺血管阻力的增加超过体循环血管阻力，这样分流的方向被反转，生理上变成右向左的分流。

值得注意的是，虽然大多数动脉导管未闭患者是没有症状的，但如前所述，一部分患者会发展为肺动脉高压。其表现如上所述，最终除发展为右心衰竭之外还有左心室衰竭。需要注意的一个关键点是，一旦发生严重的肺动脉高压，应禁止关闭动脉导管。

总体而言，左向右分流的麻醉管理，尤其是针对动脉导管未闭结扎术，需要考虑的主要原则应围绕肺血管阻力和体循环血管阻力，以及如何最好地管理以限制分流量这几个方面。因为左向右分流，顾名思义，体循环血管阻力大于肺血管阻力（由此产生的分流方向性），所以最好限制两者之间的差距以减少分流量。因此，大多数左向右分流的麻醉目标应该集中在降低体循环血管阻力上，并且能耐受肺血管阻力的增加。同时建议使用血管扩张剂来降低体循环血管阻力，这可以产生多种有益效果，包括减少肺过度充血，从而改善充血性心力衰竭。

值得注意的是，在左向右分流的情况下，这些干预措施不能过于积极，因为过度降低体循环血管阻力和（或）增加肺血管阻力均会产生严重并发症，可能是低血压和肺动脉高压。这可能共同降低冠状动脉灌注（取决于主动脉舒张压，体循环血管阻力显著降低后冠状动脉灌注会降低），并对已有问题的右心室施加过度压力，以上两种变化都可能导致血流动力学进一步的损害，这将是一个很严重的问题。相比之下，在右向左分流（发绀型分流）时，增加体循环血管阻力或降低肺血管阻力（与左向右分流完全相反）的积极措施能快速、显著地改善血流动力学。

如前所述，使用多种血管扩张剂可以很容易地降低体循环血管阻力，肺血管阻力也可以通过多种方式进行控制。可以通过缺氧（例如，在能耐受的情况下降低氧浓度）、高碳酸血症、酸中毒、过度膨胀或肺不张、刺激交感神经、血细胞比容水平升高、手术刺激增加肺血管阻力；通过补充氧气、一氧化氮的使用、碱中毒、低碳酸血症、低血细胞比容和减少交感神经刺激降低肺血管阻力。

牢记儿科心脏的几个生理特征是很有用的。新生儿心肌顺应性相对较低，心肌储备和 α-受体数量少，儿茶酚胺基线水平高，钙转运系统不成熟，以及心室顺应性降低和静息张力增高。儿科心脏的这些生理特征使得心脏整体收缩质量下降，以及依赖心率和前负荷维持心排血量。由于这些特征，使得麻醉管理时维持心率和保持心肌收缩力，以及心血管稳定性方面得到了优化，特别是左向右分流的麻醉诱导。这些情况最常使用的麻醉药是氯胺酮，其安全性已得到证实。

在考虑修复先天性心脏病时，一些手术需要体外循环，一些需要开胸手术，还有一些可以通过药物治疗。例如动脉导管未闭，有以上三种治疗方法。然而，随着现代医学的进步，大多数动脉导管未闭都可以通过药物的初步治疗（布洛芬或吲哚美辛——两者都可以减少前列腺素E2的合成，与动脉导管未闭有关）修复（通过抑制前列腺素E2的合成抑制动脉导管舒张以促进动脉导管的关闭）。药物治疗失败时，绝大多数动脉导管未闭可以通过开胸修复，其主要问题是围手术期喉返神经损伤、颅内出血、感染和全身性高血压。

值得注意的是，各种先天性心脏病需要动脉导管未闭来允许肺和体循环之间相通或通过向体循环提供含氧血液维持生命。以下为动脉导管未闭依赖性病变，分别提供全身血流和肺血流。

提供全身血流的动脉导管未闭病变：主动脉缩窄、主动脉弓离断、左心发育不良综合征、严重主动脉瓣狭窄。

提供肺血流的动脉导管未闭病变：肺动脉闭锁、严重肺动脉狭窄、肺动脉严重狭窄伴室间隔缺损、三尖瓣闭锁伴肺动脉狭窄。

在这些情况下，动脉导管的独立关闭将是灾难性的，因此必须同时或分阶段进行修复。在需要体外循环进行先天性心脏病修复（例如，阻塞性瓣膜病变）时，必须考虑某些问题。在体外循环期间，儿科患者更容易暴露于严重低温、大量血液稀释、低灌注压、炎症反应增加、出血发生率增加（由于各种原因）、肾损伤、肺损伤和脑损伤。

接受过先天性心脏病手术修复的儿童仍然有残留缺陷，这使得麻醉时易引起生理不稳定。先天性心脏病儿科患者围手术期并发症的风险增加，高风险患者需要转移到专科医院，而低风险患者可以在当地医院成功治疗。

七、呼吸系统疾病

在处理危重儿科患者时，这些患者到达手术室时往往已经插好管。在极少数情况下，这些患者的气道未受保护，必须快速、准确地评估他们的呼吸功能。

（一）评估

如果可能，这些患者的临床检查应包括体格检查和胸部X线检查。对生命体征的紧急观察和评估是必不可少的，这些患者的呼吸窘迫症状可能包括呼吸急促、胸骨凹陷和血氧饱和度降低且低于基线10%。低氧血症和高碳酸血症可改变意识水平，通常是呼吸衰竭的征兆。测量这些患者肺通气功能的"金标准"是根据动脉血气计算$PaCO_2$，而测量氧合的"金标准"是根据动脉血气测量PaO_2，静脉血气不是氧合的准确测量值。如果侵入性选项不可行或无法获得，二氧化碳图可以作为替代的非侵入性选项。

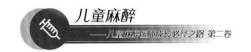

（二）补充氧源

在需要增加氧浓度以改善氧合的情况下，有多种选择，并且无创呼吸支持的使用显著增加。这些方法包括高流量鼻导管吸氧（high flow nasal catheter O_2，$HFNCO_2$）、持续气道正压通气和双水平气道正压通气（bi-level positive airway pressure，Bi-PAP）。鼻导管在5 L/min时可高达40%的氧浓度水平。一个简单的面罩和非循环式呼吸面罩可以分别提供高达60%和100%的氧浓度水平。高流量鼻导管是另一种使用加热到体温的湿化氧气的方法，当以10 L/min的速度输送时，可以提供接近100%的氧浓度。

（三）哮喘

哮喘发作通常由多种原因引起：天气、情绪反应、感染或最常见的过敏原。随着儿童哮喘患病率的增加，学习如何管理这些患者至关重要。哮喘是一种阻塞性疾病，是肥大细胞脱颗粒导致组胺和白三烯释放而发生的炎症过程，这种炎症释放会导致气道水肿、黏液产生和气道收缩。体格检查可能包括哮鸣音，但与疾病的严重程度没有良好的相关性，没有哮鸣音或呼吸音则可能表明氧气交换失败，随之出现呼吸衰竭。当支气管肌肉收缩所致气道管腔缩小时，就会发生支气管痉挛。这些儿童通常有近期上呼吸道感染病史和呼吸功增加，缺氧和辅助呼吸肌的使用很常见，应尽快开始氧疗以防止低氧血症恶化。应开始吸入β-受体激动剂，如沙丁胺醇来松弛细支气管平滑肌，如果有任何血流动力学衰竭的迹象，肾上腺素是一线治疗药物。氯胺酮由于支气管扩张特性和血流动力学稳定性，可作为这些患者的良好诱导药。然而，这些药物确实会导致分泌物增加，这可以通过在插管前联合给予抗胆碱能药物（如阿托品和格隆溴铵）来抵消。

对于常规吸入β-受体激动剂和氧疗无反应的患者，通常被认为处于哮喘持续状态，现在通常称为急性重症哮喘，这是一种医疗紧急情况，应强烈建议行有创机械通气。气管插管治疗哮喘持续状态的适应证包括：心脏骤停、呼吸停止、严重低氧血症、严重高碳酸血症和临床恶化。急性重症哮喘更严重的表现是难治性致命性哮喘（near-fatal asthma，NFA），需要进行插管和机械通气。体外膜肺氧合可用于最严重的急性重症哮喘和致命性哮喘。

一般来说，需要气管插管和机械通气的患者已经有高碳酸血症和酸中毒，并且因呼吸做功增加而引起呼吸肌疲劳。插管后的目标是让这些患者尽早恢复自主呼吸，通过设置呼吸频率和潮气量让患者能够自主呼吸。

（四）急性呼吸窘迫综合征和急性肺损伤

急性呼吸窘迫综合征和急性肺损伤被定义为胸部X线上出现双肺浸润，无左心室功能障碍和PaO_2/吸入氧浓度比值降低。急性肺损伤的氧合指数≤300 mmHg，急性呼吸窘迫综合征氧合指数≤200 mmHg。这两种疾病都与较高的发病率和死亡率相关，有各种不同的病因：肺炎、吸入性因素、心源性因素、脓毒症和溺水。

急性呼吸窘迫综合征包含肺部炎症和肺泡损伤，导致多阶段的缺氧性呼吸衰竭，这些阶段包括炎症、增生和纤维化阶段。然而，与具有不同诊断、治疗和预后指南的成年人相比，急性呼吸窘迫综合征在儿科人群中表现不同。由于儿科患者的呼吸系统没有完全发育成熟，因此与成年人相比，他们更容易出现呼吸系统疾病。儿科患者的基础代谢需求增加，而储备较少。急性呼吸窘迫综合征的儿科幸存者最终可能会表现出限制性肺病的特征，幸运的是，大多数患者确实很快能康复，且症状完全消失。诊断包括影像学双肺浸润、通气血流比例失调、功能残气量降低、肺泡表面活性物质产生减少和肺顺应性降低。患者的肺泡上皮也受到破坏，最终导致毛细血管渗漏伴Ⅰ型肺泡细胞坏死。常规治疗方式包括机械通气、俯卧位、外源性表面活性物质、皮质类固醇和体外膜肺氧合。

（五）急性呼吸窘迫综合征治疗方式

低潮气量机械通气在治疗成年人急性呼吸窘迫综合征方面表现出积极的治疗效果，然而，对于儿童急性呼吸窘迫综合征却完全不然，已经有观察性研究证实了低潮气量通气增加儿科患者的死亡率。儿科急性肺损伤共识会议（pediatric acute lung injury consensus conference，PALICC）建议根据肺病理学和呼吸系统顺应性，输送的潮气量应在或低于相应年龄/体重范围内的生理潮气量。

俯卧位用于治疗成年人急性呼吸窘迫综合征患者以改善氧合，该理论认为，塌陷肺泡区域的扩张可改善通气血流比例。有研究表明这对成年患者的益处增加，不过，这种效果尚未在儿科人群中有所显现。研究依赖于使用CT的放射成像评估俯卧位和肺部解剖结构变化的影响，然而，目前还没有一项研究通过CT扫描成像评估其对儿科人群的影响。成年人研究表明，早期取俯卧位能够降低死亡率，但由于脱离呼吸机的时间并未见增减，因此在儿科人群中的结果尚未定论。尽管如此，俯卧位在治疗急性呼吸窘迫综合征患儿中仍可能发挥作用，因为它已被证明是安全的。但是，在没有标准指南的情况下，最终应由临床医师决定这种治疗方式是否有益于他们的患者。

（六）表面活性物质疗法

与安慰剂相比，使用表面活性物质产生了相互矛盾的结果。儿科急性肺损伤共识会议指南不推荐常规使用表面活性物质，需要更多的研究来评估这种治疗的整体疗效。

（七）吸入性一氧化氮

吸入性一氧化氮（inhaled nitric oxide，INO）是一种肺血管扩张剂，可通过改善通气血流比例失调来改善氧合，可治疗肺动脉高压并减少右心室做功。一氧化氮可以松弛内皮细胞、平滑肌和降低肺血管阻力，逆转缺氧性肺血管收缩，最终减少分流。一氧化氮与成年人和儿童人群的氧合改善有关，类似于俯卧位，但它没有被证明可以降低死亡率。因此，需要强调的是，没有随机试验的证据支持一氧化氮在儿童或成年人中的临床应用。

（八）皮质类固醇

在理论上，皮质类固醇的抗炎特性可以减少肺泡炎症并改善细胞水平的氧合。然而有研究表明，死亡率、机械通气持续时间或住院时间并没有差异。又有研究发现，患有传染性非典型肺炎或新型冠状病毒感染相关急性呼吸窘迫综合征的成年患者在病程相对较晚时，尤其是当患者需要机械通气时，可受益于中等剂量皮质类固醇治疗。总的来说，皮质类固醇在治疗小儿急性呼吸窘迫综合征中的作用尚不清楚，一般不作常规使用。

（九）高频振荡通气

高频振荡通气利用低潮气量的超生理通气频率以恒定的平均气道压力提供氧合，从而在理论上避免高峰值压力，以降低呼吸机相关肺损伤的风险。通过在恒定膨胀压上叠加振荡维持肺容量，作为儿童和新生儿患者的肺保护性通气方法，可最大限度地减少肺不张。理论上气体传输有不同的机制，包括泰勒分散、同轴流动、扩散、团块气体对流和摆动混合。尽管关于儿科患者的文献很少，但在没有胸壁顺应性降低的临床证据情况下，平台压>28 cmH_2O的急性呼吸窘迫综合征儿科患者中可以考虑这种替代通气模式。建议逐步增加至理想潮气量，以便在监测氧合、CO_2和血流动力学变化的同时最大限度地降低平均气道压力。然而，Wong等最近开展的一项研究发现，在儿童急性呼吸窘迫综合征的第一周内使用高频振荡通气与较高的死亡风险相关。

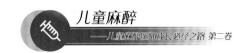

（十）呼吸窘迫时气管切开术管理

呼吸窘迫患者必须保证气道通畅，这包括他们的口腔气道及他们的气管造口，气管造口管移位的患者如果不及时识别和处理，会导致严重的发病率和死亡率。评估造口通畅性的一般方法包括肺部听诊、气管造口管的直接可视化、急性血流动力学变化和发绀。先进的方法包括在可行的情况下使用二氧化碳图、胸部X线检查，或者在患者保持稳定的情况下使用纤支镜检查。最近的气管切开术由于造口技术尚未完全成熟，增加了移位或阻塞的风险。这可以通过造口放置抽吸导管或柔性纤支镜以评估通畅性，难以通过导管表明可能有移位，而这种方法还可以帮助清除黏液栓或血块等阻塞物。随时寻求帮助，在任何情况下，都应该有外科气道专家，例如耳鼻喉科或创伤外科医师。对于没有新放置气管造口管的患者来说，移除原来的气管造口管并用相同尺寸或更小的尺寸来替换它是安全的。如果更换时不成功，或者患者处于失代偿状态，则考虑在阻塞造口部位的同时进行口腔气道操作，如气囊活瓣面罩通气或声门上气道装置。若需要经口气管插管，考虑使用较小尺寸的管子并通过造口部位。

八、胃肠系统——营养

危重儿科患者需要足够的营养，因为许多研究表明，进入儿科重症监护室的患者大都严重营养不良。营养不良通常与较差的预后相关，例如住院时间延长、机械通气时间延长和感染风险增加。考虑到营养不良的严重程度是很重要的，因为它可能在不同的疾病类型中有所不同。美国肠外和肠内营养学会建议对胃肠道功能正常的危重患者，应尽早开始肠内喂养。理想情况下，肠内营养是首选，因为与肠外营养相比，肠内营养减少了并发症。饲管的放置位置有幽门后或胃内，然而，有一些有限的证据表明，幽门后放置可能会降低误吸或喂养不耐受的风险，但这尚未在儿童中进行过研究。一般来说，两者在提供足够的喂养方面是平等的。在评估和监测这些患者的营养状况方面仍然存在困难，导致营养不足或营养过剩的可能性更高。营养监测的方法包括称重患者和测量新生儿患者的头围，并获得生化指标水平，例如维生素或白蛋白水平。肠内营养的禁忌证包括肠梗阻、胃肠道出血、使用血管加压药和心肺复苏后。一般来说，如果在可接受的时间范围内（如一周）开始肠内营养是不可行的，应着重考虑肠外营养。若存在残留量，则应考虑喂食不耐受。从理论上讲，若病因是胃肠道运动缓慢，那可以通过减少喂食量或速度改善。然而，关注残留物可能会延迟喂养并最终导致营养不良，可以仔细考虑药物间的相互作用和不良反应，通过促动力学来改善胃肠系统的运动能力。甲氧氯普胺是一种多巴胺和5-羟色胺受体拮抗剂，可增强胃肠运动能力，但长期使用会带来迟发性运动障碍的风险。使用红霉素可导致进一步的QT间期延长，当这些患者已经在使用其他QT延长剂时应考虑这一点。建议采用肠道治疗方案，危重儿科患者由于潜在的慢性疾病、腹部手术、镇静药物（如麻醉剂）等导致胃肠运动能力下降，以及血管内容量长时间消耗而容易便秘。便秘会增加肠梗阻的风险和喂养中断的持续时间，因此在成年人和儿童危重患者中应尽早肠内营养。与老年人相比，需要更加重视儿童患者，因为根据他们的发育特点，儿童的代谢消耗和需求率通常更高。腹胀、排便不畅和胃容量残留等临床症状可能提示肠内营养不耐受，但不一定与患者的实际营养状态相关。应该注意的是，胃残留量未被证明与患者发生吸入性肺炎的风险相关。对于已接受气道保护的手术患者，通常可以在围手术期继续喂食，以尽量减少这些患者的禁食时间。最后，手术团队和麻醉师之间应该讨论保持进食的风险和益处。

九、结论

危重儿科患者的病症在成年人患者中并不常见。糖尿病酮症酸中毒、哮喘发作、休克、脓毒症、心力衰竭和癫痫持续状态，以及许多其他常见的危重疾病，都可能发生在成年人和儿童身上，但表现可能非常不同。复杂的先天性心脏病和心肺分流在成年人中非常少见，这些患者的氧合和循环支持方法取决于对独特生理学的理解。儿童和成年人对脓毒症和最常见休克的诊断有所不同。成年人重症监护中常用的治疗在儿科人群中具有不同的风险和益处，例如急性呼吸窘迫综合征的治疗和机械通气的管理。许多没有儿科专科的医院可能没有能力处理儿科危重疾病。儿童患者可能会迅速失代偿，因此如果需要更高级的护理，所有提供者都需要具有相关基础知识，以适当地诊断、治疗和稳定这些患者，并便于进行转运。

十、发表同意书

不适用。

十一、利益冲突

提交人声明没有财务或其他方面的利益冲突。

十二、鸣谢

宣布没有。

参考文献

[1] Rhoney DH, Murry KR. National survey on the use of sedatives and neuromuscular blocking agents in the pediatric intensive care unit. Pediatr Crit Care Med 2002; 3(2): 129-33.
[http://dx.doi.org/10.1097/00130478-200204000-00007] [PMID: 12780981]

[2] Kudchadkar SR, Aljohani OA, Punjabi NM. Sleep of critically ill children in the pediatric intensive care unit: a systematic review. Sleep Med Rev 2014; 18(2): 103-10.
[http://dx.doi.org/10.1016/j.smrv.2013.02.002] [PMID: 23702219]

[3] Loepke AW. Developmental neurotoxicity of sedatives and anesthetics: a concern for neonatal and pediatric critical care medicine? Pediatr Crit Care Med 2010; 11(2): 217-26.
[http://dx.doi.org/10.1097/PCC.0b013e3181b80383] [PMID: 19770789]

[4] Hopkins RO, Weaver LK, Pope D, Orme JF, Bigler ED, Larson-LOHR V. Neuropsychological sequelae and impaired health status in survivors of severe acute respiratory distress syndrome. Am J Respir Crit Care Med 1999; 160(1): 50-6.

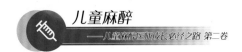

[http://dx.doi.org/10.1164/ajrccm.160.1.9708059] [PMID: 10390379]

[5] Vet NJ, Ista E, de Wildt SN, van Dijk M, Tibboel D, de Hoog M. Optimal sedation in pediatric intensive care patients: a systematic review. Intensive Care Med 2013; 39(9): 1524-34.
[http://dx.doi.org/10.1007/s00134-013-2971-3] [PMID: 23778830]

[6] Pediatric Critical Care Medicine: February 2020 21(2): e52-e106.
[http://dx.doi.org/10.1097/PCC.0000000000002198]

[7] Watson RS, Carcillo JA, Linde-Zwirble WT, Clermont G, Lidicker J, Angus DC. The epidemiology of severe sepsis in children in the United States. Am J Respir Crit Care Med 2003; 167(5): 695-701.
[http://dx.doi.org/10.1164/rccm.200207-682OC] [PMID: 12433670]

[8] Singer M, Deutschman CS, Seymour CW, et al. The third international consensus definitions for sepsis and septic shock (Sepsis-3). JAMA 2016; 315(8): 801-10.
[http://dx.doi.org/10.1001/jama.2016.0287] [PMID: 26903338]

[9] Han YY, Carcillo JA, Dragotta MA, et al. Early reversal of pediatric-neonatal septic shock by community physicians is associated with improved outcome. Pediatrics 2003; 112(4): 793-9.
[http://dx.doi.org/10.1542/peds.112.4.793] [PMID: 14523168]

[10] Managing the Critically Ill Child: A Guide for Anaesthetists and Emergency PhysiciansRichard Skone, Fiona Reynolds, Steven Cray, Oliver Bagshaw, Kathleen Berry Cambridge University Press, Mar 7, 2013.

[11] Weiss Scott L, Peters Mark J, Alhazzani Waleed, et al. Surviving Sepsis Campaign International Guidelines for the Management of Septic Shock and Sepsis-Associated Organ Dysfunction in Children Pediatric Critical Care Medicine 2020; 21 (2).
[http://dx.doi.org/10.1097/PCC.0000000000002198]

[12] Hartman ME, Linde-Zwirble WT, Angus DC, Watson RS. Trends in the epidemiology of pediatric severe sepsis. Pediatr Crit Care Med 2013; 14(7): 686-93.
[http://dx.doi.org/10.1097/PCC.0b013e3182917fad] [PMID: 23897242]

[13] Goldstein B, Giroir B, Randolph A. International pediatric sepsis consensus conference: definitions for sepsis and organ dysfunction in pediatrics. Pediatr Crit Care Med 2005; 6(1): 2-8.
[http://dx.doi.org/10.1097/01.PCC.0000149131.72248.E6] [PMID: 15636651]

[14] Solé A, Jordan I, Bobillo S, et al. Venoarterial extracorporeal membrane oxygenation support for neonatal and pediatric refractory septic shock: more than 15 years of learning. Eur J Pediatr 2018; 177(8): 1191-200.
[http://dx.doi.org/10.1007/s00431-018-3174-2] [PMID: 29799085]

[15] Cuthbertson BH, Sprung CL, Annane D, et al. The effects of etomidate on adrenal responsiveness and mortality in patients with septic shock. Intensive Care Med 2009; 35(11): 1868-76.
[http://dx.doi.org/10.1007/s00134-009-1603-4] [PMID: 19652948]

[16] Petitjeans F, Leroy S, Pichot C, Geloen A, Ghignone M, Quintin L. Hypothesis: Fever control, a niche for alpha-2 agonists in the setting of septic shock and severe acute respiratory distress syndrome? Temperature 2018; 5(3): 224-56.
[http://dx.doi.org/10.1080/23328940.2018.1453771] [PMID: 30393754]

[17] Chan CM, Mitchell AL, Shorr AF, et al. Etomidate is associated with mortality and adrenal insufficiency in sepsis: A meta-analysis:Critical Care Medicine 2012; 40(11): 2945-53.

[18] Liu PP, Wu C, Wu JZ, et al. The prediction probabilities for emergence from sevoflurane anesthesia in children: A comparison of the perfusion index and the bispectral index. Paediatr Anaesth 2018; 28(3): 281-6.
[http://dx.doi.org/10.1111/pan.13324] [PMID: 29341401]

[19] Allaouchiche B, Duflo F, Tournadre JP, Debon R, Chassard D. Influence of sepsis on sevoflurane minimum alveolar concentration in a porcine model. Br J Anaesth 2001; 86(6): 832-6.
[http://dx.doi.org/10.1093/bja/86.6.832] [PMID: 11573592]

[20] Wolfsdorf J, Craig ME, Daneman D, et al. Diabetic ketoacidosis, ISPAD Clinical Practice Consensus Guidelines 2006–2007, Pediatr Diabetes, 2007, vol. 8 (pg. 28-43) Simmons M.L., Durham S.H., and Carter C.W.: Pharmacological management of pediatric patients with sepsis. Adv Crit Care 2012; 23: 437-48.
[http://dx.doi.org/10.4037/NCI.0b013e31826ddccd]

[21] Brierley J, Carcillo JA, Choong K, et al. Clinical practice parameters for hemodynamic support of pediatric and neonatal

septic shock: 2007 update from the American College of Critical Care Medicine. Crit Care Med 2009; 37(2): 666-88.
[http://dx.doi.org/10.1097/CCM.0b013e31819323c6] [PMID: 19325359]

[22] Hatch DJ. Propofol-infusion in children. Lancet 1999; 353: 1117–8.2. 3 Cremer OL, Moons KGM, Bouman EAC, Kruijswijk JE, de Smet AMGA, Kalkman CJ. Long term propofol infusion and cardiac failure in adult head-injured patients. Lancet 2001; 357: 117-8.

[23] Kam PCA, Cardone D. Propofol infusion syndrome. Anaesthesia 2007; 62(7): 690-701.
[http://dx.doi.org/10.1111/j.1365-2044.2007.05055.x] [PMID: 17567345]

[24] Wong JM. Propofol infusion syndrome. Am J Ther 2010; 17(5): 487-91.
[http://dx.doi.org/10.1097/MJT.0b013e3181ed837a] [PMID: 20844346]

[25] Culp KE, Augoustides JG, Ochroch AE, Milas BL. Clinical management of cardiogenic shock associated with prolonged propofol infusion. Anesth Analg 2004; 99(1): 221-6.
[http://dx.doi.org/10.1213/01.ANE.0000117285.12600.C1] [PMID: 15281533]

[26] Jouven X, Charles MA, Desnos M, Ducimetière P. Circulating nonesterified fatty acid level as a predictive risk factor for sudden death in the population. Circulation 2001; 104(7): 756-61.
[http://dx.doi.org/10.1161/hc3201.094151] [PMID: 11502698]

[27] Cremer OL, Moons KGM, Bouman EAC, Kruijswijk JE, de Smet AM, Kalkman CJ. Long-term propofol infusion and cardiac failure in adult head-injured patients. Lancet 2001; 357(9250): 117-8.
[http://dx.doi.org/10.1016/S0140-6736(00)03547-9] [PMID: 11197401]

[28] Crozier TA. The 'propofol infusion syndrome': myth or menace? Eur J Anaesthesiol 2006; 23(12): 987-9.
[http://dx.doi.org/10.1017/S0265021506001189] [PMID: 17144001]

[29] Fodale V, La Monaca E. Propofol infusion syndrome: an overview of a perplexing disease. Drug Saf 2008; 31(4): 293-303.
[http://dx.doi.org/10.2165/00002018-200831040-00003] [PMID: 18366240]

[30] Hemphill S, McMenamin L, Bellamy MC, Hopkins PM. Propofol infusion syndrome: a structured literature review and analysis of published case reports. Br J Anaesth 2019; 122(4): 448-59.
[http://dx.doi.org/10.1016/j.bja.2018.12.025] [PMID: 30857601]

[31] Culp KE, Augoustides JG, Ochroch AE, Milas BL. Clinical management of cardiogenic shock associated with prolonged propofol infusion. Anesth Analg 2004; 99(1): 221-6.
[http://dx.doi.org/10.1213/01.ANE.0000117285.12600.C1] [PMID: 15281533]

[32] Diedrich DA, Brown DR. Analytic reviews: propofol infusion syndrome in the ICU. J Intensive Care Med 2011; 26(2): 59-72.
[http://dx.doi.org/10.1177/0885066610384195] [PMID: 21464061]

[33] Chin RF, Neville BG, Peckham C, Wade A, Bedford H, Scott RC. Treatment of community-onset, childhood convulsive status epilepticus: a prospective, population-based study. Lancet Neurol 2008; 7(8): 696-703.
[http://dx.doi.org/10.1016/S1474-4422(08)70141-8] [PMID: 18602345]

[34] Gurcharran K, Grinspan ZM. The burden of pediatric status epilepticus: Epidemiology, morbidity, mortality, and costs. Seizure 2019; 68: 3-8.
[http://dx.doi.org/10.1016/j.seizure.2018.08.021] [PMID: 30270121]

[35] Tasker RC, Acerini CL. Cerebral edema in children with diabetic ketoacidosis: vasogenic rather than cellular? Pediatr Diabetes 2014; 15(4): 261-70.
[http://dx.doi.org/10.1111/pedi.12153] [PMID: 24866062]

[36] Trinka E, Cock H, Hesdorffer D, et al. A definition and classification of status epilepticus—report of the ILAE task force on classification of status epilepticus. Epilepsia 2015; 56(10): 1515-23.
[http://dx.doi.org/10.1111/epi.13121] [PMID: 26336950]

[37] Legriel L, Bresson E, Deye N, et al. Cardiac Arrest in Patients Managed for Convulsive Status Epilepticus: Characteristics, Predictors, and Outcome Critical Care Medicine: 2018; 46(8): e751-60.

[38] Zhao ZY, Wang HY, Wen B, Yang ZB, Feng K, Fan JC. A comparison of midazolam, lorazepam, and diazepam for the treatment of status epilepticus in children: a network meta-analysis. J Child Neurol 2016; 31(9): 1093-107.
[http://dx.doi.org/10.1177/0883073816638757] [PMID: 27021145]

[39] Hellström-Westas L, Boylan G, Ågren J. Systematic review of neonatal seizure management strategies provides

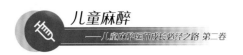

guidance on anti-epileptic treatment. Acta Paediatr 2015; 104(2): 123-9. [http://dx.doi.org/10.1111/apa.12812] [PMID: 25251733]

[40]   van Gestel JPJ, Blussé van Oud-Alblas HJ, Malingré M, Ververs FF, Braun KP, van Nieuwenhuizen O. Propofol and thiopental for refractory status epilepticus in children. Neurology 2005; 65(4): 591-2.
[http://dx.doi.org/10.1212/01.wnl.0000173066.89001.f9] [PMID: 16116121]

[41]   Ebrahim Z, Bulkley R, Roth S. Carbamazepine therapy and neuromuscular blockade with atracurium or vecuronium. Anesth Analg 1988; 67: S55.
[http://dx.doi.org/10.1213/00000539-198802001-00055]

[42]   Ware RE, de Montalembert M, Tshilolo L, Abboud MR. Sickle cell disease. Lancet 2017; 390(10091): 311-23.
[http://dx.doi.org/10.1016/S0140-6736(17)30193-9] [PMID: 28159390]

[43]   Modell B, Darlison M. Global epidemiology of haemoglobin disorders and derived service indicators. Bull World Health Organ 2008; 86(6): 480-7.
[http://dx.doi.org/10.2471/BLT.06.036673] [PMID: 18568278]

[44]   Eaton WA, Hofrichter J. Sickle cell hemoglobin polymerization. Adv Protein Chem 1990; 40: 63-279.
[http://dx.doi.org/10.1016/S0065-3233(08)60287-9] [PMID: 2195851]

[45]   Yazdanbakhsh K, Ware RE, Noizat-Pirenne F. Red blood cell alloimmunization in sickle cell disease: pathophysiology, risk factors, and transfusion management. Blood 2012; 120(3): 528-37.
[http://dx.doi.org/10.1182/blood-2011-11-327361] [PMID: 22563085]

[46]   Griffin TC, Buchanan GR. Elective surgery in children with sickle cell disease without preoperative blood transfusion. J Pediatr Surg 1993; 28(5): 681-5.
[http://dx.doi.org/10.1016/0022-3468(93)90031-F] [PMID: 8340858]

[47]   Stanley AC, Christian JM. Sickle cell disease and perioperative considerations: review and retrospective report. J Oral Maxillofac Surg 2013; 71(6): 1027-33.
[http://dx.doi.org/10.1016/j.joms.2012.12.004] [PMID: 23434171]

[48]   Basel A, Bajic D. Preoperative Evaluation of the Pediatric Patient. Anesthesiol Clin 2018; 36(4): 689- 700.
[http://dx.doi.org/10.1016/j.anclin.2018.07.016] [PMID: 30390788]

[49]   Puri K, Allen HD, Qureshi AM. Congenital Heart Disease. Pediatr Rev 2017; 38(10): 471-86.
[http://dx.doi.org/10.1542/pir.2017-0032] [PMID: 28972050]

[50]   Williams K, Carson J, Lo C. Genetics of Congenital Heart Disease. Biomolecules 2019; 9(12): 879. [http://dx.doi.org/10.3390/biom9120879] [PMID: 31888141]

[51]   Conrad C, Newberry D. Understanding the Pathophysiology, Implications, and Treatment Options of Patent Ductus Arteriosus in the Neonatal Population. Adv Neonatal Care 2019; 19(3): 179-87.
[http://dx.doi.org/10.1097/ANC.0000000000000590] [PMID: 30720481]

[52]   Burrows FA. Anaesthetic management of the child with congenital heart disease for non-cardiac surgery. Can J Anaesth 1992; 39: R60-70.
[http://dx.doi.org/10.1007/BF03008844]

[53]   Friedman ML, Mara EN. Non-invasive ventilation practices in children across Europe [published online ahead of print March 24 Pediatr Pulmonol 2018.
[http://dx.doi.org/10.1002/ppul.23988]

[55]   Stone KD, Prussin C, Metcalfe DD. IgE, mast cells, basophils, and eosinophils. J Allergy Clin Immunol 2010; 125(2) (Suppl. 2): S73-80.
[http://dx.doi.org/10.1016/j.jaci.2009.11.017] [PMID: 20176269]

[56]   Patel SJ, Teach SJ. Asthma. Pediatr Rev 2019; 40(11): 549-67.
[http://dx.doi.org/10.1542/pir.2018-0282] [PMID: 31676529]

[57]   Shah R, Saltoun CA. Chapter 14: acute severe asthma (status asth-maticus). Allergy Asthma Proc 2012; 33 (Suppl. 1): 4750.
[http://dx.doi.org/10.2500/aap.2012.33.3547]

[58]   Newth CJL, Meert KL, Clark AE, et al. Fatal and near-fatal asthma in children: the critical care perspective. J Pediatr 2012; 161(2): 214-21.e3.

[http://dx.doi.org/10.1016/j.jpeds.2012.02.041] [PMID: 22494876]

[59]   Ranieri VM, Rubenfeld GD, Thompson BT, *et al*. Acute respiratory distress syndrome: the Berlin Definition. JAMA 2012; 307(23): 2526-33.
[PMID: 22797452]

[60]   Pediatric acute respiratory distress syndrome: consensus recommendations from the Pediatric Acute Lung Injury Consensus Conference. Pediatr Crit Care Med 2015; 16(5): 428-39.
[http://dx.doi.org/10.1097/PCC.0000000000000350] [PMID: 25647235]

[61]   Munshi L, Del Sorbo L, Adhikari NKJ, *et al*. Prone position for acute respiratory distress syndrome. A systematic review and meta-analysis. Ann Am Thorac Soc 2017; 14 (Suppl. 4): S280-8.
[http://dx.doi.org/10.1513/AnnalsATS.201704-343OT] [PMID: 29068269]

[62]   Liu J, Zhang S, Dong X, *et al*. Corticosteroid treatment in severe COVID-19 patients with acute respiratory distress syndrome. J Clin Invest 2020; 130(12): 6417-28.
[http://dx.doi.org/10.1172/JCI140617] [PMID: 33141117]

[63]   Meyers M, Rodrigues N, Ari A. High-frequency oscillatory ventilation: A narrative review. Can J Respir Ther 2019; 55: 40-6.
[http://dx.doi.org/10.29390/cjrt-2019-004] [PMID: 31297448]

[64]   Wong JJ, Liu S, Dang H, *et al*. The impact of high frequency oscillatory ventilation on mortality in paediatric acute respiratory distress syndrome. Crit Care 2020; 24(1): 31.
[http://dx.doi.org/10.1186/s13054-020-2741-x] [PMID: 32005285]

[65]   Hulst J, Joosten K, Zimmermann L, *et al*. Malnutrition in critically ill children: from admission to 6 months after discharge. Clin Nutr 2004; 23(2): 223-32.
[http://dx.doi.org/10.1016/S0261-5614(03)00130-4] [PMID: 15030962]

[66]   Mehta NM, Skillman HE, Irving SY, *et al*. Guidelines for the provision and assessment of nutrition support therapy in the pediatric critically ill patient: Society of Critical Care Medicine and American Society for Parenteral and Enteral Nutrition. Pediatr Crit Care Med 2017; 18(7): 675-715.
[http://dx.doi.org/10.1097/PCC.0000000000001134] [PMID: 28691958]

[67]   Tume1 LN, Valla FV, Joosten K, *et al*. Nutritional support for children during critical illness: European Society of Pediatric and Neonatal Intensive Care (ESPNIC) metabolism, endocrine and nutrition section position statement and clinical recommendations. ntensive Care Med (2020) 46:411–425

第五章
麻醉与遗传疾病

Ian Brotman, M.D.[1] and David Youssef, M.D.[1]

[1]Department of Anesthesiology, Cooper Medical School of Rowan University, Camden, New Jersey, USA

摘要：许多儿科遗传疾病都会影响麻醉管理，因此麻醉医师都应该熟悉恶性高热、假性胆碱酯酶缺乏症和阿片类药物成瘾这类与遗传有关的疾病。对引起恶性高热中雷诺丁受体突变的遗传缺陷在麻醉技术和诱导前准备中都需要高度警惕。所有麻醉医师都可能遇到与罕见的假性胆碱酯酶突变相关的假性胆碱酯酶缺乏症，并有具体的术中和术后注意事项。最后，阿片类药物是在整个手术治疗过程中控制疼痛的常用方法。重视不同阿片类药物在激活和代谢方面的遗传差异（如可待因在儿科中的使用所示），对于疼痛管理的安全性是非常有必要的。

关键词：丁酰胆碱酯酶、脊髓中央管疾病、可待因、细胞色素酶、King-Denborough 综合征、恶性高热、美国原住民肌病、阿片类药物、儿科麻醉、儿科、假性胆碱酯酶缺乏症、小儿镇痛。

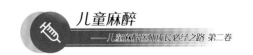
一、引言

与麻醉有关的儿科遗传疾病有很多，每种疾病都有独特的表型和病理学。本章无法涵盖所有的这些缺陷，而且许多缺陷在医疗实践中不太可能遇到。所有麻醉医师都应该熟悉那些在麻醉给药时具有显著发病率和死亡率的遗传变异性疾病。以下内容的重点将聚焦在那些具有较强遗传性的疾病上。恶性高热是每个麻醉医师都非常熟悉的疾病，我们将对其进行回顾，以及相关的遗传综合征和治疗。还讨论了假性胆碱酯酶缺乏症及其麻醉管理。最后，讨论了遗传变异和儿童阿片类药物的反应，重点关注可待因和过去十年在美国观察到的临床影响。

二、恶性高热

患者意外猝死是临床医师最担心的问题之一，尽管随着技术的不断发展使得麻醉更安全，但如果不及时发现或治疗，患有恶性高热（malignant hyperthermia，MH）的儿童可能会出现严重的多器官功能障碍或死亡。

作一个简单的回顾，在正常的肌肉收缩过程中，肌膜去极化导致一系列细胞内事件激活雷诺丁受体，调节肌质网的钙流出。然后钙与肌钙蛋白结合，这种结合将肌动蛋白和肌球蛋白连接起来，引起肌肉收缩。在复极化过程中，钙被Ca^{2+}-ATP酶带回肌质网，导致肌肉松弛。

在恶性高热的肌肉生理学中，雷诺丁受体通常会发生突变，在这种情况下，暴露于麻醉药物（如挥发性药物或琥珀酰胆碱）会导致钙失调。这种不受调节的钙升高导致持续的肌肉收缩和代谢需求的增加。

（一）遗传

恶性高热通常是一种常染色体显性遗传模式。换句话说，如果患者患有恶性高热，约有50%的机会将突变传递给他们的后代。超过300种DNA变化与恶性高热易感患者有关；然而，对于雷诺丁受体并非所有已确定的突变都是特异性的，而是受体与其他通道一起控制正常肌肉收缩和钙的调节。

（二）临床表现

大多数恶性高热病例与挥发性麻醉药或琥珀酰胆碱有关。恶性高热危象最可靠的初始临床表现是无法解释的呼气末二氧化碳增加。持续的肌肉收缩导致无氧代谢和乳酸产生增加，以及代谢性酸中毒和呼吸性酸中毒。长时间的细胞应激以细胞裂解和细胞内容物释放而告终。血清钾和肌红蛋白的增加表明这种细胞已经死亡。代谢需求旺盛导致体温过高，最终进一步导致器官衰竭和凝血功能障碍。

临床特征的出现时间因人而异，可能在麻醉期间或手术后的任何时间。此外，并非每个患者都会表现出所有的临床表现。有时，术后病房中的这些患者可能仅出现高钾血症引起的心律失常，因为在恢复病房中不经常监测呼气末二氧化碳。

尽管使用非去极化神经肌肉阻滞，但全身肌肉强直强烈提示恶性高热，麻醉医师应根据该报告及时检查钾、二氧化碳和体温。咬肌僵硬（masseteric muscle rigid，MMR）是施用琥珀酰胆碱后颌部肌肉的持续收缩，并且在高达20%的情况下与恶性高热有关。一般而言，持续时间少于一分钟的肌肉僵硬并不代表具有发生恶性高热的潜在风险，但应与相关专家讨论以决定是否取消继续监测这些患者，并根据具体情况进行评估。

（三）恶性高热危象的管理

恶性高热做出诊断后的第一步是立即停止所有的诱发因素，通知外科医师和工作人员，并寻求帮助。有几件事必须同时实施，手术间内有多个助手可以及时完成这些任务。美国恶性高热协会（Malignant Hyperthermia Association of the United States，MHAUS）创建了一个涵盖恶性高热各个方面管理的紧急流程，可在www.mhaus.org上轻松访问（图5-1、图5-2）。

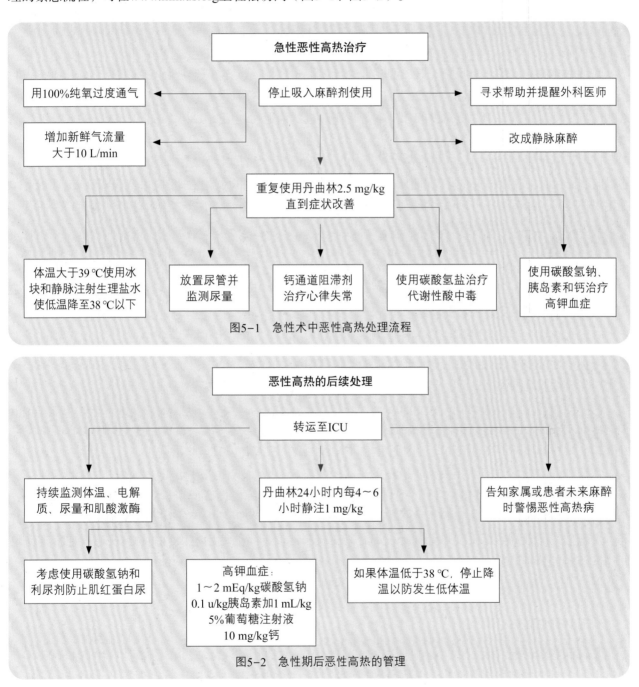

图5-1　急性术中恶性高热处理流程

图5-2　急性期后恶性高热的管理

在所有诱发麻醉剂停止后，氧气应增加到100%，新鲜气体流量增加到10 L/min以上，以冲洗回路中的任何挥发性气体。麻醉可以通过全凭静脉麻醉（例如丙泊酚）继续进行，以免术中意识恢复。

丹曲林是唯一已知的治疗恶性高热特效药物，它是通过拮抗雷诺丁受体和抑制钙的进一步释放发挥作用。北美恶性高热登记处（north american malignant hyperthermia registry，NAMHR）报告在出现恶性高热时首次使用丹曲林每延迟30分钟，并发症风险就会增加1.5倍。初始剂量应为2.5 mg/kg的实际体重，通过大的静脉部位快速给药，另外重新给药1 mg/kg。丹曲林在几分钟内起效，从而减缓机体高代谢。可能需要多次静脉注射才能达到治疗效果；然而，如果多次静脉注射仍没有临床效果，则应进行鉴别诊断。丹曲林的通用配方是一种20 mg的橙色粉末，由甘露醇、氢氧化钠和丹曲林组成，需要将其重新溶解在60 mL的生理盐水。需要着重注意的是，必须准备几个小瓶才能达到适当的初始推注量。例如，一个50 kg的患者需要125 mg（50 kg × 2.5 mg/kg），这相当于超过6个小瓶。需要助手协助来准备配方和监护患者。丹曲林钠是Eagle Pharmaceuticals生产的一种较新的丹曲林制剂，一个小瓶有250 mg，只需与5 mL的生理盐水混合即可。它们易于使用、不含甘露醇以及制备时间更短，使丹曲林钠成为一种可行的替代品。

丹曲林本身有一些不良反应，最常见的是由于其高pH而在给药部位形成血栓或刺激。在其他疾病的长期治疗已导致肝毒性，但在急性恶性高热治疗中未见。它对心肌没有影响，但会导致全身肌肉无力。某些配方中的甘露醇可引起渗透性利尿。在恶性高热症状消退后，应每4~6小时以1 mg/kg的剂量继续使用丹曲林，因为恶性高热可能会复发。

同时，在配制丹曲林时，谨慎收集动脉血气以纠正可能发生的代谢性酸中毒和高钾血症。放置膀胱导管以监测尿量时，应检测肌红蛋白和肌酸激酶。考虑到横纹肌溶解的风险，尿量应保持在1~2 mL/（kg·h），并建议使用平衡盐溶液。可以使用胰岛素、碳酸氢盐和静脉输液的标准治疗方案治疗高钾血症；然而，如果患者出现心律失常，则禁用钙通道阻滞剂，因为它们会与丹曲林发生高钾血症反应。

主流的降温方法包括在外部使用冰袋、将冷盐水灌入开放的体腔，以及开始采用冷藏的静脉输液。目标温度<39 ℃，如果核心温度<38 ℃，应停止降温，以免体温过低。

（四）高危恶性高热患者的麻醉

如前文所述，较为全面的术前评估（包括相关麻醉事件家族史），能够确定可能的恶性高热易感患者。增加恶性高热易感性的相关遗传状况很少，包括King-Denborough综合征、美洲原住民肌病、中心核肌病、先天性肌纤维比例失调、脊髓中央管综合征和多发性肌病。

线粒体肌病（mitochondrial myopathies，MM）并不意味着恶性高热的敏感性增加。多数人认为，由于与King-Denborough综合征的表现相似，努南综合征将导致恶性高热风险增加。这些患者接受了挥发性麻醉药而没有增加恶性高热的风险，因此根据目前的共识，不需要采取预防措施。

当患者在接受恶性高热相关预防措施下进入手术室时，稳妥的做法是禁用任何挥发性麻醉药或在麻醉机贴上醒目的标签（图5-3A）。请记住，氧化亚氮是一种非挥发性麻醉药，对恶性高热易感患者是安全的。麻醉通常采用全静脉麻醉。术前麻醉机应准备得当，因为设备内可能存在残留的挥发性吸入麻醉药，从而引发恶性高热危象。每台麻醉机都有其对应制造商专门的使用建议，并且这些建议通常都涉及使用高流量的新鲜气体对组件进行一段时间的持续冲洗。另一种选择是在呼气和吸气回路接口处使用碳过滤器（图5-3B），它可以在10分钟内隔离这些触发气体。

（五）恶性高热检测

恶性高热诊断的"金标准"是咖啡因-氟烷骨骼肌收缩试验。将活检的肌肉暴露于咖啡因和氟烷，并通过电子测量，测定肌肉收缩力。基因分子检测是一种可行的测试，它侵入性小但较昂贵。一定的血液或脸部样本就足以检测。在Ryanodine受体中存在超过300种DNA变异；因此，分子遗传学检测的阴性结果，并不意味着患者没有任何恶性高热风险。

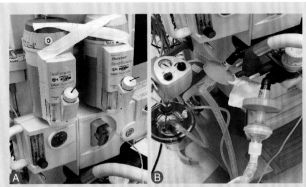

A.恶性高热患者的麻醉机准备，要特别注意麻醉气体挥发罐用胶带粘贴以防止被使用；B.碳过滤器放置在呼吸回路的吸气和呼气端接口上。

图5-3 恶性高热相关预防措施下的麻醉注意事项

三、假性胆碱酯酶缺乏症

假性胆碱酯酶或丁酰胆碱酯酶缺乏症是指，由遗传或获得性酶缺陷引起的假性胆碱酯酶活性降低。临床所观察到的结果就是由于琥珀酰胆碱和米库氯铵的代谢障碍，导致常规剂量的神经肌肉松弛作用时间延长。许多遗传变异表现出常染色体隐性遗传模式，因此突变的杂合子和纯合子将导致对应酶活性的不同。虽然很少遇到这类疾病，但由于最初表现通常是在神经肌肉阻滞之后。所以，对于没有表现出适当肌松恢复的患儿，儿科麻醉师必须要保持有很高的警惕性。

假性胆碱酯酶是一种在肝脏中产生的血浆酶，可降解代谢琥珀酰胆碱，米库氯铵和酯类局部麻醉剂。杂合子的突变将产生一个编码缺陷酶的基因，这一变化通常会导致神经肌肉阻滞效果增加约30%。纯合子则可以出现更长时间的肌肉松弛效果，有些人报告长达18小时的残余肌肉松弛效果。某些情况下，如营养不良、严重烧伤、肝肾疾病，恶性肿瘤和长期使用类固醇药物也与假性胆碱酯酶活性降低有关，并导致功能性的酶缺乏。

如前所述，诊断往往是困难的，因为这些患者并没有其他症状表明酶缺陷。术后出现麻醉并发症或长时间机械通气的家族史可能提示存在假性胆碱酯酶缺乏症。许多家庭成员可能并不能准确描述并发症的确切性质。目前，没有针对假性胆碱酯酶缺乏症的特异性体格检查，但是仍可通过体格检查确定疾病状态，这可能会使患者面临获得性酶缺乏的风险。

在那些因为任何一种病史或出现神经肌肉阻滞剂作用时间延长现象，而怀疑有酶缺陷的人中，可以通过假性胆碱酯酶活性的定性测试获得结果。辛可卡因是一种酰胺类局部麻醉药，可以抑制80%的正常假性胆碱酯酶活性。假性胆碱酯酶的改变可使地布卡因的抑制作用较小，从而导致其对假性胆碱酯酶活性抑制率较小。因此，纯合子缺陷将会导致酶活性仅被抑制20%～30%，而杂合子缺陷则在50%～60%。更小的地布卡因抑制比例相当于更大程度的酶活性改变。

对于怀疑有假性胆碱酯酶缺乏症的人群，其长时间神经肌肉阻滞的管理就是支持治疗。在其肌肉松弛效果完全恢复之前往往需要呼吸支持，这一过程可能需要数小时。镇静治疗应持续到肌肉阻滞效果改善。目前，尚未证明输注血浆对逆转阻滞具有确切的效果。因此，并没有必要让患者暴露于血液制品。在被诊断或高度怀疑有假性胆碱酯酶缺乏症的患者中，麻醉药物应避免使用米库氯铵或琥珀酰胆碱。而其他非去极化神经肌松药的使用则是安全的。

四、儿科患者的阿片类药物使用

术后镇痛是完整麻醉计划的一部分，各种方式和药物均可安全地用于儿科患者。阿片类药物是治疗术后疼痛的常用处方，遗传变异可以在患者对这些药物反应方面产生深远的影响。关于遗传多样性及药物反应，这一点能够在儿童使用可待因后呼吸暂停发生率增加中得到证明。

2013年，美国食品和药物监督管理局在一项2012年的审查研究后，增加了关于可待因处方用于小儿扁桃体切除术和腺样体切除术的黑框警告。该项审查研究发现了由可待因治疗引起的呼吸暂停而导致的严重不良事件和死亡。这项调查的起因是，越来越多的可待因给药导致呼吸抑制的证据被发现。安全性审查最终得出的结论是，需要进行初次手术的这些患者，都容易因其可能有潜在的睡眠呼吸暂停风险，而出现呼吸暂停发作。并且有证据表明它们是可待因的超速型代谢者。可待因是一种前体药，或者是一种需要转化为吗啡才能发挥其镇痛作用的药物。在肝脏中，可待因被细胞色素P450酶CYP2D6去甲基化，导致5%～15%发生转化。这些超速型代谢者可迅速将可待因转化为吗啡，导致其到达了中毒剂量的血药浓度。其他的一些遗传特性变异会影响可待因血-脑屏障通透性和受体动力学，进一步导致可待因反应曲线的不可预测性。由于在止痛药处方开药前对每位患者进行遗传变异检测是不切实际的。因此，在美国不推荐对婴幼儿使用可待因。

可待因的替代品存在，但是它所有的替代品都可能导致基于遗传变异的各种代谢的激活；因此，对父母和开具处方的医师培训，以及剂量信息对处方的安全至关重要（表5-1）。在美国，羟考酮是一种流行的半合成阿片类药物替代品，具有液体配方和最小的CYP2D6代谢。其他专家主张开具可待因活性产物吗啡的处方，以获得更好剂量效应的预期。与非阿片类镇痛药处方相比，吗啡处方已被证明会增加去饱和事件的发生，这进一步强调了在任何阿片类处方药物使用期间监测和家长教育的重要性。曲马多已被发现具有相似的毒性，这是由超快速代谢者血药浓度升高所致，并且其在儿科患者中也不是安全的阿片类药物替代品。

阿片类药物替代品应纳入术后疼痛计划，以减少阿片类药物需求。对乙酰氨基酚和非甾体抗炎药都是阿片类药物的辅助药物，尽管由于担心术后出血，许多医师对处方非甾体抗炎药持谨慎态度。但就具体而言，对于扁桃体切除术和阑尾切除术，有证据表明，即使增加非甾体抗炎药的使用量，引起术后出血风险的可能性也很小。类固醇和硫糖铝是其他阿片类药物的辅助药物。然而，到目前为止，这些方式对于降低疼痛评分几乎没有什么好处。

尽管许多有关可待因毒性的研究仅仅与耳鼻喉科手术有关，但这些原则和替代方案可适用于所有种类的儿科手术。遗传变异会对药物的治疗效果和毒性产生很大的影响。虽然对患者进行药物测试是不可行的，但良好的就医史和家族史可以帮助医师了解药物反应的变化。此外，可待因呼吸暂停报告说明了阿片类药物处方的危险，因此减少阿片类药物总需求量的多模式镇痛方法应该是所有儿科相关医师的目标。

表5-1 口服可待因替代品和儿科推荐剂量

药物	推荐口服起始剂量
氢可酮	0.1 mg/kg　q4 h 至多 5 mg
氢吗啡酮	0.05 mg/kg　q4 h 至多 2 mg
吗啡	0.1 mg/kg　q4 h 至多 5 mg
羟考酮	0.1 mg/kg　q4 h 至多 5 mg

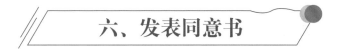

五、结论

　　对麻醉具有意义的儿科遗传疾病很多，不在本书的范围之内。本章中提到的例子，恶性高热、假性胆碱酯酶缺乏症与阿片类药物的代谢，都是罕见的影响麻醉管理的遗传变异相关的例子。所有这些情况都可能具有严重的发病率和更高的死亡率，所有麻醉相关人员都应该熟悉。虽然在麻醉之前对所有患者进行相关药物测试是不可行的，但了解这些遗传变异可以帮助解释患者和家庭成员先前的麻醉并发症。

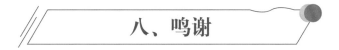

六、发表同意书

　　不适用。

七、利益冲突

　　提交人声明没有财务或其他方面的利益冲突。

八、鸣谢

　　宣布没有。

参考文献

[1] Berchtold MW, Brinkmeier H, Müntener M. Calcium ion in skeletal muscle: its crucial role for muscle function, plasticity, and disease. Physiol Rev 2000; 80(3): 1215-65.
[http://dx.doi.org/10.1152/physrev.2000.80.3.1215] [PMID: 10893434]

[2] O'Sullivan GH, McIntosh JM, Heffron JJ. Abnormal uptake and release of Ca^{2+} ions from human malignant hyperthermia-susceptible sarcoplasmic reticulum. Biochem Pharmacol 2001; 61(12): 1479- 85.
[PMID: 11377377]

[3] Gronert GA, Antognini JF, Pessah IN. Malignant hyperthermia. In: Miller RD, ed Anesthesia. Fifth edition. Philadelphia: Churchill Livingstone. 2000; 1033: p. 52.

[4] Litman RS, Flood CD, Kaplan RF, Kim YL, Tobin JR. Postoperative malignant hyperthermia: an analysis of cases from the North American Malignant Hyperthermia Registry. Anesthesiology 2008; 109(5): 825-9.
[http://dx.doi.org/10.1097/ALN.0b013e31818958e5] [PMID: 18946294]

[5] Larach MG, Gronert GA, Allen GC, Brandom BW, Lehman EB. Clinical presentation, treatment, and complications of malignant hyperthermia in North America from 1987 to 2006. Anesth Analg 2010; 110(2): 498-507.
[http://dx.doi.org/10.1213/ANE.0b013e3181c6b9b2] [PMID: 20081135]

[6] Brandom BW, Larach MG, Chen MS, Young MC. Complications associated with the administration of dantrolene 1987 to

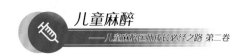
2006: a report from the North American Malignant Hyperthermia Registry of the Malignant Hyperthermia Association of the United States. Anesth Analg 2011; 112(5): 1115-23.
[http://dx.doi.org/10.1213/ANE.0b013e31820b5f1f] [PMID: 21372281]

[7] Schneiderbanger D, Johannsen S, Roewer N, Schuster F. Management of malignant hyperthermia: diagnosis and treatment. Ther Clin Risk Manag 2014; 10: 355-62.
[PMID: 24868161]

[8] Rubin AS, Zablocki AD. Hyperkalemia, verapamil, and dantrolene. Anesthesiology 1987; 66(2): 246- 9.
[http://dx.doi.org/10.1097/00000542-198702000-00028] [PMID: 3813090]

[9] Litman RS, Smith VI, Larach MG, et al. Consensus statement of the malignant hyperthermia association of the united states on unresolved clinical questions concerning the management of patients with malignant hyperthermia. Anesth Analg 2019; 128(4): 652-9.
[http://dx.doi.org/10.1213/ANE.0000000000004039] [PMID: 30768455]

[10] https://www.mhaus.org/healthcare-professionals/mhaus-recommendations/does-mitochondr- al-myopathy-mm-increase-an-individuals-susceptibility-to-malignant-hyperthermia-mh

[11] Rosenberg H, Pollock N, Schiemann A, Bulger T, Stowell K. Malignant hyperthermia: a review. Orphanet J Rare Dis 2015; 10(1): 93.
[http://dx.doi.org/10.1186/s13023-015-0310-1] [PMID: 26238698]

[12] Bilmen JG, Gillies RI. Clarifying the role of activated charcoal filters in preparing an anaesthetic workstation for malignant hyperthermia-susceptible patients. Anaesth Intensive Care 2014; 42(1): 51- 8.
[http://dx.doi.org/10.1177/0310057X1404200110] [PMID: 24471664]

[13] Litman RS, Rosenberg H. Malignant hyperthermia: update on susceptibility testing. JAMA 2005; 293(23): 2918-24.
[http://dx.doi.org/10.1001/jama.293.23.2918] [PMID: 15956637]

[14] Schuster F, Müller R, Hartung E, Roewer N, Anetseder M. Inhibition of sarcoplasmic Ca^{2+}-ATPase increases caffeine- and halothane-induced contractures in muscle bundles of malignant hyperthermia susceptible and healthy individuals. BMC Anesthesiol 2005; 5: 8.
[http://dx.doi.org/10.1186/1471-2253-5-8] [PMID: 15946384]

[15] Andersson ML, Møller AM, Wildgaard K. Butyrylcholinesterase deficiency and its clinical importance in anaesthesia: a systematic review. Anaesthesia 2019; 74(4): 518-28. [http://dx.doi.org/10.1111/anae.14545] [PMID: 30600548]

[16] Zhang C, Cao H, Wan ZG, Wang J. Prolonged neuromuscular block associated with cholinesterase deficiency. Medicine (Baltimore) 2018; 97(52): e13714.
[http://dx.doi.org/10.1097/MD.0000000000013714] [PMID: 30593143]

[17] Zhou W, Lv S. Delayed recovery from paralysis associated with plasma cholinesterase deficiency. Springerplus 2016; 5(1): 1887.
[http://dx.doi.org/10.1186/s40064-016-3561-y] [PMID: 27843744]

[18] Trujillo R, West WP. Pseudocholinesterase Deficiency InStatPearls [Internet] 2019. StatPearls Publishing.

[19] Thomsen JL, Nielsen CV, Palmqvist DF, Gätke MR. Premature awakening and underuse of neuromuscular monitoring in a registry of patients with butyrylcholinesterase deficiency. Br J Anaesth 2015; 115 (Suppl. 1): i89-94.
[http://dx.doi.org/10.1093/bja/aev103] [PMID: 26174307]

[20] Robles A, Michael M, McCallum R. Pseudocholinesterase deficiency: What the proceduralist needs to know. Am J Med Sci 2019; 357(3): 263-7.
[http://dx.doi.org/10.1016/j.amjms.2018.11.002] [PMID: 30578021]

[21] Lee S, Han JW, Kim ES. Butyrylcholinesterase deficiency identified by preoperative patient interview. Korean J Anesthesiol 2013; 65(6) (Suppl.): S1-3.
[http://dx.doi.org/10.4097/kjae.2013.65.6S.S1] [PMID: 24478828]

[22] Davis L, Britten JJ, Morgan M. Cholinesterase. Its significance in anaesthetic practice. Anaesthesia 1997; 52(3): 244-60.
[http://dx.doi.org/10.1111/j.1365-2044.1997.084-az0080.x] [PMID: 9124666]

[23] Food and Drug Administration. Safety review update of codeine use in children; new boxed warning and contraindication on use after tonsillectomy and/or adenoidectomy. 2013. Available at: https://www.fda.gov/downloads/Drugs/DrugSafety/UCM339116.pdf

[24] Koren G, Cairns J, Chitayat D, Gaedigk A, Leeder SJ. Pharmacogenetics of morphine poisoning in a breastfed neonate of a codeine-prescribed mother. Lancet 2006; 368(9536): 704.
[http://dx.doi.org/10.1016/S0140-6736(06)69255-6] [PMID: 16920476]

[25] Gasche Y, Daali Y, Fathi M, *et al*. Codeine intoxication associated with ultrarapid CYP2D6 metabolism. N Engl J Med 2004; 351(27): 2827-31.
[http://dx.doi.org/10.1056/NEJMoa041888] [PMID: 15625333]

[26] Kelly LE, Rieder M, van den Anker J, *et al*. More codeine fatalities after tonsillectomy in North American children. Pediatrics 2012; 129(5): e1343-7.
[http://dx.doi.org/10.1542/peds.2011-2538] [PMID: 22492761]

[27] Voronov P, Przybylo HJ, Jagannathan N. Apnea in a child after oral codeine: a genetic variant - an ultra-rapid metabolizer. Paediatr Anaesth 2007; 17(7): 684-7.
[http://dx.doi.org/10.1111/j.1460-9592.2006.02182.x] [PMID: 17564651]

[28] Ciszkowski C, Madadi P, Phillips MS, Lauwers AE, Koren G. Codeine, ultrarapid-metabolism genotype, and postoperative death. N Engl J Med 2009; 361(8): 827-8.
[http://dx.doi.org/10.1056/NEJMc0904266] [PMID: 19692698]

[29] MacDonald N, MacLeod SM. Has the time come to phase out codeine? CMAJ 2010; 182(17): 1825.
[http://dx.doi.org/10.1503/cmaj.101411] [PMID: 20921244]

[30] Tobias JD, Green TP, Coté CJ. Codeine: Time to Say "No". Pediatrics 2016; 138(4): e20162396.
[http://dx.doi.org/10.1542/peds.2016-2396] [PMID: 27647717]

[31] Tremlett MR. Wither codeine? Paediatr Anaesth 2013; 23(8): 677-83.
[http://dx.doi.org/10.1111/pan.12190] [PMID: 23668390]

[32] Kelly LE, Sommer DD, Ramakrishna J, *et al*. Morphine or Ibuprofen for post-tonsillectomy analgesia: a randomized trial. Pediatrics 2015; 135(2): 307-13.
[http://dx.doi.org/10.1542/peds.2014-1906] [PMID: 25624387]

[33] Orliaguet G, Hamza J, Couloigner V, *et al*. A case of respiratory depression in a child with ultrarapid CYP2D6 metabolism after tramadol. Pediatrics 2015; 135(3): e753-5.
[http://dx.doi.org/10.1542/peds.2014-2673] [PMID: 25647677]

[34] Liu C, Ulualp SO. Outcomes of an alternating ibuprofen and acetaminophen regimen for pain relief after tonsillectomy in children. Ann Otol Rhinol Laryngol 2015; 124(10): 777-81.
[http://dx.doi.org/10.1177/0003489415583685] [PMID: 25902839]

[35] Bedwell JR, Pierce M, Levy M, Shah RK. Ibuprofen with acetaminophen for postoperative pain control following tonsillectomy does not increase emergency department utilization. Otolaryngol Head Neck Surg 2014; 151(6): 963-6.
[http://dx.doi.org/10.1177/0194599814549732] [PMID: 25205639]

[36] Yaman H, Belada A, Yilmaz S. The effect of ibuprofen on postoperative hemorrhage following tonsillectomy in children. Eur Arch Otorhinolaryngol 2011; 268(4): 615-7.
[http://dx.doi.org/10.1007/s00405-010-1393-x] [PMID: 20890608]

[37] Fortenberry M, Crowder J, So TY. The Use of Codeine and Tramadol in the Pediatric Population- What is the Verdict Now? J Pediatr Health Care 2019; 33(1): 117-23.
[http://dx.doi.org/10.1016/j.pedhc.2018.04.016] [PMID: 30545525]

[38] Aveline C, Le Hetet H, Le Roux A, Bonnet F. A survey of the administration of prednisolone versus ibuprofen analgesic protocols after ambulatory tonsillectomy. Anaesth Crit Care Pain Med 2015; 34(5): 281-7.
[http://dx.doi.org/10.1016/j.accpm.2014.11.003] [PMID: 26004877]

[39] Miura MS, Saleh C, de Andrade M, Assmann M, Ayres M, Lubianca Neto JF. Topical sucralfate in post-adenotonsillectomy analgesia in children: a double-blind randomized clinical trial. Otolaryngol Head Neck Surg 2009; 141(3): 322-8.
[http://dx.doi.org/10.1016/j.otohns.2009.05.032] [PMID: 19716007]

[40] Chou R, Gordon DB, de Leon-Casasola OA, *et al*. Management of Postoperative Pain: a clinical practice guideline from the American pain society, the American Society of Regional Anesthesia and Pain Medicine, and the American Society of Anesthesiologists' committee on regional anesthesia, executive committee, and administrative council. J Pain 2016; 17(2): 131-57.
[http://dx.doi.org/10.1016/j.jpain.2015.12.008] [PMID: 26827847]

第六章
小儿疼痛管理和局部麻醉

Dinesh K.Choudhry[1] and Kesavan Sadacharam[2]

[1]Department of Anesthesiology, Shriners Hospital for Children, Philadelphia, PA, USA

[2]Department of Anesthesiology, Nemours/Alfred I. duPont Hospital for Children Wilmington, DE, USA

摘要：在儿童中，不充分的疼痛管理不仅会导致直接的压力和痛苦，还会影响患者和家人的长期心理、生理和情感结果。众所周知，由于下行抑制通路的不成熟，新生儿不仅会感到疼痛，而且还会有夸大的感觉。此外，各种生理差异会影响各种药物的效果和持续时间。尽管存在许多经过验证的工具和疼痛量表，但对儿童疼痛的评估仍具有挑战性。成功的急性疼痛管理涵盖了疼痛传导、传递、调制和感知的复杂系统中的各种元素。针对伤害性感受途径中的多个目标的多模式方法比涉及单个目标的方法更有效。局部镇痛技术辅以阿片类药物和非阿片类药物已被证明可有效控制术后疼痛。传统上，骶管和硬膜外镇痛具有既定的安全记录，并且是儿童中流行的区域技术。然而，超声引导技术的进步鼓励儿科麻醉医师对儿童进行更多的局部阻滞。此外，在大手术中应用加速康复外科（enhanced recovery after surgery，ERAS）方案，以及对阿片类药物流行的担忧导致人们越来越意识到局部麻醉的益处。在本章中，我们将讨论儿童疼痛感知的基本原理、疼痛评估和管理疼痛的多模式方法、相关药理学，以及常规和复杂儿科手术患者的各种局部镇痛技术。

关键词：骶管硬膜外、中枢神经阻滞、脑瘫、慢性术后疼痛、发育药理学、加速康复外科、下肢神经阻滞、腰椎硬膜外麻醉、多模式方法、新生儿、非阿片类镇痛剂、阿片类镇痛剂、阿片类药物诱发的痛觉过敏、疼痛评估、疼痛神经生物学、周围神经阻滞、药物治疗、脊柱融合手术、新生儿脊柱、上肢神经阻滞。

一、介绍

　　儿童疼痛管理不当不仅会立即导致过度的压力和痛苦，而且还会影响患者和家人的长期心理、生理和情绪结果。在儿科人群中成功的疼痛管理策略需要考虑神经生物学、疼痛处理、适合年龄的疼痛评估工具和发育药代动力学等方面与年龄的相关变化。

二、病理生理学和神经生物学

　　疼痛不仅是从外周神经元到中心的冲动传递，而是疼痛感知、放大和抑制的复杂相互作用。它是由专门用于检测实际或即将发生的组织损伤的感觉受体（称为伤害感受器）激活引起的。然而，伤害感受器的激活与疼痛的感觉体验之间的相关性是可变的，并且受情绪状态、焦虑程度、注意力、分心和亲身经历、回忆，以及许多其他可以增强或减少疼痛体验因素的显著影响。与手术相关的组织损伤会引发伴有炎性细胞因子的全身反应。在伤口和邻近组织中释放的炎症介质（血清素、缓激肽、组织胺、前列腺素和白三烯）导致受伤区域的突触传递增强和痛阈降低，称为原发性痛觉过敏。组织损伤、神经损伤和强烈的有害刺激会从损伤部位产生一连串的脉冲，导致脊髓背角的躯体感觉神经元突触效能增加，这被称为中枢敏化（图6-1）。动作电位导致有髓纤维（A-delta）和无髓纤维（C纤维）的突触前末端向突触间隙释放多种促痛物质，如谷氨酸、P-物质和降钙素基因相关肽。这种增强的突触传递导致疼痛阈值的降低、疼痛反应的中枢放大，以及疼痛敏感性向非受伤区域扩散。疼痛敏感性扩散到周围的非受伤区域称为继发性痛觉过敏，并且可能通过通常不痛的刺激（如触摸）导致疼痛的发生，这被称为痛觉超敏。痛觉超敏的存在可能表明有髓纤维和无髓纤维活动增强，并且通常介导触摸的有髓纤维的活动开始被解释为疼痛信号。除伤害性疼痛和炎症性疼痛外，神经性方面可能是由手术对局部神经组织造成的损伤，导致受伤的神经末梢自发放电，从而增加术后早期疼痛敏感性，并有可能成为慢性术后疼痛。

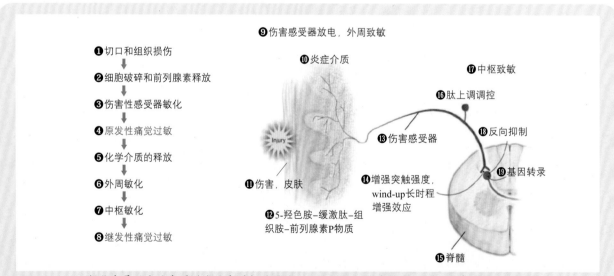

损伤会导致炎症介质（炎症介质）的释放，从而增强损伤直接产生的伤害感受器放电。

图 6-1　涉及外周和中枢敏化的主要机制

[经Mendell LM许可转载。神经元和回路信号损伤的计算功能：与疼痛行为的关系。美国国家科学院院刊；2011；108（副刊3）：15596-601.]

三、发育药理学

儿童不仅是在缩小版的成年人，而且在生理和药理学上也存在差异。大多数成熟变化发生在生命的第一年。儿童与成年人存在显著的药代动力学差异，需要考虑镇痛药物的剂量和时间。新生儿和婴儿体内的高水分含量导致水溶性药物的分布体积更大，可能具有更长的作用持续时间。由于新生儿心排血量的较高比例都被输送到大脑，因此脑内药物浓度可能高于成年人。血-脑屏障的不成熟进一步促进了药物向中枢神经系统的输送。较低水平的白蛋白和 α-1 酸性糖蛋白（与阿片类药物和局部麻醉剂等药物高度结合的蛋白）可以提高未结合血浆药物的有效浓度，同时增加药物作用和毒性。肝酶系统和肾功能不成熟导致药物清除率降低，需要调整剂量和间隔时间。这些器官在1岁时达到成年人水平。2～6岁时儿童的药物清除率实际上可能高于成年人，因为相对于体重而言，肝脏质量较大。

四、疼痛评估

我们对儿童的疼痛知之甚少，认识不足，因此缺乏有效治疗。我们需要认识到疼痛评估和疼痛测量之间的差异。疼痛评估旨在识别影响体验的各种因素，包括生理、认知、情感、行为因素及他们之间的动态相互作用。疼痛测量是指在疼痛的一个方面（通常是强度）应用度量。尽管存在许多经过验证的疼痛量表，但对疼痛地评估仍具有挑战性。一般来说，疼痛量表是有限的，因为它们往往会破坏患者和医师之间人际互动的复杂性，并且它们往往会忽略心理素质和文化对疼痛表达和评估的影响。更好管理疼痛的关键是可靠地评估，这可以改善对疼痛的检测和监测。疼痛评估分为三类：行为评估、生理评估和疼痛自我报告。

自我报告量表仅适用于具有足够认知能力以相对量表指示疼痛的儿童。3种类型的自我报告量表是视觉模拟量表（适用于7岁以上儿童）、数字评定量表（适用于学龄儿童）和图形评定量表（适用于3～7岁儿童）。观察行为量表适用于3岁以下儿童（表6-1）。

表6-1　儿童使用的各种疼痛量表

疼痛量表	类型	适用年龄	备注说明
不能言语的儿童			
新生儿疼痛量表：面部表情、哭声、呼吸模式、手臂、腿和觉醒状态	观察行为量表	新生儿～1岁	0～2分：无疼痛，3～4分：轻度至中度疼痛，＞4分：重度疼痛；手术疼痛
FLACC 量表（面部、腿部、活动、哭泣和安慰）	观察行为量表	＜3岁，也适用于无法自我报告的年龄较大认知障碍儿童	0～10分，每个参数0～2分，＞4分中度疼痛，＞7分重度疼痛；可能无法区分疼痛和焦虑；经验证可用于手术和术后疼痛
rFLACC（修订后的FLACC）	观察行为量表	认知障碍的比率高于其他量表	结合疼痛行为；术后用于4～19岁的认知障碍患者
语言儿童			
Wong-Baker 面部表情疼痛量表或 OUCHER 量表	自我报告量表	＜3岁的儿童	不同程度笑脸对悲伤的等级产生数字0～10的分数；快速简单；良好的可靠性证据
数字评分量表（0～10分）	自我报告量表	≥6岁的儿童	无痛：0分，轻度：1～3分，中度：4～6分，重度：7～10分

五、新生儿疼痛

伤害感受通路在出生时就具有功能性，但递质水平、受体分布和受体功能的改变会改变对有害刺激的反应。缺乏髓鞘形成已被提出作为新生儿神经元成熟度不足的指标，但不完全髓鞘形成只会导致较慢的神经元传导速度，这完全被中间神经元和神经肌肉之间较短的冲动传导距离所抵消。众所周知，由于下行抑制通路不成熟，新生儿不仅会感到疼痛，而且还会有夸大的感觉。这归因于相对过量的兴奋机制和抑制机制成熟的延迟。

新生儿疼痛评估和管理非常具有挑战性，因为行为疼痛评估目前是疼痛管理的基石。然而，其他痛苦状态，如饥饿和混杂的临床因素，包括败血症或心脏病，均会降低生理和行为反应的特异性。在患有神经功能障碍的新生儿中，疼痛工具的特异性可能会进一步降低。

六、疼痛管理和药物治疗方法

在处理儿童疼痛时，需要考虑某些一般要点。麻醉医师必须与患者及其家属、外科医师，以及提供术后护理的团队中任何其他成员进行有效沟通。控制疼痛的方案应考虑发育年龄、手术方式、潜在的药物相互作用、共存疾病、既往治疗史和临床环境，以提供安全、有效的疼痛缓解，以及降低不良反应发生率。护理人员应了解儿童疼痛管理的一般原则，包括疼痛评估知识和不同发育年龄镇痛剂的使用。

（一）阿片类镇痛药

这类药物用于治疗中度至重度疼痛，并通过与位于突触前和突触后的中枢神经系统中特定阿片受体结合发挥作用。与受体结合后通过减少从突触前末端释放兴奋性神经递质，以及超极化突触后神经元，导致神经元抑制。阿片受体分为 μ、κ、δ 和 σ。μ 进一步细分为 $\mu 1$：介导脊髓上镇痛和依赖性，以及 $\mu 2$：介导镇静、呼吸抑制、肠道动力障碍和心动过缓。常用的阿片类药物激动剂，如吗啡、氢吗啡酮、哌替啶、美沙酮、芬太尼、舒芬太尼、氢可酮和羟考酮均对 $\mu 1$ 起作用。阿片类激动-拮抗剂，如纳布啡和喷他佐辛，通过对 κ 和 σ 受体的激动作用，以及对 μ 受体的部分激动或拮抗作用提供镇痛作用（表6-2）。阿片类药物常见的不良反应包括镇静、呼吸抑制、恶心、呕吐、瘙痒、便秘和尿潴留，而烦躁、肌阵挛运动和癫痫发作相对较少。在不同镇痛药的不良反应特征中观察到显著的变异性，改用不同的阿片类药物可能会提高耐受性并减少不良反应。

表6-2　常用的阿片类药物

药物	等效静脉内剂量 mg/kg（效力）	剂量/间隔时间	备注说明
吗啡	0.1（1）	静脉推注：每 3 ~ 4 小时 50 ~ 100 μg/kg 静脉输注：10 ~ 30 μg/（kg·h） 口服：每 3 ~ 4 小时 0.2 ~ 0.3 mg/kg	最常用的"黄金标准"；静脉推注、静脉输注或口服；口服生物利用度 20% ~ 30%；具有活性代谢物 - 吗啡 -6 葡萄糖苷酸
氢吗啡酮	0.02（5）	静脉推注：每 4 小时 10 ~ 20 μg/kg 静脉输注：3 ~ 5 μg/（kg·h） 口服：每 3 ~ 4 小时 0.04 ~ 0.08 mg/kg	效力是吗啡的 5 倍；静脉内、口服或硬膜外；越来越多地用作一线阿片类药物；减少恶心、呕吐和瘙痒
芬太尼	0.001（20）	静脉推注：每 1 ~ 2 小时 0.5 ~ 2 μg/kg 静脉输注：0.5 μg/（kg·h） 透皮贴剂：12.5/25/50/100 μg/h	比吗啡强 100 倍；没有活性代谢物；由于高脂溶性，血流动力学影响最小，因此具有高脑渗透性，非常适合短暂的痛苦手术；仅用于慢性疼痛的透皮

续表

药物	等效静脉内剂量 mg/kg（效力）	剂量/间隔时间	备注说明
羟考酮	0.1（1）	口服每 4 小时 0.05 ～ 0.15 mg/kg	仅口服，作为片剂或液体；60% 的生物利用度；活性代谢物氧吗啡酮；单独或与对乙酰氨基酚联合使用
氢可酮	0.1（1）	口服每 4 小时 0.1 ～ 0.2 mg/kg	仅口服，作为片剂或液体；活性代谢物氢吗啡酮，单独或与对乙酰氨基酚联合使用
美沙酮	0.02 ～ 0.1（5 to1）	口服 0.05 ～ 0.1 mg/kg 作用时间长（12 ～ 36 小时）	静脉推注或口服；口服生物利用度 70%；主要代谢物吗啡；N-甲基 -D- 天冬氨酸阻滞剂；在神经性疼痛中的作用；由于对其他阿片类药物的交叉耐受性不完全，因此对癌症疼痛有好处；推荐吗啡到美沙酮；换算：1∶0.1，避免过度镇静和呼吸抑制
纳布啡	静脉推注（1）	足月新生儿：每 2 ～ 4 小时 25 ～ 50 μg/kg 婴儿和儿童：每 2 ～ 4 小时 50 ～ 100 μg/kg	κ激动剂和 μ 拮抗剂；剂量＞ 200 μg/kg 时，镇痛的天花板效应；为中度疼痛提供有效的镇痛剂；用于拮抗 μ 介导的不良反应瘙痒和呼吸抑制；有成瘾儿童阿片类药物戒断的风险

（二）非阿片类药物

非阿片类药物可增强镇痛作用，通常足以缓解轻度疼痛，并减少中度至重度疼痛所需的阿片类药物量，而不会增加不良反应（表6-3）。

表 6-3　常用的非阿片类药物

药物	制剂	剂量	备注说明
酮咯酸（辉瑞，纽约，NY）	可注射：15 mg/mL	静脉内：每 6 小时 0.5 mg/kg 静脉内最大剂量：20 次或 5 天	具有显著阿片类药物节约作用的非甾体抗炎药；不良反应：胃刺激、胃出血、血小板功能障碍、肾功能改变
布洛芬（布洛芬制剂，麦克尼尔保健公司，宾夕法尼亚州华盛顿堡）	标签：200 mg、400 mg、600 mg、800 mg 咀嚼片：50 mg、100 mg 酏剂：100 mg/5 mL	口服：每 4 ～ 6 小时 6 ～ 10 mg/kg	具有显著阿片类药物节约作用的非甾体抗炎药；不良反应：胃刺激、胃出血、血小板功能障碍、肾功能改变
萘普生	标签：220 mg、250 mg、375 mg、500 mg 酏剂：25 mg/5 mL	口服：每 8 ～ 12 小时 2.5 ～ 5 mg/kg	非甾体抗炎药；不良反应：胃刺激、胃出血、血小板功能障碍、肾功能改变
对乙酰氨基酚	标签：325 mg、500 mg 酏剂：165 mg/5 mL 栓剂 静脉注射	口服：10 ～ 15 mg/kg 直肠：单剂量 30 ～ 40 mg/kg 和重复剂量 20 mg/kg 静脉给药：10 ～ 15 mg/kg	潜在的肝毒性；有肝功能障碍的儿童慎用
可乐定	经皮给药 骶管和硬膜外	0.1 mg/d 或 0.2 mg/d，持续 1 周 经皮：0.1 mg/d、0.2 mg/d、0.3 mg/d 骶管和硬膜外：1 ～ 2 μg/kg	抑制突触前去甲肾上腺素释放的中枢作用的 α2 肾上腺素能激动剂；抗焦虑和镇痛；镇静和低血压很常见
氯胺酮	静脉注射	静脉内：50 ～ 400 μg/（kg·h）（亚麻醉剂量）	苯环利啶衍生物；良好的术后镇痛；对阿片类药物耐受有用；减弱中枢敏化作用并有助于治疗阿片类药物引起的痛觉过敏；在低（亚麻醉）剂量下具有最小的不良反应，如烦躁和幻觉
加巴喷丁	片剂或酏剂	术前：10 mg/kg（最大 600 mg） 术后：3 ～ 5 mg/kg，每天 3 次	与电压门控钙通道的 α2-δ1 亚基结合；减少兴奋性神经递质的释放；具有抗痛觉过敏和抗醛固酮作用；在大手术后使用；用于神经性疼痛；有助于预防慢性术后疼痛；不良反应：镇静、头晕；主要是肾消除，因此在肾功能不全的患者中需要谨慎

七、疼痛管理的多模式方法

急性疼痛的成功控制必须针对疼痛转导、传递、调制和感知的复杂系统中的各种元素。沿疼痛传递途径同时靶向多个部位，也称为分层方法，不仅提供了卓越的镇痛效果，而且由于需要每种药物的剂量通常较低，因此也可以最大限度地减少不良反应（图6-2）。

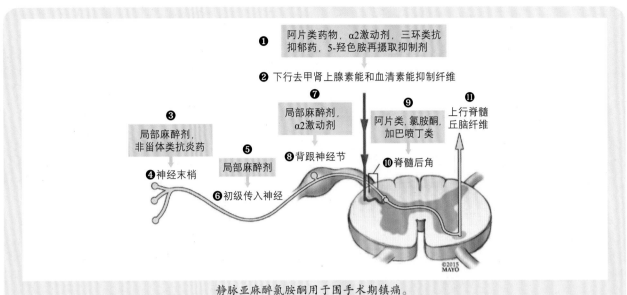

静脉亚麻醉氯胺酮用于围手术期镇痛。

图6-2　多种药物作用于沿疼痛信号通路的不同解剖位置

（经许可转载自：Gorlin AW, Rosenfeld DM, Ramakrishna H. Intravenous sub-anesthetic ketamine for perioperative analgesia. J Anaesthesiol Clin Pharmacol, 2016; 32: 160-7.）

疼痛管理的多模式方法有很多优点，这些优点得到了文献的充分支持。首先，它允许不同镇痛剂的叠加和协同作用，从而更有效地控制疼痛。其次，减少个别药物的剂量有助于减少其不良反应。最后，它有助于摒弃以阿片类药物为中心旧的疼痛控制模式，并减少相关的不良影响，如呼吸抑制、耐受性和旧的疼痛控制模式转移。鉴于当前阿片类药物的流行及其相关的发病率和死亡率，重要的是用最少的阿片类药物控制术后疼痛。区域镇痛技术辅以阿片类药物和非阿片类药物，如非甾体抗炎药、加巴喷丁类药物以及可乐定，已证明可有效地控制术后疼痛。

八、加速术后康复

由Henrik Kehlet教授在20世纪90年代发起的加速术后康复计划已成为围手术期管理的重要焦点。尽管最初用于结直肠手术，但它们已在各种外科手术中进行了研究。它们是多模式的围手术期护理途径，旨在通过维持术前器官功能和减少手术后的应激反应实现手术干预后更快的恢复。这些程序试图改变患者对大手术的生理和心理反应；且已被证明可以减少并发症；并使肠道功能早日恢复正常活动，减少住院时间。加速术后康复方案的关键要素包括术前咨询、营养优化、标准化麻醉、镇痛方案及早期活动。

九、阿片类药物诱发的痛觉过敏

阿片类药物引起的痛觉过敏的特征是对疼痛刺激的敏感性增加（痛觉过敏），即使在通常不痛的刺激下也可能出现疼痛感（异常性疼痛）。它表现在一些接受长期阿片类药物治疗的患者中。这是一种自相矛盾的反应，其中阿片类药物不仅不能减轻疼痛，反而可能导致对刺激的敏感性提高，并且可能发生在不相关和不同的解剖区域。所经历的疼痛类型可能与潜在疼痛具有相同的特征或与潜在疼痛不同。确切的分子机制尚不清楚，但被认为涉及阿片类药物激活中枢谷氨酰胺能系统和N-甲基-D-天冬氨酸受体。因此，如果疼痛由于无法解释的原因而增加、具有不同的特征并且随着阿片类药物剂量的增加没有改善，则应怀疑阿片类药物引起的痛觉过敏。系统评价和随机对照试验表明，在手术期间给予患者大剂量瑞芬太尼，会使患者的疼痛感小幅但有临床意义地增加，导致术后即刻吗啡的使用略有增加，而对阿片类药物相关的不良反应没有任何影响。治疗包括减少阿片类药物的剂量和补充N-甲基-D-天冬氨酸受体调节剂，如氯胺酮和美沙酮（图6-3）。

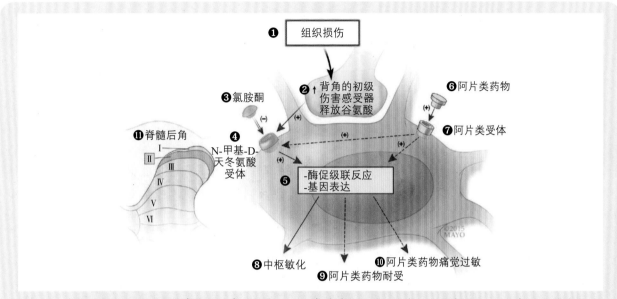

图6-3　来自外周的初级伤害性感受激活脊髓后角的二级感觉神经元释放谷氨酸，谷氨酸与 N-甲基-D-天冬氨酸受体结合。氯胺酮可阻断 N-甲基-D-天冬氨酸受体，从而减弱中枢敏化，以及阿片类药物耐受和痛觉过敏的发展。（经许可转载自：Gorlin AW, Rosenfeld DM, Ramakrishna H. Intravenous sub-anesthetic ketamine for perioperative analgesia. J Anaesthesiol Clin Pharmacol, 2016; 32: 160-7. ）

十、儿童区域性镇痛

骶管和硬膜外镇痛具有既定的安全记录，是流行的儿童区域性镇痛技术。超声引导区域技术的进步鼓励儿科麻醉医师对儿童进行更多的区域阻滞，这些阻滞具有更高的准确性和更低的并发症风险。此外，加速康复方案在大手术中的应用，以及对阿片类药物流行的担忧使局部麻醉的使用增加。在本节中，将讨论儿童常见的外周和躯干阻滞的相关解剖学和技术。

（一）上肢阻滞

上肢手术的臂丛神经阻滞可通过肌间沟、锁骨上、锁骨下和腋窝入路进行阻滞。入路的选择主要取决于手术的位置、患者的体型和操作者的专业知识。由于腋窝阻滞风险较低且技术更简单，其曾经是成年人和儿童中最流行的臂丛神经阻滞。然而，其他方法，如肌间沟、锁骨上和锁骨下阻滞，由于对超声的熟悉程度增加，以及这些方法的一些潜在优势，现已获得普及。一般来说，肌间沟和锁骨上阻滞适用于肩部和上臂手术，而锁骨下和腋窝阻滞更适合肘部、前臂和手部手术。

1. 锁骨上入路

锁骨上阻滞可为大多数肱骨中部远端上肢手术提供出色的镇痛和肌松。臂丛神经的主干和分支在经过第一肋骨时非常接近且紧凑。因此，如果在此水平进行阻滞，阻滞的质量非常好。然而，由于存在气胸和血管穿刺的风险，这种方法并不常用于幼儿。在颈部，臂丛神经紧邻锁骨下动脉、颈胸膜和肺。因此，在儿童中进行这些阻滞时建议使用超声引导技术。这些阻滞的安全性随着超声的使用得到了提高，超声可以看到肋骨、胸膜、锁骨下动脉和臂丛神经，以及针的路径。文献中缺乏关于幼儿锁骨上阻滞经验的证据；然而，有一些小型研究和病例报告表明，锁骨上阻滞已成功且安全地在婴儿时期的儿童中实施。平面内技术通常优于平面外技术，因为它使人们能够看到针头的整个长度，包括尖端。由于超声引导技术有助于将针尖准确放置在靠近神经丛的位置，因此成功完成阻滞仅需要较少量的局部麻醉剂。

该阻滞是在患者仰卧位、同侧手臂沿患者侧面处于中立位时进行的。将头部放在头圈或枕头上并转向对侧。操作员站在患者的头端，根据操作者的偏好，超声机可以放置在阻滞的同侧或对侧。解剖标志是锁骨、锁骨上窝和胸锁乳突肌锁骨头的插入点。重要的是要清楚地看到锁骨和锁骨上窝以执行此阻滞。

相关的解剖结构是浅表的。因此，使用＞13 MHz的高频探头就足够了。在大多数患者中，38 mm探头是理想的，但对于年幼的儿童，可能需要更小（25 mm）的探头。超声探头立即放置在锁骨上窝上方并与锁骨平行。臂丛神经可以被看作是紧邻锁骨下动脉外侧的一个小的低回声结构，就像一串葡萄一样。前斜角肌位于锁骨下动脉前内侧，中斜角肌位于臂丛后外侧，第一肋骨在屏幕底部下方显示为白色高回声线。在肋骨下方，肺被视为低回声结构。如前所述，平面内技术是首选，因为能够查看针杆和尖端。采用外侧到内侧入路用于避开锁骨下动脉。针尖放置在第一肋骨、锁骨下动脉和臂丛组成的区域，以使局部麻醉剂在臂丛周围得到最佳扩散。

2. 肌间沟入路

肌间沟阻滞是青少年和大龄儿童肩部手术中最常用的阻滞。局部麻醉剂作用在臂丛神经根的水平。患者、操作者和超声机的位置与上一节中描述的锁骨上入路相同。在超声识别解剖结构之前，锁骨、胸锁乳突肌和环状软骨被用作大体解剖标志。由于该颈部阻滞的相关解剖结构位于表面，因此使用高频线性探头。与锁骨上阻滞一样，超声探头沿着锁骨放置在锁骨上窝上方，以获得锁骨下动脉和动脉周围神经丛的视图（图6-4）。获得视野后，将探头逐渐向头侧倾斜，以观察位于前斜角肌和中斜角肌之间的臂丛神经（$C_5 \sim C_7$）的根部。有助于识别臂丛神经的相关解剖结构是胸锁乳突肌的外侧端，内侧是颈动脉和颈内静脉。臂丛神经的根部在超声图像上被视为一簇圆形的低回声结构，从屏幕的顶部到底部排列成一条线。识别臂丛神经的另一种方法是在环状软骨水平内侧识别颈动脉和胸锁乳突肌，然后横向移动探

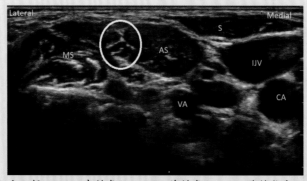

圆圈表示臂丛神经的C_5、C_6和C_7根。MS：中斜角肌；AS：前斜角肌；S：胸锁乳突肌；VA：椎动脉；IJV：颈内静脉；CA：颈动脉。

图6-4　肌间沟阻滞的超声

头以找到斜角肌之间的神经丛。另一个关键结构是椎动脉，它在进入由椎体横突形成的管之前向内侧延伸到前斜角肌和神经丛的前面。膈神经覆盖在前斜角肌上，因此膈神经阻滞是与该阻滞相关的最常见并发症。其他严重并发症包括完全脊髓麻醉和主要血管损伤，如颈内静脉、颈动脉和椎动脉。

这个阻滞是通过从外侧到内侧的平面内技术执行的。有必要对针尖进行良好的观察，以免意外刺破主要血管或将局部麻醉剂注入椎管。为防止损伤神经丛，建议将针尖放在根部之间，而不是直接接触。使用 0.5 ~ 1.5 mg/kg 的局部麻醉剂剂量（布比卡因或罗哌卡因）可以成功地进行肌间沟阻滞。

3.锁骨下入路

在臂丛神经索水平进行锁骨下阻滞，用于手臂远端、肘部、前臂和手部的手术。这种方法不适合肩部手术。锁骨下阻滞的成功率在儿童肘部和手部手术与锁骨上阻滞相当。

患者取仰卧位，手臂外展并在肘部弯曲。这个位置有助于将锁骨向下移动并移开，从而为针头在锁骨和探头之间通过提供更多空间。将头部放在头圈或枕头中，然后转向另一侧。操作者站在患者的头端，超声通常位于阻滞的同一侧。由于与锁骨上或肌间沟阻滞相比，这种方法的腋动脉和臂丛神经通常更深，因此根据患者的体型选择具有38 mm足迹的高频线性探头或曲线探头。超声探头放置在三角凹槽锁骨下方的矢状面。对于普通成年人患者，锁骨下阻滞的深度通常设置为 4 ~ 6 cm。然而，在儿童中，它取决于患者的年龄和体型。探头可以从外侧向内侧移动，以识别腋动脉和臂丛神经。边界是前面的胸肌、内侧的肋骨、外侧的肱骨，以及上方的锁骨和喙突。腋静脉靠近腋动脉的尾部。臂丛神经的外侧、内侧和后束位于腋动脉周围。通过使用锁骨和探头之间的平面内技术，将针头沿头尾方向推进。对于局部麻醉剂的初始注射，针尖放置在腋动脉下方的后束位置处。在大多数情况下，在后束六点钟位置注射一次就足以成功阻滞。然而，根据局部麻醉剂的扩散，第二次或第三次注射可以通过重新定位针尖在内侧或外侧束附近进行。已经表明，两次或三次注射可以最大限度地降低不完全桡神经阻滞的风险。

与锁骨上阻滞相比，锁骨下入路更安全，因为霍纳综合征、膈神经麻痹和感觉异常的发生率显著降低。但是，这种方法在技术上更加困难，因为胸肌下方的位置更深，并且针头相对于探头的方向呈锐角。在一项研究中，作者观察到与锁骨上阻滞相比，锁骨下阻滞需要更长的时间。

（二）躯干阻滞

1.骶管硬膜外阻滞与躯干阻滞

骶管硬膜外麻醉是儿童最常进行的阻滞，因为其在术中和术后疼痛管理方面具有悠久的安全性和有效性。它易于执行并提供完整的镇痛，包括内脏镇痛。然而，骶管阻滞也有一些缺点，如担心门诊手术后下肢无力、阻滞持续时间短、膀胱功能障碍，以及由于骶尾部韧带钙化而难以对年龄较大的儿童进行骶管阻滞。此外，患者必须处于侧卧位才能执行此阻滞。随着超声的出现，近年来，外周躯干阻滞作为一种替代镇痛方法在儿童中获得了普及，因为它们能够提供类似的镇痛效果，并且便于在仰卧位时使用阻滞。

常见的躯干阻滞是腹直肌鞘阻滞（rectus sheath block，RSB）、腰方肌阻滞（quadratus lumborum block，QLB）、腹横肌平面阻滞（transversus abdominis plane block，TAPB）和髂腹股沟阻滞（llioinguinal block，IIB）。脐疝修补术、腹股沟疝修补术和腹腔镜阑尾切除术是儿童最常进行的手术。腹直肌鞘阻滞用于脐疝修补术，腰方肌阻滞或腹横肌平面阻滞用于腹股沟疝修复术和腹腔镜阑尾切除术，已被证明可以减少围手术期对阿片类药物的需求并改善疼痛评分。这些阻滞有助于早期出院并提高患者满意度。

除门诊手术外，躯干阻滞作为主要结直肠手术硬膜外镇痛的替代方法，可提高加速术后康复通路的价值，尽管硬膜外镇痛仍然是腹部手术的"金标准"，但在硬膜外镇痛禁忌或不需要的情况下，腰方肌阻滞和腹横肌平面阻滞等躯干阻滞作为替代选择越来越受欢迎。对成年人的研究表明，腹横肌平面阻滞在结直肠手术中与胸硬膜外阻滞相比具有非劣效性。然而，在结直肠手术中，用躯干阻滞取代椎管内阻滞技术还需要更多的研究。

2.腹直肌鞘阻滞

腹直肌是一条长带状肌肉，从剑突延伸到耻骨联合。左右肌肉由中线处的白线隔开，肌肉的外侧边界由半月线构成。近端肌肉附着于第五至第七肋软骨和剑突，远端肌肉附着于耻骨嵴。腹直肌被腹内外斜肌和腹横肌的腱膜包围，形成前腹直肌鞘和后腹直肌鞘。腹直肌鞘排列在腹直肌周围，在肌肉和鞘之间形成了潜在的空间，用于注射局部麻醉剂。虽然腹直肌和腹直肌鞘之间的潜在空间是连续的，腹直肌在3个水平上被水平纤维带横断，该纤维带在脐和剑突之间的腹直肌中前后穿行。因此，局部麻醉剂的扩散可能会因局部麻醉剂的浓度大小、注射量和患者年龄而异。前外侧腹壁由$T_7 \sim L_1$脊神经前支的以下分支支配：肋间神经（$T_7 \sim L_1$）、肋下神经（T_{12}）和髂腹股沟/髂腹下神经（L_1）。这些神经在到达后腹直肌鞘时位于腹内斜肌和腹横肌之间的平面内。最后，它在穿过后腹直肌鞘和腹直肌后成为前皮神经。肋间神经（$T_7 \sim T_{11}$）为腹直肌和上覆皮肤提供感觉。

患者取仰卧位，暴露前腹壁进行双侧阻滞。操作者站在患者的一侧，超声机放置在对侧，反之亦然，在对侧进行阻滞。可以根据患者的年龄和体型为该阻滞选择小尺寸或大尺寸线性探头。腹直肌鞘阻滞是一个浅表阻滞，因此超声图像的深度为1~3 cm。根据手术的类型，探头可以放置在脐部或脐部与剑突之间。扫描通常从中线开始，探头横向移动以识别腹直肌。腹直肌被视为一个椭圆形的高回声结构，前后均被高回声的腹直肌鞘覆盖（图6-5）。探头进一步横向移动以识别半月线和腹壁的其他层，即腹外斜肌、腹内斜肌和腹横肌。通过平面内技术将针从外侧到内侧插入半月线外侧约1 cm处，然后将针头推进以将针尖定位在腹直肌体外侧1/3处的直肌和后腹直肌鞘之间。最初，在注射局部麻醉剂之前，可以使用盐水对空间进行水分离，以确认针尖的正确位置。

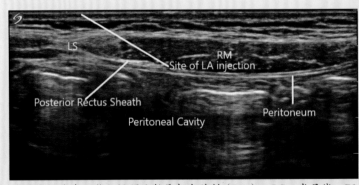

注射部位表示在腹直肌主体和后腹直肌鞘之间预注射局部麻醉剂（LA）；LS：半月线；RM：腹直肌；Site of LA injection：注射部位；Posterior Rectus Sheath：后腹直肌鞘；Peritoneal Cavity：腹腔；Peritoneum：腹膜。

图6-5　腹直肌鞘阻滞超声

3.腰方肌阻滞

腰方肌阻滞是另一种筋膜平面阻滞，已成为腹横肌平面阻滞的替代方法，因为与腹横肌平面阻滞（8~12小时）相比，它已被证明在腹部手术患者中提供更好的镇痛效果和更长的持续时间（16~24小时）。与腹横肌平面阻滞相比，腰方肌阻滞的另一个潜在优势是皮节覆盖范围。与腹横肌平面阻滞的$T_{10} \sim T_{12}$相比，腰方肌阻滞中沿胸腰筋膜（thoracolumbar fascia，TLF）注射的局部麻醉剂的皮区扩散已显示在$T_7 \sim T_{12}$或$T_8 \sim T_{12}$。尽管腰方肌阻滞已被证明可以提供更长的镇痛时间和更广泛的皮节覆盖范围，但腰方肌阻滞方法的镇痛机制尚不清楚。然而，胸腰筋膜极有可能在该阻滞的镇痛机制中发挥重要作用，因为它受到感觉、自主神经和机械感受器的丰富神经支配。因此，在腰方肌（quadratus lumborum muscle，QLM）和筋膜之间注射的局部麻醉剂沿筋膜扩散以阻断胸腰筋膜中嵌入的疼痛和自主神经受体是合理的。这也解释了与腹横肌平面阻滞相比，腰方肌阻滞的内脏镇痛效果更好的可能原因。腰方肌阻滞镇痛机制的其他可能解释是局部麻醉剂扩散到椎旁间隙。这个解释的可能性很小，因为尸体解剖和MRI研究表明局部麻醉剂很少或没有扩散到椎旁间隙。

实施这个阻滞的重要标志是腰方肌和胸腰筋膜。胸腰筋膜是连接前外侧腹壁和椎旁区域的筋膜层。腰方肌起自髂嵴后内侧缘，止于第12肋骨内侧缘和$L_1 \sim L_4$横突。腰方肌阻滞有多种方法，类型根据局部麻醉剂的注射部位命名。目前，腰方肌阻滞有四种入路，分别是QLB1（外侧路阻滞）、QLB2（后路阻滞）、QLB3（前路阻滞）和QLB4（肌内阻滞）。

（1）腰方肌阻滞1型（也称腰方肌外侧路阻滞）

由于局部麻醉剂注射的位置相对于肌肉的主体，腰方肌阻滞1型中的局部麻醉剂被注射在腰方肌的外侧边缘，其中腹横肌的外侧边缘逐渐变细到横筋膜。针尖位于横筋膜前方（图6-6）。患者取仰卧位，必要时在同侧臀部下方垫一个薄垫。高频线性或曲线探头放置在髂嵴和下肋缘之间，以识别腹横肌逐渐变细为高回声横筋膜。腰方肌被确定为椭圆形的低回声结构。针头从前-后平面内入路插入，直到针尖越过横筋膜，注射的局部麻醉剂可以看到腰方肌被向前推动。

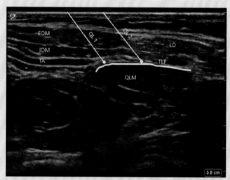

QL1为腰方肌1型阻滞；白线是潜在的进针路径，白线末端的点是胸腰筋膜和腰方肌之间局部麻醉药的预期注射部位。QL2为腰方肌2型阻滞；白线是潜在的进针路径，白线末端的点是胸腰筋膜和腰方肌之间局部麻醉药的预期注射部位。QLM：腰方肌；EOM：外斜肌；IOM：内斜肌；TA：腹横肌；LD：背阔肌；TLF：胸腰筋膜。

图6-6 超声引导腰方肌阻滞

（2）腰方肌阻滞2型（也称腰方肌后路阻滞）

在腰方肌阻滞2型中，局部麻醉剂被注射到腰方肌的后方。中间的胸腰筋膜将腰方肌与背阔肌和竖脊肌分开。这种方法的患者位置与腰方肌阻滞1型的位置相似。采用平面入路从前到后进针，直到针尖在腰方肌中点附近超过中间胸腰筋膜，在腰方肌后侧和筋膜之间注射局部麻醉剂（图6-7）。

（3）腰方肌阻滞3型（也称腰方肌前路阻滞）

腰方肌阻滞3型是一种更深入的方法，需要低频曲线探头才能获得广阔的视野。患者取侧卧位，超声探头横放在腋后线$L_2 \sim L_4$水平。该阻滞的主要超声标志是横突、腰大肌和腰方肌（图6-7）。使用超声探头以从后到前的平面内方法引导针。针尖位于腰方肌和腰大肌之间。

4.腹横肌平面阻滞

2001年，Rafi博士首次将腹横肌平面阻滞描述为剖宫产、子宫切除术和其他腹部手术（如开腹阑尾切除术和胆囊切除术）患者的一种多模式疼痛管理模式。它已被证实可以降低成年人各种腹部手术的阿片类药物消耗和疼痛评分。在儿童中，骶管和硬膜外阻滞在腹部手术中流行了很长一段时间。进入骶裂孔的便利性及其提供内脏镇痛的能力使得中枢神经阻滞成为儿科麻醉医师的流行选择。随着对超声引导阻滞技术熟悉程度的提高及腹横肌平面阻滞作为骶管和硬膜外镇痛等中枢性神经阻滞替代方法的有效性被证实，腹横肌平面阻滞在小儿手术中得到了广泛的应用。加速术后康复在临床路径中的整合进一步提高

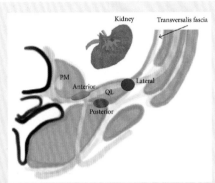

腰方肌外侧阻滞在腰方肌的外侧注射局部麻醉剂。腰方肌后路阻滞在腰方肌后部注射局部麻醉剂。腰方肌前路阻滞在腰大肌和腰方肌之间注入局部麻醉剂。QL：腰方肌；PM：腰大肌；灰线：横筋膜；Kidney：肾脏；Transversalis fascia：腹横筋膜；Anterior：前部；Posterior：后部；Lateral：侧面。

图6-7　腰方肌阻滞的解剖（前路、侧路和后路）

（经许可转载自：Ueshima H, Otake H, Lin JA. Ultrasound-guided quadratus lumborum block: an updated review of anatomy and techniques. BioMed Research International 2017, 2017:7 pages.）

了其受欢迎程度。

关于在儿童中使用腹横肌平面阻滞的文献因儿童年龄和手术类型而异。然而，与婴儿相比，腹横肌平面阻滞疗效在大龄儿童中的证据更强。此外，在大龄儿童中使用腹横肌平面阻滞的证据似乎偏向于阑尾切除术等下腹部手术和输尿管再植术等泌尿外科手术。此外，新生儿人群中有一些证据表明，腹横肌平面阻滞可以安全地进行，并且可以有效减少术后期间的阿片类药物消耗。腹横肌平面阻滞的理想局部麻醉药剂量在文献中没有很好的定义。然而，较高剂量似乎可以延长镇痛药的持续时间并减少最初24小时内对追加镇痛药的需求。

腹横肌平面阻滞的解剖标志位于肋缘和髂嵴之间，将线阵探头放置在腋中线以观察腹外斜肌、腹内斜肌和腹横肌3个腹壁肌肉层。注射的位置是腹内斜肌和腹横肌之间的筋膜平面（图6-8）。在注射局部麻醉药之前，平面内技术从前至后以使针尖位于正确的平面上。

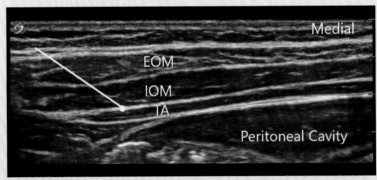

线末端的白点表示腹内斜肌和腹横肌之间的局部麻醉药注射部位。EOM：腹外斜肌；IOM：腹内斜肌；TA：腹横肌；Medial：中间；Peritoneal Cavity：腹膜腔。

图6-8　腹横平面阻滞的超声图像

5.髂腹股沟阻滞

髂腹下、髂腹股沟神经都是L_1腹侧支的分支，属于腰丛的一部分，髂腹股沟神经从腰丛出来后接收胸12的一个分支。进行此阻滞时，患者取仰卧位，髂腹股沟阻滞是浅表阻滞，因此理想的探头是高频线阵探头，图像的设定深度为2～4 cm。既往是通过解剖定位技术，阻滞成功与否取决于操作者的经验和熟练程度。依靠触觉实施阻滞也不可靠，尤其是在小孩子中，因为肌肉体积小且腱膜薄，根据一项研究，采用解剖定位技术的髂腹股沟神经阻滞失败率很高，为10%～25%。采用解剖定位技术存在并发症的风险，如肠损伤、盆腔血肿和意外股神经阻滞。因此，超声的使用有助于识别正确的阻滞平面并通过穿刺针的实时追踪注入局部麻醉药。腹股沟疝修补术是常见的外科手术之一，可导致儿童短期和长期的显著疼痛。对年龄较小儿童实施骶管阻滞可提供良好的镇痛效果，但阻滞的持续时间有限，髂腹股沟神经阻滞是一种有效的区域性阻滞技术，可为疝修补术提供镇痛，比较这两种技术的有效性和持续时间的研究并不多。除了疝修补术，髂腹股沟神经阻滞还可用于其他手术，如睾丸固定术、鞘膜积液和精索静脉曲张修复术的镇痛。实施髂腹股沟神经阻滞的解剖标志是髂前上棘和脐，超声探头的一端位于髂前上棘上方，另一端指向脐部。超声扫描视野下可以辨别腹横肌、腹内斜肌和腹膜，在这个水平上，可能看不到腹外斜肌，为了确认3个肌肉层的解剖结构，可以将探头从头侧向脐部移动。使用平面内技术将针从内侧向外侧置入，并在靠近髂前上棘的腹内斜肌和腹横肌之间的平面内注射局部麻药（图6-9）。

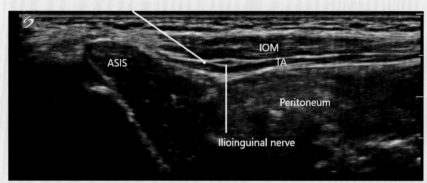

IOM：腹内斜肌；ASIS：髂前上棘；TA：腹横肌；Ilioinguinal nerve：髂腹股沟神经；Peritoneum：腹膜。

图6-9　髂腹股沟神经阻滞的超声

（三）下肢阻滞

1.股神经阻滞

股神经是腰丛中最粗的神经，也是支配下肢最粗的神经之一，起源于L_2、L_3和L_4神经根的前支，在髂凹内行走于腰大肌与髂腰肌之间，发出肌支至该两肌。在腹部，它穿过腰大肌的主体。当它穿过尾部时，神经位于腰大肌的外侧，夹在髂肌和腰大肌之间。在腹股沟折痕处，股神经位于股动脉后外侧，髂肌表面，该位置的股神经被阔筋膜和髂筋膜覆盖，位于包裹股动脉和股静脉的鞘外。股神经的感觉神经支配包括大腿前内侧、膝盖和腿的内侧部分直至踇趾，支配腰大肌、髂肌、缝匠肌和耻骨肌，以及股四头肌运动，这些肌肉主要控制髋关节屈曲和膝关节伸展。此外，股神经发出隐神经支配股骨前外侧、髋关节前壁和膝关节前内壁。

在儿童中，股神经阻滞可以单独使用，也可以与其他阻滞（如髂筋膜和坐骨神经阻滞）联合用于髋部和膝部的手术，股神经阻滞可以提供益处的常见手术是股骨干手术和膝关节韧带重建术。对于髋关节手术，如果腰丛神经阻滞存在禁忌或实施困难，股神经和髂筋膜阻滞可作为替代选择。近年来，内收肌管阻滞已成为膝关节手术的替代方法，避免手术后立即出现运动阻滞，满足了外科需求。

患者取仰卧位，操作者站在要进行阻滞的一侧，超声机放在对侧，由于神经位置表浅，宜使用高频超声探头，探头沿腹股沟折痕处横向放置，深度一般设置在2～4 cm。

该阻滞的超声定位标志是股动脉、股静脉和髂筋膜，髂肌表面和股动脉后外侧的椭圆形或三角形高回声结构即为超声图像中的神经定位。一般而言，注射局部麻醉药后神经会变得更加清晰和高亮，一旦识别出股神经，穿刺针通过平面内技术沿股神经附近的外侧到内侧方向置入（图6-10），此外，可以通过神经刺激来确认神经的正确位置。

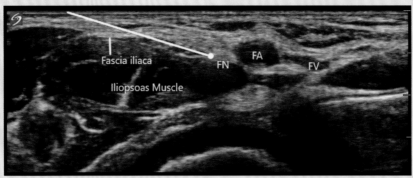

白线是进针方向，末端的白点是靠近股神经的局部麻醉药的预期注射部位。FA：股动脉；FV：股静脉；FN：股神经；fascia iliaca：髂筋膜；lliopsoas Muscle：髂腰肌。

图6-10　股神经阻滞的超声

2. 收肌管阻滞

隐神经是股神经后支的末端感觉支，提供从大腿远端到内踝的下肢内侧、前内侧和后内侧感觉神经支配。隐神经在大腿近端1/3处从股神经分支出来，并与收肌管内的股动脉一起延伸，直到它从收肌管中出来，离开内收肌管后，隐神经分为肌支和皮支，为腿部内侧提供感觉神经支配。在大腿中部，收肌管的前部是缝匠肌，外侧是股内侧肌，内侧是大收肌。收肌管的内容包括隐神经、股动脉和股静脉、膝最上动脉、股内侧皮神经、闭孔后支的终末神经末梢。

传统上，股神经与坐骨神经联合阻滞是下肢手术的首选周围神经阻滞。然而，股神经阻滞会导致股四头肌无力，因为它发出分支支配股四头肌运动。某些手术，股四头肌无力可能是不可取的，因为运动无力使术后康复锻炼推迟。这些情况下，收肌管阻滞可提供与股神经类似的镇痛作用，并且不会导致股四头肌无力。

收肌管阻滞在大腿中部进行，此处股动脉位置较深，直到缝匠肌。患者取仰卧位，大腿外展并横向旋转，膝盖轻微屈曲，根据患者的体型和年龄，使用低频或高频探头，探头横向放置在大腿中部和远端的交界处。超声解剖学标志是股浅动脉和缝匠肌，隐神经位于股浅动脉的前外侧（图6-11），穿刺针沿探头在平面内从外侧向内侧置入，针尖位于动脉前外侧并位于缝匠肌下方。隐神经并不总是清晰可见，因此在缝匠肌下方和靠近股骨前外侧至浅表动脉的平面内注射局部麻醉药就足以成功阻滞。

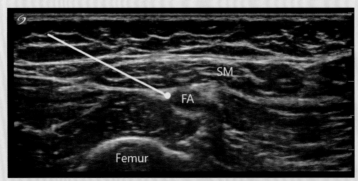

标记的白线末端的点表示内收肌管阻滞中局部麻醉药的注射部位。FA：股动脉；SM：缝匠肌和股骨；Femur：股骨。

图6-11　超声引导内收肌管阻滞

3. 髂筋膜阻滞

髂筋膜阻滞是在腹股沟韧带水平进行的筋膜平面阻滞，可为髋部骨折提供镇痛，阻滞的目的是通过在髂筋膜下单次注射局部麻醉药来阻滞股外侧皮神经和股神经。然而，用这种阻滞两条神经的成功率存在变数，腹股沟韧带相关的局部麻醉药注射部位的不同，以及腹股沟韧带两侧的股外侧皮神经走行的不可预测性可以解释这种异质性。股外侧皮神经和股神经始终位于髂筋膜下方、髂肌浅表、腹股沟韧带折横处稍向头侧，然而，在腹股沟韧带以下，股外侧皮神经分支的走行是可变的。因此，与腹股沟上入路相比，腹股沟下入路的成功率较低。Shariat等进行的一项研究中，腹股沟下入路的成功率仅为38%，而腹股沟上入路的成功率超过80%。

　　患者取仰卧位进行腹股沟上入路阻滞，解剖标志是髂前上棘、腹股沟和脐。大多数患者髂筋膜平面位置浅表，推荐使用高频线阵探头，横向置于髂前上棘或稍偏内侧。一旦识别出髂前上棘，探头向头侧倾斜约30°，朝向脐部，然后将探头向内移动2~3 cm，以识别"蝴蝶结"形图案，"领结"形结构由内斜肌、缝匠肌和髂肌形成（图6-12）。通过覆盖髂肌的高回声鞘膜来识别髂筋膜，穿刺针经缝匠肌通过平面内技术从下侧向上侧置入，目的是将针尖置于髂筋膜下方，在髂筋膜和髂肌之间注射局部麻醉药。

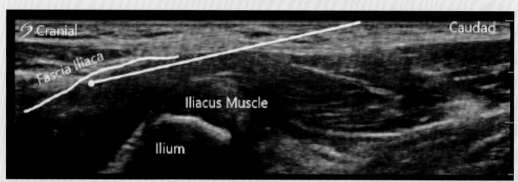

白线末端的点是在髂筋膜和髂肌之间注射局部麻醉药的部位。ascia lliaca：髂筋膜；lliacus Muscle：髂腰肌；llium：髂骨；Caudad：尾侧；Cranial：头侧。

图6-12　超声引导腹股沟上入路髂筋膜阻滞

　　腹股沟下入路的标志是髂前上棘和腹股沟折痕，高频探头沿腹股沟折痕横向放置，以识别股动脉、髂筋膜、髂肌和缝匠肌。通过平面内技术将针从外向内置入，针尖位于缝匠肌和髂肌内侧缘交界处的髂筋膜下方，观察局部麻醉药在髂肌表面沿内侧和外侧方向的扩散。

4. 坐骨神经阻滞

　　坐骨神经是全身最长、最大的周围神经，起自L_4至S_3的腹侧支，通过坐骨大切迹从骨盆出来，在坐骨结节和大转子之间走行，直至大腿后部。在大腿，坐骨神经几乎呈直线走向腘窝，至股二头肌深处，分成胫神经和腓总神经。在臀肌区域，位于臀大肌深处，股四头肌表面，该位置的坐骨神经轮廓不清，内部结构不能显示细节，因此很难可视化。在臀下区，坐骨神经位于股二头肌长头的深处，在内侧坐骨结节和外侧大转子之间的臀下区域下行，这两块骨结构在超声图像为低回声区域上的密集高回声线，可以作为标志。在大腿中部，坐骨神经与其在臀区的位置相比相对较浅，该部位神经周围有高回声结缔层，超声容易识别，且成像质量高。在腘窝中，坐骨神经为圆形、明亮的高回声结构，位于腘窝血管的浅表处，1~2 cm，它分为胫骨（内侧）和腓总（外侧）分支，距腘窝折痕的偏向头侧平均约6 cm。

　　坐骨神经阻滞可通过臀下、腘窝或前路入路实施。

　　（1）臀下入路

　　患者取侧卧位，患侧在上，操作者站在患者的后侧，超声机放在对侧，此处神经位置较深，宜使用低频曲阵探头，因为它可以穿透更深的结构。臀下入路解剖标志是大转子和坐骨结节，超声探头直接放置在连接这两个标志的假想线上，阻滞的超声解剖结构是大转子、坐骨结节、臀大肌、股方肌和坐骨神经，该位置的坐骨神经为椭圆形或扁平结构，位于臀大肌深处和股四头肌表面（图6-13）。神经在这个位置稍微靠近坐骨结节，针从外侧向内侧置入，目的是将针尖放在坐骨神经的上方和内侧，以覆盖胫骨内侧部分和股后皮神经。与其他方法相比,臀下阻滞的优势在于可以为止血带引起的缺血性疼痛提供镇痛,并且能够阻滞在臀下位置较高处分支的股后皮神经,阻滞大腿后部感觉。

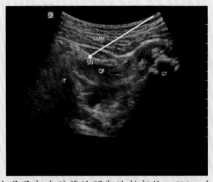

白线表示针头接近神经,线末端的点是局部麻醉药的预期注射部位。SN:坐骨神经;GT:大转子;IT:坐骨结节;QF:股四头肌;GMM:臀大肌。

图6-13　超声引导下臀下入路坐骨神经阻滞

（2）腘窝入路

腘窝入路坐骨神经阻滞,患者可取侧卧位或仰卧位,使用高频线阵超声探头,与其他任何位置相比,该位置的坐骨神经非常浅,解剖标志是腘窝折痕。可先将探头放置在腘窝皱褶处以识别腘窝血管,然后向头侧移动以跟随胫神经和腓总神经合并成坐骨神经(图6-14)。该位置的坐骨神经位于腘动脉的外侧和背侧,神经为圆形的高回声结构,针头以外侧到内侧的方向置入,目的是将针头置于神经的腹侧和背侧,以在神经周围注射局部麻醉药。此入路优点是坐骨神经位置表浅,容易观察。

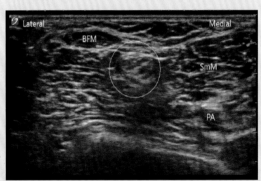

圆圈中的结构是分叉成胫神经和腓总神经之前的坐骨神经。PA:腘动脉位于坐骨神经的前内侧;SmM:半膜肌;BFM:股二头肌;Lateral:外侧;Medial:内侧。

图6-14　腘窝入路坐骨神经阻滞的超声图像

（3）前入路

前入路坐骨神经阻滞是一种比较先进的技术,因为坐骨神经的位置更深,为阻滞坐骨神经,穿刺针的穿刺路径更为陡峭。患者取仰卧位,屈髋屈膝稍外旋,低频曲阵探头放置在大腿中部区域的近端,此入路的超声解剖标志是股骨、股动脉和坐骨神经,坐骨神经位于三角形顶点,该位置的坐骨神经位于股二头肌腹侧和大收肌背侧。在这个位置,神经通常被视为扁平结构,针通过股动脉和股骨之间的平面内技术从外侧向内侧置入,以到达坐骨神经(图6-15)。由于该位置阻滞的复杂性,联合使用超声和神经刺激仪较为稳妥,优点是患者可以保持仰卧位,可在此处实施股神经和坐骨神经阻滞。

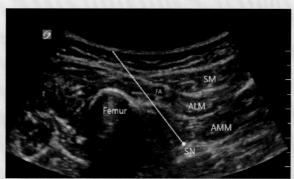

标记白线末端的点是坐骨神经周围局部麻醉药的注射部位。FA：股浅动脉；SM：缝匠肌；ALM：长收肌；AMM：大收肌；SN：坐骨神经；Femur：股骨。

图6-15　大腿中部前入路坐骨神经阻滞的超声图像

5.腰丛阻滞

腰神经丛是由L_1到L_4的神经根离开椎间孔后形成的，位于腰大肌内。它位于腰大肌前后的筋膜之间。在50%~60%的患者中，神经丛来自T_{12}神经根。股外侧皮神经、股神经和闭孔神经是腰丛的分支，所有这些神经在分别通过L_3~L_4、L_4~L_5和L_5~S_1前在腰大肌内走行，这3个神经联合起来为臀部和大腿的大部分提供感觉神经支配。因此，腰丛神经阻滞可为髋部和大腿的手术提供足够的镇痛作用。在大多数地方，小儿髋关节手术常见的区域阻滞是骶管阻滞，与之相比，儿童髋关节手术单次腰丛阻滞可提供更好的镇痛效果和更长的镇痛持续时间。

如Sauter等所述，"三叶草"技术是实施超声引导腰丛阻滞的普遍技术。患者取侧卧位，患侧在上，屈髋屈膝，解剖标志是髂嵴、下肋缘和腋中线，低频曲阵探头横向放置在腋中线髂嵴和下肋缘之间。该阻滞的超声解剖结构是椎体、横突、腰大肌和腰方肌，腰大肌可视为横突前的方形肌肉，神经丛通常位于腰大肌的后内侧象限，定位棘突，将针置于棘突外侧3~4 cm处，将针尖放置在腰大肌的后内侧象限（图6-16），可通过神经刺激仪刺激股四头肌来确认穿刺部位。

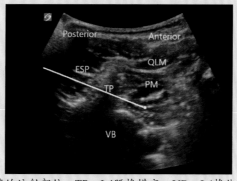

白线末端的点表示腰丛局部麻醉药的注射部位。TP：L4腰椎横突；VB：L4椎体；QLM：腰方肌；PM：腰大肌；ESP：竖脊肌；Posterior：后面；Anterior：前面。

图6-16　腰丛阻滞的超声图像

6.蛛网膜下腔阻滞

脊髓麻醉是全身麻醉的有效替代方法，可作为持续时间短于90分钟手术婴儿的主要麻醉方式。与全身麻醉相比，脊髓麻醉的优点是术后即刻呼吸暂停的发生率较低、低血压风险低，同时避免了全身麻醉相关的神经毒性，在早产儿中尤其如此，已经证明脊髓麻醉可降低早产儿术后即刻呼吸暂停的风险。脊髓麻醉的常见适应证是脐以下手术，如包皮环切术、睾丸固定术、腹股沟疝和小型骨科手术。此外，与

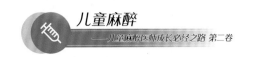

全身麻醉相比，脊髓麻醉可以减少手术时间和总体花费。

在进行脊髓麻醉前，大于6个月的患儿可使用右美托咪定或咪达唑仑作为麻醉前用药，将利多卡因乳膏（4%）涂抹在穿刺点处腰椎皮肤上，婴儿保持适当体位，腰椎弯曲，保持头部略微伸展，以确保气道畅通。由于婴儿的脊髓末端低于年龄较大的儿童或成年人，因此在L$_3$~L$_4$或L$_4$~L$_5$进行脊髓麻醉更安全。使用22或25号的脊髓穿刺针进入蛛网膜下腔，使用1∶200 000的肾上腺素加0.5%的重比重布比卡因（1 mg/kg，最大7 mg），注药成功后，立即将婴儿置于仰卧位，最好选择不敏感的下肢开放静脉通道，大多数患儿在脊髓麻醉后能平静下来并入睡。可以口服20%的蔗糖或静脉注射小剂量的右美托咪定或芬太尼安抚烦躁患儿。在大多数有经验的中心，脊髓麻醉的成功率为80%~90%。脊髓麻醉后一个潜在的严重并发症是全脊髓麻醉，然而，脊髓麻醉作为主要麻醉方式的最近文献中，全脊髓麻醉的发生率极低。

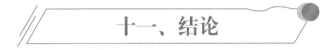

十一、结论

儿童疼痛的管理具有特殊的挑战性，需要考虑生理、心理和药代动力学的显著差异。麻醉医师应了解儿童疼痛管理的一般原则，包括疼痛评估知识和不同发育年龄镇痛剂的使用。了解多模式疼痛管理方法的益处、加速术后康复方案，以及提高超声引导区域技术的准确性，并将这些技术结合起来，安全、有效的疼痛管理可提高患者和家长的满意度，以及良好的术后效果

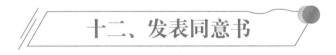

十二、发表同意书

不适用。

十三、利益冲突

提交人声明没有财务或其他方面的利益冲突。

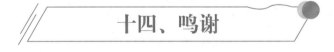

十四、鸣谢

宣布没有。

参考文献

[1] Taenzer P, Melzack R, Jeans ME. Influence of psychological factors on postoperative pain, mood and analgesic requirements. Pain 1986; 24(3): 331-42.

[http://dx.doi.org/10.1016/0304-3959(86)90119-3] [PMID: 3960574]

[2]　Ip HY, Abrishami A, Peng PW, Wong J, Chung F. Predictors of postoperative pain and analgesic consumption: a qualitative systematic review. Anesthesiology 2009; 111(3): 657-77.
[http://dx.doi.org/10.1097/ALN.0b013e3181aae87a] [PMID: 19672167]

[3]　Kehlet H. The stress response to surgery: release mechanisms and the modifying effect of pain relief. Acta Chir Scand Suppl 1989; 550: 22-8.
[PMID: 2652970]

[4]　Mendell LM. Computational functions of neurons and circuits signaling injury: relationship to pain behavior. Proc Natl Acad Sci USA 2011; 108 (Suppl. 3): 15596-601.
[http://dx.doi.org/10.1073/pnas.1012195108] [PMID: 21368123]

[5]　Watkins LR, Maier SF, Goehler LE. Immune activation: the role of pro-inflammatory cytokines in inflammation, illness responses and pathological pain states. Pain 1995; 63(3): 289-302.
[http://dx.doi.org/10.1016/0304-3959(95)00186-7] [PMID: 8719529]

[6]　Kehlet H, Jensen TS, Woolf CJ. Persistent postsurgical pain: risk factors and prevention. Lancet 2006; 367(9522): 1618-25.
[http://dx.doi.org/10.1016/S0140-6736(06)68700-X] [PMID: 16698416]

[7]　Yaster M, Nichols DG. Pain management in the critically ill child. Indian J Pediatr 2001; 68(8): 749- 69.
[http://dx.doi.org/10.1007/BF02752416] [PMID: 11563253]

[8]　Berde CB, Sethna NF. Analgesics for the treatment of pain in children. N Engl J Med 2002; 347(14): 1094-103.
[http://dx.doi.org/10.1056/NEJMra012626] [PMID: 12362012]

[9]　Williams RL. Drug administration in hepatic disease. N Engl J Med 1983; 309(26): 1616-22.
[http://dx.doi.org/10.1056/NEJM198312293092605] [PMID: 6358891]

[10]　Schiavenato M, Craig KD. Pain assessment as a social transaction: beyond the "gold standard". Clin J Pain 2010; 26(8): 667-76.
[http://dx.doi.org/10.1097/AJP.0b013e3181e72507] [PMID: 20664341]

[11]　Breau LM, Burkitt C. Assessing pain in children with intellectual disabilities. Pain Res Manag 2009; 14(2): 116-20.
[http://dx.doi.org/10.1155/2009/642352] [PMID: 19532853]

[12]　Merkel SI, Voepel-Lewis T, Shayevitz JR, Malviya S. The FLACC: a behavioral scale for scoring postoperative pain in young children. Pediatr Nurs 1997; 23(3): 293-7.
[PMID: 9220806]

[13]　Malviya S, Voepel-Lewis T, Burke C, Merkel S, Tait AR. The revised FLACC observational pain tool: improved reliability and validity for pain assessment in children with cognitive impairment. Paediatr Anaesth 2006; 16(3): 258-65.
[http://dx.doi.org/10.1111/j.1460-9592.2005.01773.x] [PMID: 16490089]

[14]　Wong DL, Baker CM. Pain in children: comparison of assessment scales. Pediatr Nurs 1988; 14(1): 9- 17.
[PMID: 3344163]

[15]　Walker SM. Pain in children: recent advances and ongoing challenges. Br J Anaesth 2008; 101(1): 101-10.
[http://dx.doi.org/10.1093/bja/aen097] [PMID: 18430745]

[16]　Pattinson D, Fitzgerald M. The neurobiology of infant pain: development of excitatory and inhibitory neurotransmission in the spinal dorsal horn. Reg Anesth Pain Med 2004; 29(1): 36-44.
[http://dx.doi.org/10.1097/00115550-200401000-00009] [PMID: 14727277]

[17]　von Baeyer CL, Spagrud LJ. Systematic review of observational (behavioral) measures of pain for children and adolescents aged 3 to 18 years. Pain 2007; 127(1-2): 140-50.
[http://dx.doi.org/10.1016/j.pain.2006.08.014] [PMID: 16996689]

[18]　Stevens B, McGrath P, Gibbins S, et al. Determining behavioural and physiological responses to pain in infants at risk for neurological impairment. Pain 2007; 127(1-2): 94-102.
[http://dx.doi.org/10.1016/j.pain.2006.08.012] [PMID: 16997468]

[19]　Howard R, Carter B, Curry J, et al. Postoperative pain. Paediatr Anaesth 2008; 18 (Suppl. 1): 36-63.
[http://dx.doi.org/10.1111/j.1460-9592.2008.02431.x] [PMID: 18471177]

[20]　Quigley C. Opioid switching to improve pain relief and drug tolerability. Cochrane Database Syst Rev 2004; (3): CD004847.

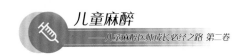
[PMID: 15266542]

[21]   Brislin RP, Rose JB. Pediatric acute pain management. Anesthesiol Clin North America 2005; 23(4): 789-814, x. [x.].
        [http://dx.doi.org/10.1016/j.atc.2005.07.002] [PMID: 16310664]

[22]   Gorlin AW, Rosenfeld DM, Ramakrishna H. Intravenous sub-anesthetic ketamine for perioperative analgesia. J
        Anaesthesiol Clin Pharmacol 2016; 32(2): 160-7.
        [http://dx.doi.org/10.4103/0970-9185.182085] [PMID: 27275042]

[23]   Mikawa K, Nishina K, Maekawa N, Obara H. Oral clonidine premedication reduces postoperative pain in children.
        Anesth Analg 1996; 82(2): 225-30.
        [PMID: 8561317]

[24]   Schmidt AP, Valinetti EA, Bandeira D, Bertacchi MF, Simões CM, Auler JO Jr. Effects of preanesthetic administration
        of midazolam, clonidine, or dexmedetomidine on postoperative pain and anxiety in children. Paediatr Anaesth 2007;
        17(7): 667-74.
        [http://dx.doi.org/10.1111/j.1460-9592.2006.02185.x] [PMID: 17564649]

[25]   Choudhry DK, Brenn BR, Sacks K, Shah S. Evaluation of gabapentin and clonidine use in children following spinal
        fusion surgery for idiopathic scoliosis: a retrospective review. J Pediatr Orthop 2019; 39(9): e687-93.
        [http://dx.doi.org/10.1097/BPO.0000000000000989] [PMID: 31503225]

[26]   Kehlet H. Multimodal approach to control postoperative pathophysiology and rehabilitation. Br J Anaesth 1997; 78(5):
        606-17.
        [http://dx.doi.org/10.1093/bja/78.5.606] [PMID: 9175983]

[27]   Eskicioglu C, Forbes SS, Aarts MA, Okrainec A, McLeod RS. Enhanced recovery after surgery (ERAS) programs for
        patients having colorectal surgery: a meta-analysis of randomized trials. J Gastrointest Surg 2009; 13(12): 2321-9.
        [http://dx.doi.org/10.1007/s11605-009-0927-2] [PMID: 19459015]

[28]   Lassen K, Soop M, Nygren J, et al. Consensus review of optimal perioperative care in colorectal surgery: Enhanced
        Recovery After Surgery (ERAS) Group recommendations. Arch Surg 2009; 144(10): 961-9.
        [http://dx.doi.org/10.1001/archsurg.2009.170] [PMID: 19841366]

[29]   Kehlet H, Dahl JB. Anaesthesia, surgery, and challenges in postoperative recovery. Lancet 2003; 362(9399): 1921-8.
        [http://dx.doi.org/10.1016/S0140-6736(03)14966-5] [PMID: 14667752]

[30]   Lee M, Silverman SM, Hansen H, Patel VB, Manchikanti L. A comprehensive review of opioid- induced hyperalgesia.
        Pain Physician 2011; 14(2): 145-61. [http://dx.doi.org/10.36076/ppj.2011/14/145] [PMID: 21412369]

[31]   Fletcher D, Martinez V. Opioid-induced hyperalgesia in patients after surgery: a systematic review and a meta-analysis.
        Br J Anaesth 2014; 112(6): 991-1004.
        [http://dx.doi.org/10.1093/bja/aeu137] [PMID: 24829420]

[32]   De José María B, Banús E, Navarro Egea M, Serrano S, Perelló M, Mabrok M. Ultrasound-guided supraclavicular vs
        infraclavicular brachial plexus blocks in children. Paediatr Anaesth 2008; 18(9): 838-44.
        [http://dx.doi.org/10.1111/j.1460-9592.2008.02644.x] [PMID: 18544144]

[33]   Amiri HR, Espandar R. Upper extremity surgery in younger children under ultrasound-guided supraclavicular brachial
        plexus block: a case series. J Child Orthop 2011; 5(1): 5-9.
        [http://dx.doi.org/10.1007/s11832-010-0264-8] [PMID: 22295045]

[34]   Neal JM, Gerancher JC, Hebl JR, et al. Upper extremity regional anesthesia: essentials of our current understanding,
        2008. Reg Anesth Pain Med 2009; 34(2): 134-70.
        [http://dx.doi.org/10.1097/AAP.0b013e31819624eb] [PMID: 19282714]

[35]   Suresh S, Ecoffey C, Bosenberg A, et al. The European Society of Regional Anaesthesia and Pain Therapy/American
        Society of Regional Anesthesia and Pain Medicine Recommendations on Local Anesthetics and Adjuvants Dosage in
        Pediatric Regional Anesthesia. Reg Anesth Pain Med 2018; 43(2): 211-6.
        [http://dx.doi.org/10.1097/AAP.0000000000000702] [PMID: 29319604]

[36]   Park SK, Lee SY, Kim WH, Park HS, Lim YJ, Bahk JH. Comparison of supraclavicular and infraclavicular brachial
        plexus block: a systemic review of randomized controlled trials. Anesth Analg 2017; 124(2): 636-44.
        [http://dx.doi.org/10.1213/ANE.0000000000001713] [PMID: 27828793]

[37]   Dhir S, Brown B, Mack P, Bureau Y, Yu J, Ross D. Infraclavicular and supraclavicular approaches to brachial plexus for

ambulatory elbow surgery: A randomized controlled observer-blinded trial. J Clin Anesth 2018; 48: 67-72.

[http://dx.doi.org/10.1016/j.jclinane.2018.05.005] [PMID: 29778971]

[38]　Suresh S, Long J, Birmingham PK, De Oliveira GS Jr. Are caudal blocks for pain control safe in children? an analysis of 18,650 caudal blocks from the Pediatric Regional Anesthesia Network (PRAN) database. Anesth Analg 2015; 120(1): 151-6.

[http://dx.doi.org/10.1213/ANE.0000000000000446] [PMID: 25393589]

[39]　Sethi N, Pant D, Dutta A, Koul A, Sood J, Chugh PT. Comparison of caudal epidural block and ultrasonography-guided transversus abdominis plane block for pain relief in children undergoing lower abdominal surgery. J Clin Anesth 2016; 33: 322-9.

[http://dx.doi.org/10.1016/j.jclinane.2016.03.067] [PMID: 27555187]

[40]　Sahin L, Soydinc MH, Sen E, Cavus O, Sahin M. Comparison of 3 different regional block techniques in pediatric patients. A prospective randomized single-blinded study. Saudi Med J 2017; 38(9): 952-9.

[http://dx.doi.org/10.15537/smj.2017.9.20505] [PMID: 28889155]

[41]　İpek CB, Kara D, Yılmaz S, et al. Comparison of ultrasound-guided transversus abdominis plane block, quadratus lumborum block, and caudal epidural block for perioperative analgesia in pediatric lower abdominal surgery. Turk J Med Sci 2019; 49(5): 1395-402.

[http://dx.doi.org/10.3906/sag-1812-59] [PMID: 31648515]

[42]　Kendigelen P, Tutuncu AC, Erbabacan E, et al. Ultrasound-assisted transversus abdominis plane block vs wound infiltration in pediatric patient with inguinal hernia: randomized controlled trial. J Clin Anesth 2016; 30: 9-14.

[http://dx.doi.org/10.1016/j.jclinane.2015.12.027] [PMID: 27041256]

[43]　Öksüz G, Bilal B, Gürkan Y, et al. Quadratus lumborum block versus transversus abdominis plane block in children undergoing low abdominal surgery: a randomized controlled trial. Reg Anesth Pain Med 2017; 42(5): 674-9.

[http://dx.doi.org/10.1097/AAP.0000000000000645] [PMID: 28759502]

[44]　Aksu C, Şen MC, Akay MA, Baydemir C, Gürkan Y. Erector Spinae Plane Block vs Quadratus Lumborum Block for pediatric lower abdominal surgery: A double blinded, prospective, and randomized trial. J Clin Anesth 2019; 57: 24-8.

[http://dx.doi.org/10.1016/j.jclinane.2019.03.006] [PMID: 30851499]

[45]　Kim AJ, Yong RJ, Urman RD. The role of transversus abdominis plane blocks in enhanced recovery after surgery pathways for open and laparoscopic colorectal surgery. J Laparoendosc Adv Surg Tech A 2017; 27(9): 909-14.

[http://dx.doi.org/10.1089/lap.2017.0337] [PMID: 28742435]

[46]　Baeriswyl M, Zeiter F, Piubellini D, Kirkham KR, Albrecht E. The analgesic efficacy of transverse abdominis plane block versus epidural analgesia: A systematic review with meta-analysis. Medicine (Baltimore) 2018; 97(26): e11261.

[http://dx.doi.org/10.1097/MD.0000000000011261] [PMID: 29952997]

[47]　Pirrera B, Alagna V, Lucchi A, et al. transversus abdominis plane (TAP) block versus thoracic epidural analgesia (TEA) in laparoscopic colon surgery in the ERAS program. Surg Endosc 2018; 32(1): 376-82.

[http://dx.doi.org/10.1007/s00464-017-5686-7] [PMID: 28667547]

[48]　Visoiu M, Hauber J, Scholz S. Single injection ultrasound-guided rectus sheath blocks for children: Distribution of injected anesthetic. Paediatr Anaesth 2019; 29(3): 280-5.

[http://dx.doi.org/10.1111/pan.13577] [PMID: 30609170]

[49]　Blanco R, Ansari T, Riad W, Shetty N. Quadratus lumborum block versus transversus abdominis plane block for postoperative pain after Cesarean delivery: a randomized controlled trial. Reg Anesth Pain Med 2016; 41(6): 757-62.

[http://dx.doi.org/10.1097/AAP.0000000000000495] [PMID: 27755488]

[50]　Børglum J, Jensen K, Christensen AF, et al. Distribution patterns, dermatomal anesthesia, and ropivacaine serum concentrations after bilateral dual transversus abdominis plane block. Reg Anesth Pain Med 2012; 37(3): 294-301.

[http://dx.doi.org/10.1097/AAP.0b013e31824c20a9] [PMID: 22476239]

[51]　Murouchi T, Iwasaki S, Yamakage M. Quadratus lumborum block: analgesic effects and chronological ropivacaine concentrations after laparoscopic surgery. Reg Anesth Pain Med 2016; 41(2): 146-50.

[http://dx.doi.org/10.1097/AAP.0000000000000349] [PMID: 26735154]

[52]　Elsharkawy H, El-Boghdadly K, Barrington M. Quadratus lumborum block: anatomical concepts, mechanisms, and techniques. Anesthesiology 2019; 130(2): 322-35.

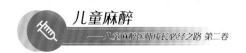

[http://dx.doi.org/10.1097/ALN.0000000000002524] [PMID: 30688787]

[53] Rafi AN. Abdominal field block: a new approach via the lumbar triangle. Anaesthesia 2001; 56(10): 1024-6.
[PMID: 11576144]

[54] Petersen PL, Mathiesen O, Torup H, Dahl JB. The transversus abdominis plane block: a valuable option for postoperative analgesia? A topical review. Acta Anaesthesiol Scand 2010; 54(5): 529-35.
[http://dx.doi.org/10.1111/j.1399-6576.2010.02215.x] [PMID: 20175754]

[55] Abdallah FW, Halpern SH, Margarido CB. transversus abdominis plane block for postoperative analgesia after Caesarean delivery performed under spinal anaesthesia? A systematic review and meta- analysis. Br J Anaesth 2012; 109(5): 679-87.
[http://dx.doi.org/10.1093/bja/aes279] [PMID: 22907337]

[56] Dadure C, Veyckemans F, Bringuier S, Habre W. Epidemiology of regional anesthesia in children: Lessons learned from the European Multi-Institutional Study APRICOT. Paediatr Anaesth 2019; 29(11): 1128-35.
[http://dx.doi.org/10.1111/pan.13741] [PMID: 31486563]

[57] Mai CL, Young MJ, Quraishi SA. Clinical implications of the transversus abdominis plane block in pediatric anesthesia. Paediatr Anaesth 2012; 22(9): 831-40.
[http://dx.doi.org/10.1111/j.1460-9592.2012.03916.x] [PMID: 22834467]

[58] Sahin L, Sahin M, Gul R, Saricicek V, Isikay N. Ultrasound-guided transversus abdominis plane block in children: a randomised comparison with wound infiltration. Eur J Anaesthesiol 2013; 30(7): 409-14.
[http://dx.doi.org/10.1097/EJA.0b013e32835d2fcb] [PMID: 23338056]

[59] Long JB, Birmingham PK, De Oliveira GS Jr, Schaldenbrand KM, Suresh S. transversus abdominis plane block in children: a multicenter safety analysis of 1994 cases from the PRAN (Pediatric Regional Anesthesia Network) database. Anesth Analg 2014; 119(2): 395-9.
[http://dx.doi.org/10.1213/ANE.0000000000000284] [PMID: 24918899]

[60] Bryskin RB, Londergan B, Wheatley R, *et al.* transversus abdominis plane block versus caudal epidural for lower abdominal surgery in children: a double-blinded randomized controlled trial. Anesth Analg 2015; 121(2): 471-8.
[http://dx.doi.org/10.1213/ANE.0000000000000779] [PMID: 25902326]

[61] Bergmans E, Jacobs A, Desai R, Masters OW, Thies KC. Pain relief after transversus abdominis plane block for abdominal surgery in children: a service evaluation. Local Reg Anesth 2015; 8: 1-6.
[PMID: 25897261]

[62] Seyedhejazi M, Motarabbesoun S, Eslampoor Y, Taghizadieh N, Hazhir N. Appendectomy pain control by transversus abdominis plane (TAP) block in children. Anesth Pain Med 2019; 9(1): e83975.
[http://dx.doi.org/10.5812/aapm.83975] [PMID: 30881907]

[63] Fredrickson MJ, Seal P. Ultrasound-guided transversus abdominis plane block for neonatal abdominal surgery. Anaesth Intensive Care 2009; 37(3): 469-72.
[http://dx.doi.org/10.1177/0310057X0903700303] [PMID: 19499870]

[64] Jacobs A, Bergmans E, Arul GS, Thies KC. The transversus abdominis plane (TAP) block in neonates and infants - results of an audit. Paediatr Anaesth 2011; 21(10): 1078-80.
[http://dx.doi.org/10.1111/j.1460-9592.2011.03628.x] [PMID: 21981097]

[65] Masters OW, Thies KC. TAP block and low-dose NCA for major upper abdominal surgery. Paediatr Anaesth 2011; 21(1): 87-8.
[http://dx.doi.org/10.1111/j.1460-9592.2010.03468.x] [PMID: 21155931]

[66] Visoiu M, Boretsky KR, Goyal G, Cladis FP, Cassara A. Postoperative analgesia via transversus abdominis plane (TAP) catheter for small weight children-our initial experience. Paediatr Anaesth 2012; 22(3): 281-4.
[http://dx.doi.org/10.1111/j.1460-9592.2011.03783.x] [PMID: 22212049]

[67] Suresh S, Taylor LJ, De Oliveira GS Jr. Dose effect of local anesthetics on analgesic outcomes for the transversus abdominis plane (TAP) block in children: a randomized, double-blinded, clinical trial. Paediatr Anaesth 2015; 25(5): 506-10.
[http://dx.doi.org/10.1111/pan.12550] [PMID: 25331203]

[68] van Schoor AN, Boon JM, Bosenberg AT, Abrahams PH, Meiring JH. Anatomical considerations of the pediatric ilioinguinal/iliohypogastric nerve block. Paediatr Anaesth 2005; 15(5): 371-7.

[http://dx.doi.org/10.1111/j.1460-9592.2005.01464.x] [PMID: 15828987]

[69]　Jöhr M, Sossai R. Colonic puncture during ilioinguinal nerve block in a child. Anesth Analg 1999; 88(5): 1051-2. [PMID: 10320167]

[70]　Vaisman J. Pelvic hematoma after an ilioinguinal nerve block for orchialgia. Anesth Analg 2001; 92(4): 1048-9. [http://dx.doi.org/10.1097/00000539-200104000-00045] [PMID: 11273948]

[71]　Tsai TY, Huang YS, Tsai YC, Liu YC. Temporary femoral nerve palsy after ilioinguinal nerve blockade combined with splash block for post-inguinal herniorrhaphy analgesia in a pediatric patient. Acta Anaesthesiol Taiwan 2007; 45(4): 237-40. [PMID: 18251246]

[72]　Bay-Nielsen M, Perkins FM, Kehlet H. Pain and functional impairment 1 year after inguinal herniorrhaphy: a nationwide questionnaire study. Ann Surg 2001; 233(1): 1-7. [http://dx.doi.org/10.1097/00000658-200101000-00001] [PMID: 11141218]

[73]　Willschke H, Marhofer P, Bösenberg A, et al. Ultrasonography for ilioinguinal/iliohypogastric nerve blocks in children. Br J Anaesth 2005; 95(2): 226-30. [http://dx.doi.org/10.1093/bja/aei157] [PMID: 15923270]

[74]　Fredrickson MJ, Paine C, Hamill J. Improved analgesia with the ilioinguinal block compared to the transversus abdominis plane block after pediatric inguinal surgery: a prospective randomized trial. Paediatr Anaesth 2010; 20(11): 1022-7. [http://dx.doi.org/10.1111/j.1460-9592.2010.03432.x] [PMID: 20964768]

[75]　Seyedhejazi M, Sheikhzadeh D, Adrang Z, Rashed FK. Comparing the analgesic effect of caudal and ilioinguinal iliohypogastric nerve blockade using bupivacaine-clonidine in inguinal surgeries in children 2-7 years old. Afr J Paediatr Surg 2014; 11(2): 166-9. [http://dx.doi.org/10.4103/0189-6725.132821] [PMID: 24841020]

[76]　Tran DQ, Salinas FV, Benzon HT, Neal JM. Lower extremity regional anesthesia: essentials of our current understanding. Reg Anesth Pain Med 2019; rapm-2018-000019. [http://dx.doi.org/10.1136/rapm-2018-000019] [PMID: 30635506]

[77]　Refai NA, Tadi P. Anatomy, bony pelvis and lower limb, thigh femoral nerve. Treasure Island, FL: StatPearls Publishing LLC 2020.

[78]　Williams BA, Kentor ML, Vogt MT, et al. Reduction of verbal pain scores after anterior cruciate ligament reconstruction with 2-day continuous femoral nerve block: a randomized clinical trial. Anesthesiology 2006; 104(2): 315-27. [http://dx.doi.org/10.1097/00000542-200602000-00018] [PMID: 16436852]

[79]　Miller BR. Combined ultrasound-guided femoral and lateral femoral cutaneous nerve blocks in pediatric patients requiring surgical repair of femur fractures. Paediatr Anaesth 2011; 21(11): 1163-4. [http://dx.doi.org/10.1111/j.1460-9592.2011.03640.x] [PMID: 21966962]

[80]　Hall-Burton DM, Hudson ME, Grudziak JS, Cunningham S, Boretsky K, Boretsky KR. Regional anesthesia is cost-effective in preventing unanticipated hospital admission in pediatric patients having anterior cruciate ligament reconstruction. Reg Anesth Pain Med 2016; 41(4): 527-31. [http://dx.doi.org/10.1097/AAP.0000000000000410] [PMID: 27203396]

[81]　Daoud AK, Mandler T, Gagliardi AG, et al. Combined femoral-sciatic nerve block is superior to continuous femoral nerve block during anterior cruciate ligament reconstruction in the pediatric population. Iowa Orthop J 2018; 38: 101-6. [PMID: 30104931]

[82]　Kolli S, Malik MF. The adductor canal block: a clinical review. Curr Anesthesiol Rep 2019; 9: 291-4. [http://dx.doi.org/10.1007/s40140-019-00335-y]

[83]　Horn JL, Pitsch T, Salinas F, Benninger B. Anatomic basis to the ultrasound-guided approach for saphenous nerve blockade. Reg Anesth Pain Med 2009; 34(5): 486-9. [http://dx.doi.org/10.1097/AAP.0b013e3181ae11af] [PMID: 19920424]

[84]　Kwofie MK, Shastri UD, Gadsden JC, et al. The effects of ultrasound-guided adductor canal block versus femoral nerve block on quadriceps strength and fall risk: a blinded, randomized trial of volunteers. Reg Anesth Pain Med 2013; 38(4): 321-5.

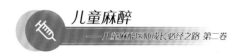

[http://dx.doi.org/10.1097/AAP.0b013e318295df80] [PMID: 23788068]

[85]   Grevstad U, Mathiesen O, Valentiner LS, Jaeger P, Hilsted KL, Dahl JB. Effect of adductor canal block versus femoral nerve block on quadriceps strength, mobilization, and pain after total knee arthroplasty: a randomized, blinded study. Reg Anesth Pain Med 2015; 40(1): 3-10.
[http://dx.doi.org/10.1097/AAP.0000000000000169] [PMID: 25376972]

[86]   Zhao XQ, Jiang N, Yuan FF, Wang L, Yu B. The comparison of adductor canal block with femoral nerve block following total knee arthroplasty: a systematic review with meta-analysis. J Anesth 2016; 30(5): 745-54.
[http://dx.doi.org/10.1007/s00540-016-2194-1] [PMID: 27262287]

[87]   Zhang Z, Wang Y, Liu Y. Effectiveness of continuous adductor canal block versus continuous femoral nerve block in patients with total knee arthroplasty: A PRISMA guided systematic review and meta- analysis. Medicine (Baltimore) 2019; 98(48): e18056.
[http://dx.doi.org/10.1097/MD.0000000000018056] [PMID: 31770220]

[88]   Foss NB, Kristensen BB, Bundgaard M, et al. Fascia iliaca compartment blockade for acute pain control in hip fracture patients: a randomized, placebo-controlled trial. Anesthesiology 2007; 106(4): 773-8.
[http://dx.doi.org/10.1097/01.anes.0000264764.56544.d2] [PMID: 17413915]

[89]   Stevens M, Harrison G, McGrail M. A modified fascia iliaca compartment block has significant morphine-sparing effect after total hip arthroplasty. Anaesth Intensive Care 2007; 35(6): 949-52.
[http://dx.doi.org/10.1177/0310057X0703500615] [PMID: 18084988]

[90]   Eastburn E, Hernandez MA, Boretsky K. Technical success of the ultrasound-guided supra-inguinal fascia iliaca compartment block in older children and adolescents for hip arthroscopy. Paediatr Anaesth 2017; 27(11): 1120-4.
[http://dx.doi.org/10.1111/pan.13227] [PMID: 29030933]

[91]   Tomaszewski KA, Popieluszko P, Henry BM, et al. The surgical anatomy of the lateral femoral cutaneous nerve in the inguinal region: a meta-analysis. Hernia 2016; 20(5): 649-57.
[http://dx.doi.org/10.1007/s10029-016-1493-7] [PMID: 27115766]

[92]   Shariat AN, Hadzic A, Xu D, et al. Fascia Iliaca block for analgesia after hip arthroplasty: a randomized double-blind, placebo-controlled trial. Reg Anesth Pain Med 2013; 38(3): 201-5.
[http://dx.doi.org/10.1097/AAP.0b013e31828a3c7c] [PMID: 23558369]

[93]   Currin SS, Mirjalili SA, Meikle G, Stringer MD. Revisiting the surface anatomy of the sciatic nerve in the gluteal region. Clin Anat 2015; 28(1): 144-9.
[http://dx.doi.org/10.1002/ca.22449] [PMID: 25131147]

[94]   Selkirk GD, Mclaughlin AC, Mirjalili SA. Revisiting the surface anatomy of the sciatic nerve in the gluteal region in children using computed tomography. Clin Anat 2016; 29(2): 211-6.
[http://dx.doi.org/10.1002/ca.22628] [PMID: 26379096]

[95]   Karmakar MK, Kwok WH, Ho AM, Tsang K, Chui PT, Gin T. Ultrasound-guided sciatic nerve block: description of a new approach at the subgluteal space. Br J Anaesth 2007; 98(3): 390-5.
[http://dx.doi.org/10.1093/bja/ael364] [PMID: 17307781]

[96]   Vloka JD, Hadzić A, April E, Thys DM. The division of the sciatic nerve in the popliteal fossa: anatomical implications for popliteal nerve blockade. Anesth Analg 2001; 92(1): 215-7.
[http://dx.doi.org/10.1097/00000539-200101000-00041] [PMID: 11133630]

[97]   di Benedetto P, Casati A, Bertini L, Fanelli G, Chelly JE. Postoperative analgesia with continuous sciatic nerve block after foot surgery: a prospective, randomized comparison between the popliteal and subgluteal approaches. Anesth Analg 2002; 94(4): 996-1000. [table of contents.].
[http://dx.doi.org/10.1097/00000539-200204000-00041] [PMID: 11916811]

[98]   Yamamoto H, Sakura S, Wada M, Shido A. A prospective, randomized comparison between single- and multiple-injection techniques for ultrasound-guided subgluteal sciatic nerve block. Anesth Analg 2014; 119(6): 1442-8.
[http://dx.doi.org/10.1213/ANE.0000000000000462] [PMID: 25268398]

[99]   Birch MD, Matthews JL, Galitzine SV. Patient and needle positioning during popliteal nerve block. Reg Anesth Pain Med 2013; 38(3): 253.
[http://dx.doi.org/10.1097/AAP.0b013e31828e8c2b] [PMID: 23598733]

[100] Karmakar MK, Shariat AN, Pangthipampai P, Chen J. High-definition ultrasound imaging defines the paraneural sheath and the fascial compartments surrounding the sciatic nerve at the popliteal fossa. Reg Anesth Pain Med 2013; 38(5): 447-51.
[http://dx.doi.org/10.1097/AAP.0b013e31829ffcb4] [PMID: 23897425]

[101] Sala-Blanch X, López A, Prats-Galino A. Vloka sciatic nerve sheath: a tribute to a visionary. Reg Anesth Pain Med 2015; 40(2): 174.
[http://dx.doi.org/10.1097/AAP.0000000000000204] [PMID: 25688723]

[102] Dolan J. Ultrasound-guided anterior sciatic nerve block in the proximal thigh: an in-plane approach improving the needle view and respecting fascial planes. Br J Anaesth 2013; 110(2): 319-20.
[http://dx.doi.org/10.1093/bja/aes492] [PMID: 23319679]

[103] Sim IW, Webb T. Anatomy and anaesthesia of the lumbar somatic plexus. Anaesth Intensive Care 2004; 32(2): 178-87.
[http://dx.doi.org/10.1177/0310057X0403200204] [PMID: 15957714]

[104] Mannion S. Psoas compartment block. Contin Educ Anaesth Crit Care Pain 2007; 7: 162-6.
[http://dx.doi.org/10.1093/bjaceaccp/mkm029]

[105] Gürkan Y, Aksu C, Kuş A, Toker K, Solak M. One operator's experience of ultrasound guided lumbar plexus block for paediatric hip surgery. J Clin Monit Comput 2017; 31(2): 331-6.
[http://dx.doi.org/10.1007/s10877-016-9869-x] [PMID: 27033707]

[106] Boretsky K, Hernandez MA, Eastburn E, Sullivan C. Ultrasound-guided lumbar plexus block in children and adolescents using a transverse lumbar paravertebral sonogram: Initial experience. Paediatr Anaesth 2018; 28(3): 291-5.
[http://dx.doi.org/10.1111/pan.13328] [PMID: 29359366]

[107] Omar AM, Mansour MA, Kamal AS. Psoas compartment block for acute postoperative pain management after hip surgery in pediatrics: a comparative study with caudal analgesia. Reg Anesth Pain Med 2011; 36(2): 121-4.
[http://dx.doi.org/10.1097/AAP.0b013e31820d41f3] [PMID: 21270724]

[108] Sauter AR. The "Shamrock Method" - a new and promising technique for ultrasound guided lumbar plexus blocks. Br J Anaesth 2013; 111. [eLetters Supplement].
[http://dx.doi.org/10.1093/bja/el_9814]

[109] Davidson AJ, Disma N, de Graaff JC, et al. Neurodevelopmental outcome at 2 years of age after general anaesthesia and awake-regional anaesthesia in infancy (GAS): an international multicentre, randomised controlled trial. Lancet 2016; 387(10015): 239-50.
[http://dx.doi.org/10.1016/S0140-6736(15)00608-X] [PMID: 26507180]

[110] Disma N, Clunies-Ross N, Chalkiadis GA. Is spinal anaesthesia in young infants really safer and better than general anaesthesia? Curr Opin Anaesthesiol 2018; 31(3): 302-7.
[http://dx.doi.org/10.1097/ACO.0000000000000578] [PMID: 29432293]

[111] Ebert KM, Jayanthi VR, Alpert SA, et al. Benefits of spinal anesthesia for urologic surgery in the youngest of patients. J Pediatr Urol 2019; 15(1): 49.e1-5.
[http://dx.doi.org/10.1016/j.jpurol.2018.08.011] [PMID: 30201472]

[112] Jones LJ, Craven PD, Lakkundi A, Foster JP, Badawi N. Regional (spinal, epidural, caudal) versus general anaesthesia in preterm infants undergoing inguinal herniorrhaphy in early infancy. Cochrane Database Syst Rev 2015; (6): CD003669.
[http://dx.doi.org/10.1002/14651858.CD003669.pub2] [PMID: 26058963]

[113] Ing C, Sun LS, Friend AF, et al. Adverse events and resource utilization after spinal and general anesthesia in infants undergoing pyloromyotomy. Reg Anesth Pain Med 2016; 41(4): 532-7.
[http://dx.doi.org/10.1097/AAP.0000000000000421] [PMID: 27281725]

[114] Williams RK, Adams DC, Aladjem EV, et al. The safety and efficacy of spinal anesthesia for surgery in infants: the Vermont Infant Spinal Registry. Anesth Analg 2006; 102(1): 67-71.
[http://dx.doi.org/10.1213/01.ANE.0000159162.86033.21] [PMID: 16368805]

[115] Trifa M, Tumin D, Whitaker EE, Bhalla T, Jayanthi VR, Tobias JD. Spinal anesthesia for surgery longer than 60 min in infants: experience from the first 2 years of a spinal anesthesia program. J Anesth 2018; 32(4): 637-40.
[http://dx.doi.org/10.1007/s00540-018-2517-5] [PMID: 29808260]

第七章
小儿麻醉研究

Noud van Helmond, M.D.[1] and Bharathi Gourkanti, M.D.[1]

[1]Department of Anesthesiology, Cooper Medical School of Rowan University, Camden, New Jersey, USA

摘要：在美国，乃至全球范围内，国家已经启动了鼓励儿科临床研究的计划。最重要原因是缺乏高质量的数据来指导儿童治疗的有效性和安全性。在儿科麻醉学中，医师和科学家需要评估麻醉药物、医疗设备和器械。根据改进的全球条例，将对现行和新的麻醉战略进行安全性和有效性的科学评估。因此，参与麻醉学研究的儿科患者数量有望增加。联邦法规认为未成年人缺乏是否参与研究所需的决策能力。根据《世界医学协会赫尔辛基宣言》，让儿童参加研究应取得合法监护人和儿童的同意。代理同意和同意程序应能使法定代表人在保护孩子利益的同时，允许孩子给出有意义的意见。虽然知情同意在法律上的定义不明确，但是伦理学者对"同意"进行了详细的定义。在儿科麻醉学研究中，监护人和儿童知情同意是儿科麻醉师与患者之间简短治疗交流过程中的挑战。基于研究相关的风险性和复杂性，这一挑战可能需要在住院之前就与潜在的研究对象进行沟通。

关键词：同意、允许、伦理审查、机构审查委员会、儿科麻醉、质量改进、研究、风险。

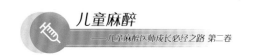

一、简介

儿科麻醉学是一门动态学科。麻醉药物、麻醉设备和医疗设备的不断发展，试图提高儿科手术患者麻醉的安全性和质量。需要进行研究，以建立安全、有效的新产品和新战略的临床应用。传统上，缺乏专门针对儿科人群的充分研究。领先的国家及其国际项目目前推动了儿科患者的临床研究，为儿科护理临床实践提供了证据基础。

二、开展儿科麻醉学研究是否重要？

我们强调儿科麻醉研究的三个主要原因，我们将在美国麻醉管理环境下把儿科麻醉作为一个学科来讨论这三个原因。

（一）儿科麻醉医师不能将成年人麻醉研究结果推断到儿科麻醉上

大多数药物从未在儿科患者中进行过研究，这迫使儿科麻醉医师超说明书用药或估计适当的用药剂量。与成年人相比，超过50%的儿童干预措施缺乏随机对照试验数据。因此，新生儿及婴幼儿无法获得药物的有效性和安全性的信息，不幸的是，这些儿童也面临着最大的风险。美国食品药物监督管理局（Food and Drug Administration，FDA）通过了儿科排他性项目，以最大限度地降低临床使用未经批准的药物造成不良反应的风险。该项目始于1997年，并于2012年永久生效，为在该项目中进行儿科临床试验的制药公司提供6个月的知识产权保护。一些关于儿科药物疗效和安全性的发现是这个项目的成果。

（二）科学家和医师需要通过研究来提高儿科麻醉学的安全性和质量

质量改进和安全性研究一直是美国麻醉学实践的焦点。因此，一些国家网络启动了专门针对儿科患者麻醉管理相关不良事件的登记。例如，美国的数据库有Wake Up Safe，儿科围手术期心脏停搏登记，以及儿科区域麻醉网（pediatric regional anesthesia network，PRAN）。这些登记和利用其数据进行的研究提供了关于罕见、严重不良事件潜在预防的重要信息。

（三）临床研究是麻醉学培训的重要组成部分

临床研究是麻醉科住院医师培训的重要组成部分，也是儿科麻醉研究培训的重要组成部分。麻醉学实践需要发展批判性思维技能，并致力在整个职业生涯中学习。通过参与临床研究积极发展这些能力的临床培训项目可能会培养出更多对教育有持久贡献的杰出麻醉医师。

三、与成年人麻醉研究相比小儿麻醉研究具体考虑因素

（一）伦理的正当性

小儿麻醉患者是一个比较脆弱的群体，因为他们的情感和智力还不成熟。因此，在提出一项儿科麻

醉研究时，研究者需要权衡计划研究的风险和不适。然后，研究人员应根据对儿科麻醉患者和未来患有相同疾病患者的预期益处来证明这些风险的合理性。

最小化风险

每一项研究都对参与研究的孩子有一定的风险。机构审查委员会监督研究机构确定研究的风险。在美国，对儿科患者的研究通常只在风险最小或对儿童的风险比最小的风险略高时才被允许。最小风险的定义是"研究中预期的伤害或不适的概率和程度，本身并不比日常生活或常规身体及心理检查、测试中常遇到的那些大"。国家委员会对最低风险轻微增加的描述为"虽然（轻微增加）超出了最低风险的界限，但它对儿童的健康或福祉不构成重大威胁"。被认为比最小风险略有增加的研究方法是皮肤或骨髓活检、导管尿液收集、镇静 MRI 扫描和情绪困扰调查。与其他国家相比，美国对儿童大于最低风险研究的一些限制性规定有时会阻碍科学研究。

必须在研究开始之前预测潜在的不良事件和研究风险，如果发现与意外相关的不良事件，则预先已确定的研究有终止的可能性。研究人员应将参与者人数和程序限制在预期范围内，以便根据功效计算出科学、有效的结论。与成年人的临床研究相比，儿科研究结果的疗效和安全性可能需要调整。随着儿童的成长和发育，研究完成后可能需要更长的观察期来监测任何研究的不利影响。

（二）研究程序的困难

在儿科麻醉研究中，研究人员应尽可能减少可能产生不适，如疼痛和焦虑的损害性研究程序。减少痛苦的一些实用方法包括使用为儿童优化的设置，研究人员在儿童研究方面有经验，尽量减少抽血次数，使用替代给药方法，以及围绕儿科患者和家长的日程灵活地安排研究预约时间。

（三）获得同意和允许

获得患者同意和尊重患者的基本自主权是伦理的基础原则，即患者可以做出他们认为最符合自己切身利益的决定。然而，通常情况下，儿童无法做出与医疗保健相关最关键的决定，而且他们的自主权较少。儿童不能自己同意是否参与研究。因此，有必要改变知情同意程序，为可能参与研究的儿科患者提供足够的保护。此外，这些保障措施至关重要，因为招募儿童参加研究的动机很重要。

在美国，联邦法规规定父母或法定授权代表人（代理人）和儿童自己同意参加研究。美国联邦法规将儿童同意参与研究定义为"儿童对参与研究的肯定同意"，并解释说"在没有肯定同意的情况下，仅不反对不应被解释为同意"。机构伦理审查委员会必须考虑"年龄、心理状态和所涉及儿童的成熟度"，并决定研究人员应如何记录同意。美国联邦法规要求对所有纳入伦理审查委员会审查的儿科患者的研究提案，根据风险量和对参与儿科患者的潜在益处进行分类，从而为儿科患者提供进一步的保护（表7-1）。

表7-1　在美国参与研究的儿童的研究要求

风险	潜在利益	同意的要求	其他要求
不大于最小风险	不相关	至少一位家长的许可和孩子的同意	N/A
大于最小风险	直接受益的潜力	至少一位家长的许可和孩子的同意	研究的预期收益证明研究风险的合理性，研究的预期收益至少与现有的治疗或试验相似
大于最小风险	没有直接受益的潜力	父母双方的同意和孩子的同意	与最小风险相比，研究仅导致风险轻微增加 * 该研究可能会导致对儿科患者疾病的普遍认识取得进展。研究为儿科患者提供与儿科患者的医疗状况相符合的经验

*卫生与公共服务部部长可以通过咨询相关学科的临床专家来绕过这一规定。

儿科患者提供知情同意的能力取决于他们的年龄、发育阶段和成熟度。在AAP定义"通常应征得任何智力年龄在7岁或7岁以上儿童的同意"才能纳入非治疗性临床研究（对参与者没有潜在益处的临床研

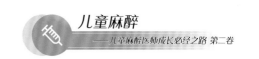

究）。儿科患者的知情同意可以记录在同意表、由代理人签署的研究同意表上，或根据当地机构审查委员会要求记录在儿科患者的医疗记录中。

在取得法定授权代理人及儿童知情同意的过程中，应包括易于理解的信息：①研究程序，②研究目的，③估计的参与益处和风险，④替代程序或疗法。研究应该使用反馈问题来测试对这些因素理解的正确性，并且应该有机会问关于研究的任何问题。

在儿科麻醉研究中获得知情同意时尽量减少痛苦。在儿童入院后立即招募儿科麻醉患者参加临床研究可能会让人感到痛苦，因为在手术前不久增加了与研究相关的意外程序。此外，对儿科患者及其监护人来说，在这种情况下考虑参与或咨询他人的有限时间可能是不够的。相反，当麻醉医师与患者及其法定监护人之间不存在临床关系时，在手术当天与患者和父母联系可能会很困难，因为父母可能认为这违反了保密原则，侵犯了患者隐私。

对于研究人员如何才能最好地处理儿科麻醉研究中同意的时间问题，目前还没有达成共识。研究人员在手术当天或前一天获得知情同意时，会非常成功地招募接受门诊手术的儿科患者。然而，在调查中，不同意的父母或监护人表示，与他们的外科医师或儿科医师谈论研究及有额外时间来做决定，可能会影响他们参加研究的意愿。此外，大多数在孩子手术当天同意进行儿科麻醉研究的监护人表示，他们更愿意在手术前几天进行登记。另外，大约40%的受访父母表示，他们更愿意先与外科医师接洽。

（四）开展研究项目时的实际考虑

在研究项目开始之前，研究人员必须准备一份研究计划（研究方案），其中包括所有要承担的任务清单、确定负责调查人员，以及确定开展这项研究所需的基本人员。然后制定开展活动的时间表，包括招聘人员、人员培训、试点研究程序和技术、招募儿科参与者、进行测量、收集和检查数据、分析结果、起草内部报告，以及根据研究结果撰写科学手稿。

该协议需要定义研究团队每个成员的职责。主要研究员的职责将根据具体项目而有所不同，但至少包括整体项目管理、质量和安全监控、数据解释和结果报告。

在整个研究项目的实施过程中，需要几个步骤来保持研究的质量。

1.在进行研究之前——第1步

研究人员应在开始研究之前对任何新方法进行试点测试，以确保它们能够按预期发挥作用。同样，他们应该测试所有新设备和问卷以确保儿科麻醉患者能够按预期完成。

2.在进行研究之前——第2步

研究人员应制定程序手册，准确描述他们将如何执行技术。此外，他们应该制订一个仔细的计划来记录和管理数据。研究团队必须特别注意跟踪获得的数据、控制数据质量、纠正错误和确保数据安全存储的方案。

3.在进行研究之前——第3步

主要研究者或指定人员需要培训研究人员收集研究的数据。进行调查的标准操作程序与使用实验室技术测量血浆中特定物质的浓度大不相同。因此，在开始一个项目之前，可能有必要雇用具有适当技能的员工或为现有员工进行额外的培训。

4.研究期间——第4步

研究团队需要定期评估所收集数据的质量。当不止一个人执行测量或多个中心收集信息时，数据监控至关重要。定期数据监测可确保观察者之间的结果保持一致，或者可以对不同中心或技术人员之间的差异进行可靠性测量。

以下附加措施将确保在预计时间和预算范围内进行临床研究。

• 在开始项目之前创建书面学习时间表。

- 提供定期进度会议或报告，并将进度与预定的时间表进行对比。
- 指定确保研究符合其时间表和预算的个人。
- 在开始研究之前与所有研究人员分享研究预算信息，并在整个研究过程中持续分享预算信息。
- 当调查工作由同一机构内的多个中心或多个部门承担时，为每个团队创建单独的子预算。

以上部分说明，通过对研究活动的充分准备，研究者在开展小儿麻醉临床研究时可以避免很多问题。

然而，即使有足够的准备，研究人员发现，他们也会想要在研究中改变部分研究方案。可能导致在研究过程中改变研究方案的原因可能包括以下几个方面。

- 这些方法不起作用。
- 受试者招募未按预期速度进行。
- 新的信息使研究人员质疑他们最初的假设或他们的研究目标。
- 中期结果对最初的研究问题提出了明确的结论，从而引发了关于继续研究的伦理适当性的问题。

（五）根据研究的组织及其责任，这些考量可能会导致不同的行动

行动一：假设调查是与数据安全监察委员会（data and safety monitoring board，DSMB）相关的试验。在这种情况下，数据安全监察委员会可以就研究是否继续向试验指导委员会提供独立建议。对于需要数据安全监察委员会的临床试验，数据安全监察委员会通常会在调查开始前概述事件及中期分析的分析标准。

行动二：假设试验指导委员会没有数据安全监察委员会的建议。研究团队可以召开会议并考虑以下选择：完全停止调查、继续现有方案、修改研究方案。考虑到每个研究方案都包括统计学家在开始研究之前执行的样本量和功效计算，因此在研究中间更改方案通常不可取。如果研究人员后期更改研究方案，研究人员应有效地执行两个独立的小型研究，而不是将原来的研究扩充。这两个较小的研究没有足够统计效能来实现其目标。因此，在调查进行的同时，对调查的修改通常应该受到限制。

四、综上所述

在儿科麻醉学中，医师和科学家需要评估麻醉药物、医疗设备和装置。但儿科麻醉医师每天使用的许多药物和产品都缺乏应用的证据。根据目前改进的全球儿科研究法规，我们预计当前的及新的麻醉策略将经过更科学的评估，以确保它们确实安全、有效。

五、发表同意书

不适用。

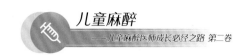

六、利益冲突

提交人声明没有财务或其他方面的利益冲突。

七、鸣谢

宣布没有。

参考文献

[1] Joseph PD, Craig JC, Caldwell PH. Clinical trials in children. Br J Clin Pharmacol 2015; 79(3): 357- 69.
[http://dx.doi.org/10.1111/bcp.12305] [PMID: 24325152]

[2] Laughon MM, Benjamin DK Jr. Mechanisms to provide safe and effective drugs for children. Pediatrics 2014; 134(2): e562-3.
[http://dx.doi.org/10.1542/peds.2014-1585] [PMID: 25022746]

[3] Food US. Drug Administration US Food and Drug Administration Modernization Act. Washington, DC: US Government Publishing 1997.

[4] Tjia I, Rampersad S, Varughese A, *et al*. Wake Up Safe and root cause analysis: quality improvement in pediatric anesthesia. Anesth Analg 2014; 119(1): 122-36.
[http://dx.doi.org/10.1213/ANE.0000000000000266] [PMID: 24945124]

[5] Bhananker SM, Ramamoorthy C, Geiduschek JM, *et al*. Anesthesia-related cardiac arrest in children: update from the Pediatric Perioperative Cardiac Arrest Registry. Anesth Analg 2007; 105(2): 344-50.
[http://dx.doi.org/10.1213/01.ane.0000268712.00756.dd] [PMID: 17646488]

[6] Polaner DM, Taenzer AH, Walker BJ, *et al*. Pediatric Regional Anesthesia Network (PRAN): a multi- institutional study of the use and incidence of complications of pediatric regional anesthesia. Anesth Analg 2012; 115(6): 1353-64.
[http://dx.doi.org/10.1213/ANE.0b013e31825d9f4b] [PMID: 22696610]

[7] Ahmad S, De Oliveira GS Jr, McCarthy RJ. Status of anesthesiology resident research education in the United States: structured education programs increase resident research productivity. Anesth Analg 2013; 116(1): 205-10.
[http://dx.doi.org/10.1213/ANE.0b013e31826f087d] [PMID: 23223116]

[8] Benzon HA, De Oliveira GS Jr, Jagannathan N, Suresh S. Selection of subspecialty fellows in anesthesia for pediatric anesthesia: a national survey of program directors in the United States. Paediatr Anaesth 2015; 25(5): 487-91.
[http://dx.doi.org/10.1111/pan.12608] [PMID: 25581298]

[9] Protection of Human Subjects Code of Federal Regulation Title 45, Part 46. Washington, DC: US Department of Health and Human Services 2018.

[10] National Commision for the Protection of Human Subjects of Biomedical and Behavioral Research Research involving children: report and recommendations. Washington, DC: US Government Printing Office 1977.

[11] Penkov D, Tomasi P, Eichler I, Murphy D, Yao LP, Temeck J. Pediatric Medicine Development: An Overview and Comparison of Regulatory Processes in the European Union and United States. Ther Innov Regul Sci 2017; 51(3): 360-71.
[http://dx.doi.org/10.1177/2168479017696265] [PMID: 28674673]

[12] World Medical Association Declaration of Helsinki: ethical principles for medical research involving human subjects. JAMA 2013; 310(20): 2191-4.
[http://dx.doi.org/10.1001/jama.2013.281053] [PMID: 24141714]

[13] Walson PD. Patient recruitment: US perspective. Pediatrics 1999; 104(3 Pt 2): 619-22.
      [http://dx.doi.org/10.1542/peds.104.S3.619] [PMID: 10469803]

[14] Guidelines for the ethical conduct of studies to evaluate drugs in pediatric populations. Committee on Drugs, American Academy of Pediatrics. Pediatrics 1995; 95(2): 286-94.
      [http://dx.doi.org/10.1542/peds.95.2.286] [PMID: 7838651]

[15] Lindeke LL, Hauck MR, Tanner M. Practical issues in obtaining child assent for research. J Pediatr Nurs 2000; 15(2): 99-104.
      [http://dx.doi.org/10.1053/jpdn.2000.5447] [PMID: 10808625]

[16] Maltby JR, Eagle CJ. Informed consent for clinical anaesthesia research. Can J Anaesth 1993; 40(9): 891-6.
      [http://dx.doi.org/10.1007/BF03009264] [PMID: 8403186]

[17] Hummer KA, Finkel JC, Cohen I. Same day consent for ambulatory anesthesia clinical studies. Anesthestiology 1998; 89: A30.
      [http://dx.doi.org/10.1097/00000542-199809010-00030]

[18] Tait AR, Voepel-Lewis T, Siewert M, Malviya S. Factors that influence parents' decisions to consent to their child's participation in clinical anesthesia research. Anesth Analg 1998; 86(1): 50-3.
      [http://dx.doi.org/10.1213/00000539-199801000-00010] [PMID: 9428850]

[19] Hummer KA, Finkel JC, Hannallah RS. Parents' preference for the timing of consent for anesthesia clinical trials in children undergoing ambulatory surgery. Anesthesiology 1999; 91: A25.

第八章
小儿麻醉质量与患者安全原则

Keri Cronin[1] and Erin Pukenas[1]

[1]Department of Anesthesiology, Cooper Medical School of Rowan University, Camden, New Jersey, USA

摘要：提供高质量、安全的患儿护理是儿科患者麻醉成功的基础。拥有公正文化的医疗机构，鼓励职工为安全发声，通常还会让他们的员工和患者参与设计有意义和有效的医疗系统。成功的医疗保健机构不断分析数据并完善流程，以寻找改进的机会。本章将讨论质量和患者安全的核心原则，并回顾一些国家和国际正在努力进行的合作，以改善儿科麻醉护理。探讨了建立质量改进程序的实用策略，包括为改进性能而进行的模拟。

关键词：不良事件、检查表、认知辅助、切换通信、高可靠性、公正文化、用药差错、患者安全、质量改进、模拟、系统工程。

一、前言

对质量和患者安全的追求是当今每个美国医疗保健机构的首要任务之一。医疗保健价值源自成本背景下的患者结果，其中结果受质量、安全、服务，以及患者和医务人员参与的影响。这通常被称为医疗保健的"四大目标"，为患者和提供者创造积极的临床体验的框架。四大目标的成功最重要的是提供最佳的护理。虽然四大目标平等地考虑了每个领域，但图8-1代表了一个模型，其中质量和安全是健康的核心驱动力。

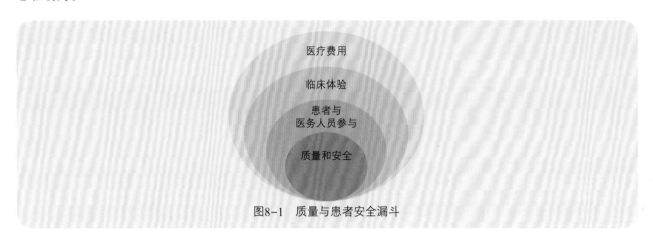

图8-1　质量与患者安全漏斗

考虑到本章审查的原则，提供安全、高质量的护理被认为是每个医疗保健系统和儿科麻醉部门成功的基础。卓越的质量结果可改善临床体验和满意度。卫生保健专业人员和决策者努力以最低成本提供最高质量的护理，使患者受益。麻醉学作为一门专业，在采用可靠的质量流程以确保围手术期的安全性和价值方面一直处于历史领先地位。

二、患者安全的基本原则

麻醉学实践是提高外科患者护理质量的关键因素。在美国医学研究所的出版物《跨越质量鸿沟》中，介绍了6个医疗质量领域。这些包括安全性、有效性、以患者为中心、效率、公平性和及时性。公平的护理是指提供的护理质量不会因患者的个人特征（如种族、性别、社会经济地位）而发生变化，而高效是指消除系统中的浪费。及时性有助于提高效率，从而最终降低成本，同时将护理质量保持在恒定水平。列举一个及时性如何影响护理的简单例子，即来自外科患者护理中的常见过程：预防性抗生素的使用。在一项相对例行的任务中，需要在围手术期的适当时间使用预防性抗生素。如果不及时给予抗生素，使其在外科手术切口发挥作用，手术部位感染的风险将增加。这可能导致发病率增加、住院时间延长、医疗费用增加，以及患者的不良预后。

1999年，美国医学研究所发表了一份题为《人非圣贤，孰能无过》的报告。这份出版物强调了美国医疗体系未能使患者免受可预防伤害的问题。由于缺乏标准化的安全流程和人为错误，估计有4万～9.8万名患者死亡，这是可以预防的。该报告引发了现代患者安全应该考虑什么的运动。然而，尽管在过去20年中投入了大量的时间、资源和注意力，但医疗服务失误和可预防的死亡仍然是医疗保健领域尚未解决的问题。

安全文化

现代患者安全运动的一个产物是将"安全文化"概念应用于医疗保健。安全文化旨在通过确保医疗保健提供者及其组织之间的共同责任来提高患者安全。供应商对其选择的质量负责，就像他们同事对自己的选择负责一样。安全文化通过赋予员工权力来实现共同的责任，这样他们就能放心地监督工作场所并参与安全工作。公开和诚实的报告环境为将重点从羞辱和指责转移到患者安全的系统设计创造了机会。为了实现安全的文化，各部门必须平衡组织（负责设计和改进工作场所流程的实体）和供应商（负责在该环境中执行业务的实体）之间的责任。在安全文化中提高患者安全的方法植根于差错分析、提高安全性的方法和结局管理。差错分析包括对导致差错的因素进行深入分析。这包括对资源、设备、人员配置模型和比率的评估，对当前流程和差距，以及可能改变标准工作流程的任何环境条件的审查。然后，可以根据差错分析的结果设计和使用特定的安全工具，并且结果可以专门设计以支持人为因素和行为。

三、高可靠性组织

除文化外，高可靠性的概念还增强了麻醉学中患者的安全护理。高可靠性组织（high reliability organizations，HROs）的定义是它们在危险、高风险的环境中保持持续安全可靠运行的能力。非医疗保健高可靠性组织的例子包括核电行业和航空业。高可靠性组织共享若干业务组成部分，并在其成员中促进正念减压文化。根据Weick和Sutcliffe的观点，高度可靠性的系统中，正念的基本要素包括5个特征：对专业知识的尊重，在意外事件中的适应能力，在更大的背景下专注于一项任务的能力，层级结构的情境扁平化，以及对失败的不懈关注（图8-2）。

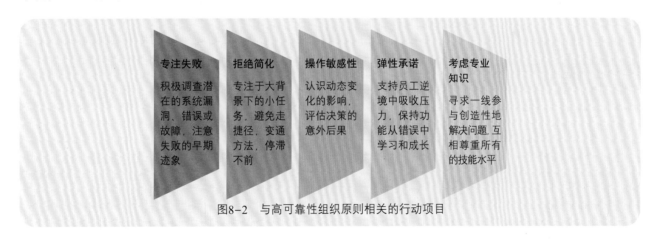

图8-2　与高可靠性组织原则相关的行动项目

随着时间的推移，这一定义已被修改，高可靠性的每一个原则都与防止灾难性故障的具体措施相关联。高可靠性是一个积极的过程，团队成员在充分考虑操作的情况下不断调查风险，主要目标是保护其人员和产品在医疗保健领域，无论环境如何变化，高可靠性意味着长期提供高质量、安全的患者护理。联合委员会的医疗改革中心描述了一个高可靠性的框架，其中包括领导对零伤害的承诺、授权的工作人员和"为安全发声"的文化，以支持稳健的流程改进（robust process improvement，RPI）。稳健的流程改进包括对整个组织改进的决心。在一个完全成熟的高可靠性组织中，稳健的流程改进不仅在整个组织中被接受，而且是日常文化的一部分。要求对所有员工进行稳健流程改进方面的培训，并且在整个组织中使用稳健的流程改进工具。稳健的流程改进工具借鉴了变更管理和精益六西格玛等原则。先进稳健的流程改进模型将患者作为流程重新设计的一部分，改进工作是每个部门员工职责的一部分。

四、儿科麻醉中的差错

儿科麻醉中的差错可能会对患儿及其家人和监护人造成灾难性后果。在与患者接触的每一步都应该防止错误。值得注意的是，有严重并发症的儿童接受麻醉的过程中，潜在的伤害风险很高，这是不可否认的。系统工程和稳健的流程改进可以在预防发病率和死亡率方面发挥关键作用。儿科麻醉中一些最常见的差错与药物差错、交接沟通中的错误有关。

（一）药物差错

药物差错是儿科患者第三大常见不良事件。大约5.3%的手术中给药会导致用药差错。其中70.3%被认为是可预防的，这些差错通常涉及阿片类药物和镇静剂，最常见于给药期间。最常见的错误是给药剂量错误。Lobaugh等（2017年）使用Wake Up Safe注册数据分析了这些差错，发现80%患儿发生了药物差错，其中一半以上的差错导致了患儿伤害。在分析的差错中，97%被认为是可预防的。

目前已经提出几种策略来减少麻醉中的用药错误。这包括事故报告系统、预充药物注射器、使用条形码系统、双人用药核查和建立安全文化。Martin等（2017年）实施了一项旨在针对其中几种策略的干预措施。他们发现，干预后每1000种麻醉药的平均用药差错率从1.56%降至0.95%。另外有几项研究调查了各种降低用药差错风险策略的有效性。在波士顿儿童医院，正式的药物安全计划每年减少13%的药物差错。华盛顿大学的护理团队创建了麻醉药物模板（anesthetic medicine template，AMT），以减少围手术期的用药错误。AMT是一种旨在改进药物注射器结构和识别的工具。这种低成本干预有助于减少用药差错，并最终有助于提高患者安全。将这些策略推广到其他机构可能会产生显著的积极影响，并降低用药错误的发生率。

麻醉患者安全基金会（Anesthesia Patient Safety Foundation，APSF）建议使用含有药物泵的药物库，药物泵可以交叉检查患者的体重和适当剂量。如果系统检测到错误，将提示麻醉医师确认剂量。然而，值得注意的是，Stultz等（2015年）发现，在观察到的用药错误中，几乎有一半无法通过IT系统预防。其他减少用药错误的非技术策略包括让第二名执业医师验证计算结果，并将药物和泵设置可视化，或增加手术室的药学支持和可用性。

（二）交接沟通

术后交接班容易出现差错和效率低下。在交接班过程中，与团队合作和认知的问题会干扰信息的可靠传递。有研究表明，参与多学科交接班工作的医务人员之间的沟通困难往往与团队合作水平较低相关。分心程度越高，团队表现越差。团队协作、沟通和信息传输的最大化对于优化患者护理非常重要。

不能交换所有基本信息会对患者安全产生负面影响。Piekarski等（2015）发现在儿科麻醉后恢复室的术后麻醉交接过程中，有时医务人员之间没有沟通。他们会经常沟通手术类型和术中局部麻醉，而对于患儿ASA分级和液体管理信息却很少交流。制定标准化的交接班流程可以避免交接班中的差错。清单列表可以改善术后沟通和患者预后。

Breuer等（2015年）发现，标准交接班流程通过消除手术报告错误同时提高交接班时医务人员的出勤率，克服了沟通方面的挑战。由于在儿科重症监护室入院的前6小时内抗生素延迟或所需干预较少，交接班后的患者预后也有所改善。

（三）使用认知辅助工具加强患者安全

认知辅助工具旨在改善决策和表现。一种常用的认知辅助工具是检查表。检查表提供了重要的提醒，通过鼓励遵循循证医疗，可以减少错误的可能性。麻醉中检查表的使用改善了患者交接期间的沟通，降低了血液制品利用率，并减少了导管相关血流感染。

认知辅助工具是专门为儿科麻醉实践设计的。几年前，儿科麻醉学会（Society For Pediatric Anesthesia，SPA）质量和安全委员会的一个小组委员会召开会议，为执业麻醉医师创建认知辅助工具。SPA关键事件检查表支持临床医师针对儿童围手术期危及生命的关键事件做出决策和采取行动（表8-1）。事件包括常见和不常见的事件，如恶性高热。检查表已翻译成十多种语言，可从SPA网站（www.pedsanesthesia.org）免费下载。此外，将关键事件检查表开发成移动应用程序Pedi Crisis（2.0版），由SPA质量和安全检查小组委员会成员定期更新。

表8-1　SPA关键事件检查表中包含的部分主要诊断总结

气道的事件	心肺事件	其他事件
困难气道	高血压 / 低血压	恶性高热
气道着火	肺高压危象	过敏
低氧	心肌缺血	局部麻醉药全身中毒
空气栓塞	心脏停搏	颅内高压
支气管痉挛	胸外按压	创伤治疗

注：检查表可访问 www.pedsanesthesia.org。

（四）不良事件报告

不良事件报告，也被称为事故报告，可提供有关安全干预措施有效性、风险脆弱性，以及改进领域的信息。个别儿科机构的围手术期事件报告系统（Incident Reporting Systems，IRSs）和国家儿科麻醉IRSs收集围手术期严重不良事件（Serious Adverse Events，SAEs）的信息。SAEs的数量通常报告不足。有文献表明，这是由于负面影响，自感不能胜任，缺乏对SAEs的理解，缺乏反馈等的影响导致的。然而，从错误中学习可以成为一种强大的动力。强大的安全文化使这成为可能，因为它不是将焦点和指责从个人身上转移开，而是将事件作为提高安全的机会来关注。

Williams等（2017）的研究表明，提供即时反馈系统，鼓励报告，并将麻醉医师纳入患者安全工作有助于改善严重不良事件报告。实施这些干预措施后，事件报告率增加了79%。气道、心血管和呼吸事件是最常见的严重不良事件。Peterfreund等（2011年）的一项研究观察到，在电子麻醉记录中放置质量保证文件后，事件报告率增加了92%。提供个人反馈和教育干预也可能增加不良事件报告率。Vigoda等（2006年）的研究发现，应用这些干预措施在3个月内增加了质量保证事件的自愿记录。

Wake Up Safe，是一家儿科麻醉学多机构安全和质量合作机构，其事件报告系统重点关注患者伤害。然而，通过扩大报告系统的范围可能会增加价值。分析所有未遂安全事件或前兆安全事件有助于识别风险漏洞。

五、质量改进的基础

优质护理是有效、公平、及时、高效、安全和以患者为中心护理的总和。在美国，国家质量论坛用于设定和衡量患者的结果，包括术后并发症发生率和死亡率。外科医师和麻醉医师都对结果负责。麻醉医师在麻醉后监护室、重症监护室和患者护理病房上拥有丰富的经验和责任，因此在降低并发症发生率方面发挥着关键作用。

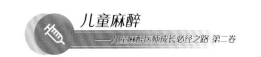

最近的一个趋势是，随着医疗保健系统朝着以患者为中心的模式发展，患者对质量指标的影响越来越大。在2018年Fleischer的回顾中，作者从患者的角度考虑了质量，并建议护理质量措施应着眼于对患者重要和有意义的护理方面。

（一）国家/国际质量改进计划

麻醉医师是最早创建不良事件系统监测流程的医师群体之一。早期的努力集中在研究上，随着时间的推移，研究数据迅速增长，利用数据进行可操作的改进，以提供更好的患者护理。在英国，国家机密调查局公布了儿童外科患者围手术期死亡的早期数据。澳大利亚患者安全基金会建立了澳大利亚事件监测研究（Australian incident mornitoring study，AIMS）。不久后，通过分析美国麻醉医师协会的结案声明，建立了儿科围手术期心脏停搏登记册项目。在过去几年中，已经形成了其他几个多机构、国家和国际合作机构，以汇集对质量改进科学感兴趣的志同道合的实践者。

（二）Wake Up Safe

Wake Up Safe（WUS）是一个致力于提高儿科麻醉护理质量和安全性的患者安全组织。WUS保存了成员机构报告的严重不良事件登记册。在提交事件之前，3名未参与事件的麻醉医师必须通过根本原因分析（root cause analysis，RCA）审查事件，以确定原因。

2013年，WUS报告的麻醉严重不良事件率为1.4/1000。呼吸事件是最常见的严重不良事件，其次是心脏停搏、护理升级和心血管事件。药物错误和设备功能障碍占护理升级事件的89%。几乎20%的麻醉相关儿童心脏停搏发生在恢复期。Christensen等（2017年）的一项研究使用WUS数据检查了心脏停搏，发现69%的事件本可以预防。大多数病例与呼吸事件有关。根本原因通常与医师缺乏经验或判断不足、监管不足和竞争优先权有关。儿童围手术期心脏停搏也与年龄、ASA分级和紧急状况有关。ASA紧急状态、较高的ASA分级、较长的心脏停搏时间与心脏停搏事件中死亡率增加相关。

将麻醉护理提供者的监测延长到紧急情况，有助于降低可预防的停搏率。术后监测有助于防止呼吸事件的发生，因为儿童在术后恢复期发生梗阻和呼吸抑制的风险最高。

（三）围手术期心脏停搏登记处

与没有心脏病的儿童相比，有潜在心脏病的儿科麻醉相关心脏停搏的发生率更高，这些事件的死亡率更高。1994—2005年，向围手术期心脏停搏登记处报告的心脏停搏中有34%发生在心脏病患者身上。这些患者中，47%为6个月或6个月以下的儿童，70%为2岁或2岁以下的儿童。半数以上的心脏停搏（54%）是从普通手术室报告的。在心脏手术室心脏停搏的患者平均年龄比在其他地方的患者小。

麻醉维持期发生的心脏停搏多在术前和术后。心血管性心脏停搏通常归因于失血引起的低血容量或输血相关的高钾血症。呼吸停止最常见的原因是喉痉挛。与设备相关的心脏停搏与插入中心静脉导管导致的肺和血管损伤相关。肾上腺素给药是与复苏尝试期间自发性循环恢复关联最大的干预措施。

死亡率与年龄、护理阶段、心脏停搏原因或ASA分级无关。死亡率最高的是心肌病（50%）和主动脉狭窄（62%）。

（四）美国外科医师学会儿童外科验证和质量改进计划

美国外科医师学会儿童手术验证（American college of surgeons children's surgery verification，ACS CSV）旨在为儿科麻醉领导、儿科麻醉资源以及为儿科麻醉医师或具有儿科专业知识的麻醉医师制定指南。通过ACSCSV和质量改进计划的认证旨在通过确保医院资源与儿科护理需求保持一致优化临床结果。

ACSCSV和质量改进计划得到AAP的认可，并正与AAP的NICU验证项目合作。目前已经有27个验证项目，预计到2020年年底，还将验证另外20个项目。

（五）全球儿童手术倡议组织

2016年，来自低收入、中等收入和高收入国家的手术和麻醉剂供应商合作成立了全球儿童手术倡议组织。该联盟确定了有助于改善中低收入国家儿童手术的最佳资源。倡议包括为国家外科计划制定标准，每个国家至少指定一家儿童医院，为所有儿童外科专业指定区域培训中心，以及建立区域研究支持中心。目前，全球儿童外科倡议项目侧重于多个主题，包括研究、培训、基础设施和服务交付。他们的工作跨越多个国家和洲，包括南美洲、非洲和亚洲。

（六）制订质量改进计划

实施质量改进框架有助于提高临床效果，降低成本，并告知患者安全措施。建立这样一个框架也有助于改善文化和透明度。质量改进项目可以从简单的单步任务到相对复杂的流程，整合工作流程和优化多个利益相关者的竞争。在制订部门质量改进计划时，考虑需要改进的领域，并使用数据推动质量改进工作（表8-2）。

表8-2　部门质量改进计划的建议要素和功能

要素	作用
数据收集	用于确定改进的机会领域；可以跟踪趋势，并发出潜在不良事件的信号
成果计量	监测患者结果可用于跟踪一段时间内的改进工作
改进和维护	根据收集的数据进行可操作的改进
训练	经过质量改进培训的教师、员工和学生可以有效地为改善护理做出贡献
领导和问责制	指定具有质量改进背景的领导，使利益相关者承担责任

质量改进计划的目标之一是监测结果，但如果数据收集尚未建立，则调查一线员工是一个良好的起点。通常，他们可以确定哪些工作正常，哪些地方需要进行更改。另一种选择是考虑在患者护理过程中发生的常见事件。Kongkiatikul等（2019年）完成了一项成功的儿科疼痛质量改善项目。他们发现，引入标准化疼痛评估有助于减少儿童重症监护室中咪达唑仑的剂量和吗啡的使用。可以注意到，这些变化与疼痛、医源性戒断综合征或药物成本的显著变化无关。

发展中国家与质量改进专家之间的合作关系可使全球成功实施质量改进措施。可以制定措施来应对安全文化、资源分配、教育和培训、护理标准化、沟通、检测和不良事件反应等挑战。

（七）发展中国家的质量改进

麻醉护理能力的全球不平等是改善发展中国家麻醉护理的一个重大挑战。中低收入国家人均麻醉医师短缺是提供安全、高质量护理的主要障碍。例如，在乌干达，3000多万人口中只有14名麻醉医师。这与美国并列，美国每4000人中仅有1名麻醉医师，而英国每6400万人有12 000名麻醉医师。短缺的部分原因是这些国家用于外科护理的资源极少。在乌干达，只有23%的麻醉医师拥有为成年人提供安全麻醉资质，13%的麻醉医师拥有为儿童提供安全麻醉资质。缺乏资源和适当人选与较低的平均预期寿命和较高的婴儿死亡率有关。麻醉医师短缺问题在一些低收入国家得到了解决，包括马拉维、莫桑比克、尼泊尔和伊朗。这些国家为高中毕业生提供18个月的培训，该培训为个人提供基本麻醉和围手术期管理的技能。

一些国际医疗机构制定的管理标准在低收入国家可能无法实现，这些国家无法持续提供水、电、氧气和基本药物。马达加斯加的麻醉护理研究表明，只有不到50%的地区医院有可靠的电力和氧气供应。其

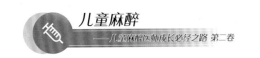
他限制包括无法使用脉搏血氧计、功能性雾化器、儿科脉搏血氧测定探头和阿片类药物。多达55亿人生活在镇痛药物获取有限的国家。增加设备的获取和改善药品供应链管理将有助于使低收入国家达到国际标准。

（八）使用模拟支持患者安全和质量改进工作

高压力工作条件使麻醉医师和其他医疗保障医师出错的风险变高。在2002年的澳大利亚，直接归因于麻醉的患者死亡率为1/100 000。模拟是一种教育工具，可用于通过将医师置于复制的高保真、低风险真实场景中，进行经验指导来提高技能。将医师暴露在低频紧急情况和常见情况下，可以帮助他们提升技术、评估能力和提高效率。模拟可用于教授麻醉医师技术技能，比如如何进行神经阻滞、如何获得静脉通路、如何管理气道，以及非技术技能，如沟通和团队合作。

个人和团队表现会影响许多领域的护理质量，本章前面讨论了其中一些领域。使用模拟进行技能改善可以纳入部门质量改进计划。具体而言，模拟已用于儿科麻醉学，以练习技能并提高教员和受训人员的表现。已证明，在模拟环境中有意进行交接沟通可以增加麻醉受训人员之间的信息传递，技能可以保持一年。SPA儿科关键事件清单的模拟场景可在SPA网站（www.pedsanesthesia.org）上找到，并可作为任何部门培训和实施计划的一部分（图8-3）。

图8-3　儿科关键事件模拟场景

场景标题	目标受众	患者年龄	参与者	选定的学习目标
张力性气胸	儿科麻醉医师	新生儿	麻醉医师、护士、外科医师	临床管理，管理分配
空气栓塞	麻醉住院医师	婴儿	1～2名麻醉同事、护士和外科医师	情境意识、认知辅助的有效使用
诱导后过敏反应	儿科麻醉医师	3岁	麻醉医师、护士、外科医师	复苏、求助、事件后管理
心动过缓	儿科麻醉医师	5～6岁	1～2名麻醉同事、外科医师	血流动力学不稳定性的识别和处理
恶性高热	儿科麻醉医师	7岁	麻醉医师、护士、外科医师	诊断、危机管理、沟通
纵隔肿块	麻醉学员	15岁	1～2名麻醉同事、外科医师、护士	气道管理、沟通

六、结束语

接受麻醉的儿科患者的积极结果取决于提供安全、高质量的护理。针对医疗保健6个领域的标准化安全措施可以改善患者护理，并最终减少错误。这些措施的实施得益于一个公正文化和高可靠性组织的发展，这些组织强调共同问责制和责任心来保障高风险环境中的安全实践。围手术期设置中最常见的错误是药物错误和交接信息失误，尽管后果是毁灭性的，但幸运的是，这些错误可以通过使用药物验证或移交清单等方法预防。向WUS等组织报告这些错误可能导致的不良事件有助于确定需要改进的领域和进一步提高患者安全的方法。改善患者护理可以通过观察患者结果，也可以通过创建质量改进计划来实现。麻醉医师共同合作致力于改善患者安全，将为儿科麻醉中以患者为中心的最佳护理奠定基础。

七、发表同意书

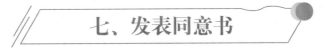

不适用。

八、利益冲突

提交人声明没有财务或其他方面的利益冲突。

九、鸣谢

宣布没有。

参考文献

[1]　Bodenheimer T, Sinsky S. From triple aim to quadruple aim

[2]　Varughese AM, Rampersad SE, Whitney GM, Flick RP, Anton B, Heitmiller ES. Quality and safety in pediatric anesthesia. Anesth Analg 2013; 117(6): 1408-18.
[http://dx.doi.org/10.1213/ANE.0b013e318294fb4a] [PMID: 24257392]

[3]　Merry AF. An overview of quality and safety in health care Can J Anesth J Can Anesth 60, 101–110 2013.
[http://dx.doi.org/10.1007/s12630-012-9850-1]

[4]　Committee on quality health care in America IoM: crossing the quality chasm: a new health system for the 21st century.. Washington, D.C.: National Academies Press 2001.

[5]　Deutsch ES, Straker T. Straker T. Patient safety in anesthesia. Otolaryngol Clin North Am 2019; 52(6): 1005-17.
[http://dx.doi.org/10.1016/j.otc.2019.08.003] [PMID: 31540768]

[6]　To err is human. Institute of Medicine. 2019.

[7]　Boysen PG II. Just culture: a foundation for balanced accountability and patient safety. Ochsner J 2013; 13(3): 400-6.
[PMID: 24052772]

[8]　Wachter R. 2013.Personal accountability in healthcare: searching for the right balance http://www.health.org.uk/public/cms/75/76/313/3426/Personal%20accountability%20in%20healthcare%20searching%20for%20the%20right%20balance%20thought%20paper.pdf?realName=Al5J91.pdf
[http://dx.doi.org/10.1136/bmjqs-2012-001227]

[9]　Weick KE, Sutcliffe KM, Obstfeld D. Organizing for high reliability: Processes of collective mindfulness. Res Organ Behav 1999; 21: 81-123.

[10]　https://www.centerfortransforminghealthcare.org/

[11]　Chassin MR, Loeb JM. High-reliability health care: getting there from here. Milbank Q 2013; 91(3): 459-90.
[http://dx.doi.org/10.1111/1468-0009.12023] [PMID: 24028696]

[12]　Lobaugh LMY, Martin LD, Schleelein LE, et al. Martin LD, Schleelein LE, Tyler DC, Litman RS. Medication errors in pediatric anesthesia: a report from the Wake Up Safe quality improvement initiative. Anesth Analg 2017; 125(3): 936-42.
[http://dx.doi.org/10.1213/ANE.0000000000002279] [PMID: 28742772]

[13]　Wahr JA, Abernathy JH III, Lazarra EH, et al. Medication safety in the operating room: literature and expert-based recommendations. Br J Anaesth 2017; 118(1): 32-43. [http://dx.doi.org/10.1093/bja/aew379] [PMID: 28039240]

[14]　Martin LD, Grigg EB, Verma S, Latham GJ, Rampersad SE, Martin LD. Outcomes of a Failure Mode and Effects Analysis for medication errors in pediatric anesthesia. Paediatr Anaesth 2017; 27(6): 571- 80.
[http://dx.doi.org/10.1111/pan.13136] [PMID: 28370645]

[15]　Leahy IC, Lavoie M, Zurakowski D, Baier AW, Brustowicz RM. Medication errors in a pediatric anesthesia setting: Incidence, etiologies, and error reduction strategies. J Clin Anesth 2018; 49: 107- 11.

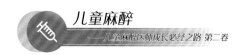

[http://dx.doi.org/10.1016/j.jclinane.2018.05.011] [PMID: 29913393]

[16] Grigg EB, Martin LD, Ross FJ, et al. Martin LD, Ross FJ, Roesler A, Rampersad SE, Haberkern C, Low DKW, Carlin K, Martin LD. Assessing the impact of the anesthesia medication template on medication errors during anesthesia: a prospective study. Anesth Analg 2017; 124(5): 1617-25.
[http://dx.doi.org/10.1213/ANE.0000000000001823] [PMID: 28079581]

[17] Stultz JS, Nahata MC. Nahata MC. Preventability of voluntarily reported or trigger tool-identified medication errors in a pediatric institution by information technology: a retrospective cohort study. Drug Saf 2015; 38(7): 661-70.
[http://dx.doi.org/10.1007/s40264-015-0303-y] [PMID: 26013909]

[18] Weigl M, Heinrich M, Keil J, et al. Team performance during postsurgical patient handovers in paediatric care. Eur J Pediatr 2020; 179(4): 587-96.
[http://dx.doi.org/10.1007/s00431-019-03547-w] [PMID: 31858255]

[19] Piekarski F, Kaufmann J, Laschat M, Böhmer A, Engelhardt T, Wappler F. Quality of handover in a pediatric postanesthesia care unit. Paediatr Anaesth 2015; 25(7): 746-52.
[http://dx.doi.org/10.1111/pan.12646] [PMID: 25833388]

[20] Breuer RK, Taicher B, Turner DA, Cheifetz IM, Rehder KJ. Standardizing postoperative PICU handovers improves handover metrics and patient outcomes. Pediatr Crit Care Med 2015; 16(3): 256- 63.
[http://dx.doi.org/10.1097/PCC.0000000000000343] [PMID: 25607744]

[21] Hagerman NS, Varughese AM, Kurth CD. Quality and safety in pediatric anesthesia: how can guidelines, checklists, and initiatives improve the outcome? Curr Opin Anaesthesiol 2014; 27(3): 323- 9.
[http://dx.doi.org/10.1097/ACO.0000000000000078] [PMID: 24717643]

[22] Larizgoitia I, Bouesseau MC, Kelley E. WHO efforts to promote reporting of adverse events and global learning. J Public Health Res 2013; 2(3): e29.
[http://dx.doi.org/10.4081/jphr.2013.e29] [PMID: 25170500]

[23] Rafter N, Hickey A, Condell S, et al. Adverse events in healthcare: learning from mistakes. QJM 2015; 108(4): 273-7.
[http://dx.doi.org/10.1093/qjmed/hcu145] [PMID: 25078411]

[24] Williams GD, Muffly MK, Mendoza JM, et al. Muffly MK, Mendoza JM, Wixson N, Leong K, Claure RE. Reporting of perioperative adverse events by pediatric anesthesiologists at a tertiary children's hospital: targeted interventions to increase the rate of reporting. Anesth Analg 2017; 125(5): 1515-23.
[http://dx.doi.org/10.1213/ANE.0000000000002208] [PMID: 28678071]

[25] Perez B, Knych SA, Weaver SJ, et al. Understanding the barriers to physician error reporting and disclosure: a systemic approach to a systemic problem. J Patient Saf 2014; 10(1): 45-51.
[http://dx.doi.org/10.1097/PTS.0b013e31829e4b68] [PMID: 24553443]

[26] Hewitt T, Chreim S, Forster A. Sociocultural factors influencing incident reporting among physicians and nurses: understanding frames underlying self- and peer-reporting practices. J Patient Saf 2014. Epub ahead of print
[PMID: 25119783]

[27] Peterfreund RA, Driscoll WD, Walsh JL, et al. Evaluation of a mandatory quality assurance data capture in anesthesia: a secure electronic system to capture quality assurance information linked to an automated anesthesia record. Anesth Analg 2011; 112(5): 1218-25.
[http://dx.doi.org/10.1213/ANE.0b013e31821207f0] [PMID: 21415434]

[28] Vigoda MM, Gencorelli F, Lubarsky DA. Changing medical group behaviors: increasing the rate of documentation of quality assurance events using an anesthesia information system. Anesth Analg 2006; 103(2): 390-5.
[http://dx.doi.org/10.1213/01.ane.0000221176.27215.20] [PMID: 16861422]

[29] Kurth CD, Tyler D, Heitmiller E, Tosone SR, Martin L, Deshpande JK. National pediatric anesthesia safety quality improvement program in the United States. Anesth Analg 2014; 119(1): 112-21.
[http://dx.doi.org/10.1213/ANE.0000000000000040] [PMID: 24413551]

[30] Lawton R, Parker D. Barriers to incident reporting in a healthcare system. Qual Saf Health Care 2002; 11(1): 15-8.
[http://dx.doi.org/10.1136/qhc.11.1.15] [PMID: 12078362]

[31] Publication HPI. 2009–100 The HPI SEC & SSER patient safety measurement system for healthcare. Virginia Beach, VA: Healthcare Performance Improvement 2009.

[32] Ketelaar NA, Faber MJ, Flottorp S, Rygh LH, Deane KH, Eccles MP. Public release of performance data in changing the behaviour of healthcare consumers, professionals or organisations. Cochrane Database Syst Rev 2011; (11): CD004538. [http://dx.doi.org/10.1002/14651858.CD004538.pub2] [PMID: 22071813]

[33] Fleisher LA. Quality anesthesia: medicine measures, patients decide. Anesthesiology 2018; 129(6): 1063-9. [http://dx.doi.org/10.1097/ALN.0000000000002455] [PMID: 30273268]

[34] Tjia I, Rampersad S, Varughese A, et al. Wake Up Safe and root cause analysis: quality improvement in pediatric anesthesia. Anesth Analg 2014; 119(1): 122-36. [http://dx.doi.org/10.1213/ANE.0000000000000266] [PMID: 24945124]

[35] Christensen RE, Haydar B, Voepel-Lewis TD. Haydar B, Voepel-Lewis TD.Pediatric cardiopulmonary arrest in the postanesthesia care unit, rare but preventable: analysis of data from Wake Up Safe, The Pediatric Anesthesia Quality Improvement Initiative. Anesth Analg 2017; 124(4): 1231-6. [http://dx.doi.org/10.1213/ANE.0000000000001744] [PMID: 28166099]

[36] Christensen RE1, Lee AC2, Gowen MS3, Rettiganti MR3, Deshpande JK4, Morray JP5. Anesth Analg. Pediatric perioperative cardiac arrest, death in the off hours: a report from Wake Up Safe, the pediatric quality improvement initiative. 2018; 127(2): 472-7. [http://dx.doi.org/10.1213/ANE.0000000000003398]

[37] Buck D, Kurth CD, Varughese A. Perspectives on quality and safety in pediatric anesthesia. Anesthesiol Clin 2014; 32(1): 281-94. [http://dx.doi.org/10.1016/j.anclin.2013.11.001] [PMID: 24491661]

[38] Ramamoorthy C, Haberkern CM, Bhananker SM, et al. Anesthesia-related cardiac arrest in children with heart disease: data from the Pediatric Perioperative Cardiac Arrest (POCA) registry. Anesth Analg 2010; 110(5): 1376-82. [http://dx.doi.org/10.1213/ANE.0b013e3181c9f927] [PMID: 20103543]

[39] Houck CS, Deshpande JK, Flick RP. The American College of Surgeons Children's Surgery Verification and Quality Improvement Program: implications for anesthesiologists. Curr Opin Anaesthesiol 2017; 30(3): 376-82. [http://dx.doi.org/10.1097/ACO.0000000000000467] [PMID: 28306679]

[40] Wang KS, Cummings J, Stark A, et al. Section on surgery, committee on fetus and newborn, section on anesthesiology and pain medicine. Optimizing resources in children's surgical care: an update on the American College of Surgeons'. Verification Program Pediatrics 2020; 145(5): e20200708. [http://dx.doi.org/10.1542/peds.2020-0708] [PMID: 32312909]

[41] Goodman LF, St-Louis E, Yousef Y, et al. The Global Initiative for Children's Surgery: Optimal Resources for Improving Care. Eur J Pediatr Surg 2018; 28(1): 51-9. [http://dx.doi.org/10.1055/s-0037-1604399] [PMID: 28806850]

[42] Clarke-Myers K, Cooper DS, Hanke SP, et al. Development of a system to measure and improve outcomes in congenital heart disease: Heart Institute Safety, Quality, and Value Program. Jt Comm J Qual Patient Saf 2019; 45(7): 495-501. [http://dx.doi.org/10.1016/j.jcjq.2019.04.003] [PMID: 31160230]

[43] Kongkiattikul L, Dagenais M, Ruo N, Fontela P, Di Genova T, Zavalkoff S. The impact of a quality improvement project to standardize pain, agitation, and withdrawal assessments on the use of morphine and midazolam in the Pediatric Intensive Care Unit. Paediatr Anaesth 2019; 29(4): 322-30. [http://dx.doi.org/10.1111/pan.13591] [PMID: 30664310]

[44] Xu W, Huang Y, Bai J, Varughese AM. Xu W1. A quality improvement project to reduce postoperative adverse respiratory events and increase safety in the postanesthesia care unit of a pediatric institution. Paediatr Anaesth 2019; 29(2): 200-10. [http://dx.doi.org/10.1111/pan.13534] [PMID: 30365205]

[45] Dubowitz G, Detlefs S, McQueen KA. Global anesthesia workforce crisis: a preliminary survey revealing shortages contributing to undesirable outcomes and unsafe practices. World J Surg 2010; 34(3): 438-44. [http://dx.doi.org/10.1007/s00268-009-0229-6] [PMID: 19795163]

[46] Hodges SC, Mijumbi C, Okello M, McCormick BA, Walker IA, Wilson IH. Anaesthesia services in developing countries: defining the problems. Anaesthesia 2007; 62(1): 4-11. [http://dx.doi.org/10.1111/j.1365-2044.2006.04907.x] [PMID: 17156220]

[47] McQueen K, Coonan T, Ottaway A, et al. The bare minimum: the reality of global anaesthesia and patient safety. World

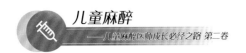

J Surg 2015; 39(9): 2153-60.

[http://dx.doi.org/10.1007/s00268-015-3101-x] [PMID: 26067632]

[48] Seya MJ, Gelders SF, Achara OU, Milani B, Scholten WK. A first comparison between the consumption of and the need for opioid analgesics at country, regional, and global levels. J Pain Palliat Care Pharmacother 2011; 25(1): 6-18. [http://dx.doi.org/10.3109/15360288.2010.536307] [PMID: 21426212]

[49] Safety of Anaesthesia in Australia. A review of anaesthesia related mortality 2000–2002.

[50] Park CS. Simulation and quality improvement in anesthesiology. Anesthesiol Clin 2011; 29(1): 13-28. [http://dx.doi.org/10.1016/j.anclin.2010.11.010] [PMID: 21295750]

[51] Burden A, Pukenas EW. Use of simulation in performance improvement. Anesthesiol Clin 2018; 36(1): 63-74. [http://dx.doi.org/10.1016/j.anclin.2017.10.001] [PMID: 29425599]

[52] Fehr JJ, Honkanen A, Murray DJ. Simulation in pediatric anesthesiology. Paediatr Anaesth 2012; 22(10): 988-94. [http://dx.doi.org/10.1111/pan.12001] [PMID: 22967157]

[53] Pukenas EW, Dodson G, Deal ER, Gratz I, Allen E, Burden AR. Simulation-based education with deliberate practice may improve intraoperative handoff skills: a pilot study. J Clin Anesth 2014; 26(7): 530-8. [http://dx.doi.org/10.1016/j.jclinane.2014.03.015] [PMID: 25439416]

第九章
新型冠状病毒感染患者的麻醉关注点（2020年）

David Youssef, M.D.[1] and Bharathi Gourkanti, M.D.[1]

[1]Department of Anesthesiology, Cooper Medical School of Rowan University, Camden, New Jersey, USA

摘要：2019年12月中国武汉暴发了一种由冠状病毒引起的传染性疾病，后被命名为COVID-19。这种病毒在全世界广泛传播，已有近800万确诊病例和超过432 000新型冠状病毒感染死亡病例。新型冠状肺炎病毒的蔓延扰乱了现代社会秩序，与此同时给麻醉医师带来了若干必须关注的新问题。本章节将要涉及多个麻醉关注点，包括病毒本身及传播过程中的所有预防措施。值得关注的是，有关新型冠状病毒感染的研究正在迅速涌现，麻醉医师可以随时从WHO、美国麻醉医师协会、麻醉患者安全基金会和疾病控制与预防中心获取最新的新型冠状病毒资料。此章写于2020年9月，是目前可用的第一本教材。

关键词：腋神经阻滞、新型冠状病毒、驱动压、酶联免疫吸附测定、湿热交换过滤器、IgG和IgA免疫反应、气管插管、肺保护通气策略、低潮气量、喉镜检查、白细胞减少症、鼻咽拭子、平台压、逆转录-聚合酶链反应、RBD-S蛋白、病毒过滤器。

一、术前关注点和临床症状

除了关注基础病史，作为麻醉医师，我们还应谨慎地评估患者新型冠状病毒感染的风险，以及术中可能出现的具体麻醉风险。所有患者及其家属应进行近期发热、干咳、腹泻、头痛、伴或不伴味觉和嗅觉丧失的筛查。大部分新型冠状病毒感染的初发症状是发热。在欧洲的一项系统回顾性研究中，观察了7480名儿童，感染症状大多为轻中度，51.6%的阳性患者出现发热，其次是咳嗽（47.3%）和喉咙痛（17.9%）。少见症状包括腹泻和呕吐（<10%）。另外，新生儿更容易出现严重的流感症状，包括呼吸困难、发热和喂养困难，并导致病情加重。从疾病控制中心发布的儿科人口数据来看，儿童的死亡率低于0.1%，与死亡率为32.4%的老年人口有着显著的不同。

虽然新型冠状病毒感染在儿科人群中的死亡率较低，但有报道发现一种与新型冠状病毒感染相关的罕见严重炎症反应综合征——儿童多系统炎症综合征（multisystem inflammatory syndrome in children，MIS-C）。其机制可能是与病毒引发的免疫失衡有关。CDC定义MIS-C为发热持续超过24小时，实验室检查提示存在炎症，多系统器官受累（至少两个系统），合并新型冠状病毒检测阳性或前驱症状持续4周。2020年6月，《新英格兰医学杂志》发表的一篇文章指出，在186名确诊为新型冠状病毒感染的患者中，80%需要进重症监护室。其中一些个体可能符合川崎病的全部或部分诊断标准。川崎病是一种与陈旧性或活动性感染相关的血管炎，可引起病因不明的急性发热，患病人群通常为5岁以下的儿童。可表现为发热、皮肤黏膜改变（如结膜充血、皮疹、黏膜变化）、冠状动脉瘤（获得性心脏病的首要原因）。一小部分MIS-C患者的病情可进展为巨噬细胞活化综合征，这是一种危及生命的疾病，可出现巨噬细胞增殖进而导致弥散性血管内凝血。MIS-C的实验室常规检查结果：红细胞沉降率、C-反应蛋白、铁蛋白、乳酸脱氢酶、IL-6、纤维蛋白原、肌酸激酶和D-二聚体升高。

当决定进行诊断性检查时，统计数据表明，在新型冠状病毒阳性的患儿中，1/3的患儿胸部CT影像学结果未见异常。

如果新型冠状病毒感染的患儿近期接受了治疗，心电图监测QT间期延长非常重要。多个指南中曾推荐使用阿奇霉素和羟氯喹，虽然现在不再推荐这些药物，但很可能儿童服用了这些药物。这些药物的组合已被证明会导致临床上明显的校正QT（corrected QT，QTc）延长和潜在的心肌损伤。

虽然儿科人群中严重疾病的总体发病率较低，但新型冠状病毒感染已引起人们对公共卫生问题的关注。儿科就诊率和免疫接种率明显下降。这一流行病引起的各种社会心理和金融压力导致对儿童的忽视和无法照顾儿童事件增加，从而带来许多在校儿童缺乏充足的营养。由于教育的缺失，儿童心理健康也面临风险。孩子们在家里没有可靠的网络来完成线上学习，同时网络活动的增加也带来了网络欺诈的可能性。当医师与孩子互动时，以上这些都是需要考虑的重要事项。

二、新型冠状病毒检测

实验室检测技术正在不断发展，但目前主要是两种常用的检测方法，即逆转录–聚合酶链反应（reverse transcription-polymerase chain reaction，RT-PCR）和酶联免疫吸附测定 IgM或IgG。RT-PCR的工作原理是标记新型冠状病毒的一个或多个特定基因，这些基因通常是病毒包膜、棘突或ORF1的基因。所有鼻咽RT-PCR拭子敏感度相同。一般来说，运用RT-PCR在出现临床症状的当天内可检测到病毒，并在一周内达到峰值，3周以后，通常无法检测到。需要注意的是，RT-PCR阳性提示检测到病毒RNA，并不一定意味着检测到病毒。在一项研究中发现，RT-PCR检测阳性率最高是在支气管肺泡灌洗标本中（93%），其次是痰（72%），鼻腔采样，而在咽拭子检测阳性率最低（32%）。

通过酶联免疫吸附测定行抗体的即时检测（POC）正在广泛应用，这种检测方法是在基础水平上测试患者对新型冠状病毒的免疫反应。目前，我们医院的政策是所有拟行择期手术的患者术前72小时进行POC或PCR检测。首选鼻咽拭子，如果遇到无法配合的儿童，则建议用鼻拭子或口腔拭子替代。如果情况紧急，没有时间进行新型冠状病毒检测，按照流程将该患者视为阳性，必须在负压环境下进行手术，并且所有参与的医务人员必须穿戴相应的防护设施。

第3周开始可以监测到IgM和IgG血清学变化，5~7周后，IgM消失，而IgG则能持续更长时间。最近一项对140名受试者进行的研究中发现，RT-PCR和酶联免疫吸附测定联合检测的敏感度为98.6%，而单独RT-PCR检测的敏感度为51.9%。重要的一点是，检测的主要抗体是核衣壳抗原激发的。此外，大多数检测核衣壳抗体的试剂都是敏感的。病毒感染人类细胞要途经S蛋白受体结合区，如果患者再次感染新型冠状病毒，抗S蛋白受体结合区抗体被认为提供了强大的免疫反应。目前，大多数公司都没有公布用于抗体检测的抗原。假设高IgG滴度试验与强免疫反应相关，但不知道抗体试验是否针对RBD-S抗原，或者是否正在进行空斑减少中和试验，就不可能准确地预测个体对新型冠状病毒的免疫力。

最新进展发现，越来越多的研究显示新型冠状病毒感染后会出现IgA反应，IgA参与呼吸道疾病的主要免疫反应，初步研究观察到，IgA对新型冠状病毒的强烈反应与IgG的动力学方式相同。

（一）麻醉设备维护

在所有麻醉机设备中，建议在回路呼气端安装病毒过滤器（virus filtration efficiency，VFE），并将湿热交换过滤器（heat and moisture exchanger filter，HMEF）安装于"Y"形接口处，而不采用热湿交换器（无过滤器）。VFE可以逐级过滤99.99%的病毒。呼吸回路的病毒过滤器正确安装位置，如图9-1所示。麻醉机使用后，需要使用经医院批准的消毒剂进行消毒，但如果放置了合适的过滤器，则麻醉机内部不需要消毒。麻醉机生产厂家不同，如果没有安装合适的过滤器，并且新型冠状病毒感染患者使用了麻醉机，则可能需要长达一周的时间对麻醉机呼吸系统进行内部清洁，因此再次强调麻醉机呼吸回路安装正确的重要性。

为了防止呼吸回路受到污染，应将呼气末CO_2监测及麻醉气体监测的采样管连接在"Y"形管的远端，但要优先放置HMEF。用这种方式，采样管可远离HMEF，因此不会受到污染。

对于儿科人群，HMEF带来的无效腔可能对患儿来说太大。麻醉患者安全基金会建议分离安装采样管，目前指南推荐在积水杯进水端安装0.2 mm药物注射过滤器来进行过滤。

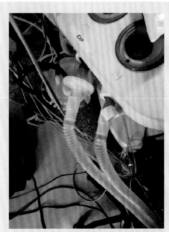

图9-1　在出气口安装合适的病毒过滤器

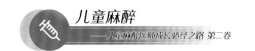
（二）一例新型冠状病毒感染患者的喉镜检查和插管

美国麻醉医师协会建议：操作者应戴两层手套，插管后脱掉外层手套，以尽量减少手术室内环境污染。不建议行纤支镜引导下清醒插管，因为病毒大多通过飞沫传播，在插管过程中可能产生气溶胶，穿透过滤屏障或在空气中存活更长时间，手术室的所有医护人员都将面临更高风险。ASA建议快速顺序插管以此来减少气管操作时间。

手术期间必须全程穿戴个人防护装备，并且在任何时候，操作者必须尽量避免触摸患者面部。用过滤式呼吸器来预防飞沫或空气中病毒的传播。N95型口罩（图9-2）能过滤95%大于3 μm的颗粒。通过飞沫传播的病原体在5 ~ 50 μm，而空气传播的病原体往往小于5 μm。N95型口罩易获得，不用通电，且无噪声。但佩戴者经常抱怨其呼吸阻力大，难以忍受。这些口罩需要正确佩戴才能产生防护作用。在写此文章期间，麻醉患者安全基金会建议所有已知或疑似的新型冠状病毒感染患者佩戴N95型口罩（图9-2）。

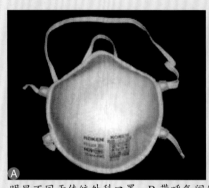
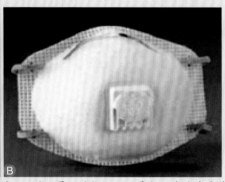

A.N95型口罩，明显不同于传统外科口罩；B.带呼气阀的N95型口罩，呼气阀可以最大限度地减少冷凝，更容易呼吸，但呼气阀使患者暴露在外界空气中，因此带来了风险。我们医院的政策是不使用这些口罩或在N95型口罩上再戴一层外科口罩，尽量减少患者暴露。

图9-2 N95型口罩

动力送风过滤式呼吸器（powered air-purifying respirator，PAPR）是另一种由电池供电的呼吸过滤器，其工作原理是产生正压气流传送到面罩或防护罩（图9-3）。它抽入空气并自动净化一定比例的有害空气（污染物或病原体）再将清洁空气传送到佩戴者的面部或口腔。消除空气污染物需要不同的过滤器和装置。事实证明，动力送风过滤式呼吸器可能带来的防护效果更好，毕竟已有医护人员使用N95型口罩被感染新型冠状病毒的案例。

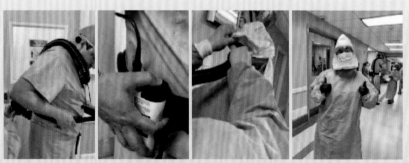

先将动力送风过滤式呼吸器装置固定在腰部，软管向上越过肩部，连接并打开电池，最后将软管连接到面罩，每个动力送风过滤式呼吸器都有如何打开和关闭动力送风过滤式呼吸器的操作说明，以上介绍的这些是一个基本的连接步骤。

图9-3 正确的动力送风过滤式呼吸器佩戴方法

我们建议在为任何患者插管时佩戴防护面罩。在一项模拟研究中，当医护人员与患者的距离在45.72 cm以内时，佩戴面罩的操作者暴露减少96%。此外，这项研究还表明，面罩可以阻挡68%的小气溶胶粒子。

如果患者被送入麻醉恢复室，则该患者需要在负压室中苏醒，以将病毒传播的风险降至最低。这是我们医院的政策。如果在插管状态转运患者，需将一个病毒过滤器连接在急救袋与气管导管之间。

（三）通气管理

危重新型冠状病毒感染患者可能需要通过机械通气维持呼吸。然而对麻醉医师而言，需要谨慎使用呼吸机，因为呼吸机带来的肺损伤可能会对肺部造成更大的损害。目前，对于新型冠状病毒感染患者的机械通气尚无标准指南，但已给许多新型冠状病毒感染患者采用急性呼吸窘迫综合征患者的通气策略。

对于新型冠状病毒感染患者而言，目前没有一种通气模式被证明优于其他模式。大多数医院不采用高频振荡通气，因为这种模式可能会将病毒颗粒雾化到空气中。急性呼吸窘迫综合征肺保护通气策略的要点是潮气量 ≤ 6 mL/kg理想体重，呼吸频率 ≤ 35次/分钟，呼气末正压 ≥ 5 cmH_2O和平台压力 ≤ 30 cmH_2O。俯卧位通气可改善气体交换，因此推荐采用俯卧位通气。在病程早期应用俯卧位通气可以降低急性呼吸窘迫综合征患者90天的死亡率。俯卧位通气已经广泛应用于世界各地的许多医院，推荐病程早期使用。

驱动压是医师用来改变呼吸机管理和治疗急性呼吸窘迫综合征的一个新指标。驱动压=平台压-呼气末正压。呼吸系统的顺应性 = 潮气量 / [平台压 - 呼气末正压（驱动压）]。这些公式很重要，因为它表现出了驱动压受潮气量、呼气末正压、平台压和呼吸系统顺应性的影响。因此，医师可能必须滴定其他几个生理参数，以获得正常范围内的驱动压。一项大型多中心研究将驱动压作为死亡率与低潮气量、平台压或呼气末正压滴定的独立指标，与其他协变量相比，驱动压与低死亡率相关。

下表进一步讨论了新型冠状病毒感染危重患者的不同生理目标、辅助治疗和通气策略（表9-1）。

表9-1　新型冠状病毒感染患者术中管理建议

通气模式
无首选通气模式，不推荐使用高频振荡通气
辅助治疗
肌松药应根据具体情况选择。疗效存在差异
类固醇激素使用：不推荐，可能增加严重病毒感染患者的死亡率
β2- 受体激动剂：无益处
保守液体疗法：推荐，尚无证据表明组织灌注不足
ECMO：应根据具体情况和医院经济情况进行选择
镇静和镇痛：建议使用，避免产生人机对抗
呼吸机参数设置
潮气量：≤ 6 mL/kg；按理想体重计算
呼吸频率：≤ 35 次 / 分钟
平台压：≤ 30 cmH_2O
FiO_2 30% ~ 100%（尝试调整到空气氧浓度）
驱动压：≤ 15 cmH_2O 机控呼吸患者通过潮气量和 PEEP 调整
生理目标
PaCO_2：允许性高碳酸血症（颅内无病变）
pH：7.30 ~ 7.45

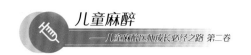

（四）患者转运及术后护理

一旦新型冠状病毒感染患者的手术结束，必须确定是否拔管。任何择期手术都会因患者新型冠状病毒检测阳性而取消，该手术很可能是紧急情况，因此很大可能手术后的新型冠状病毒感染患者暂不能拔管，将继续带管。但如果患者需要在手术室拔管，谨慎的做法是，只留必要的医护人员在手术室，尽量减少其他医护人员的暴露。迅速取出气管导管，放在一个安全的生物安全应急处理箱中，并立即在患者面部或鼻导管上放置一个密闭的口罩。可以考虑深麻醉下拔管防止患者咳嗽。

如果患者处于插管状态，考虑使用重症监护室呼吸机进行转运，防止呼吸回路断开。大多数加压给氧气囊（Ambu）没有安装病毒过滤器，如果使用加压给氧气囊进行通气，麻醉医师必须在转运前将病毒过滤器连接到加压给氧气囊上。丙泊酚输注是运送途中镇静的最优选择。到达重症监护室或术后恢复室的负压室后，所有人员应在指定地点正确脱下个人防护装备。

（五）局部麻醉

局部麻醉并不是新型冠状病毒感染患者的禁忌证。事实上，进行插管操作的麻醉医师面临的急性呼吸道感染疾病的传播风险是不进行插管操作麻醉医师的6.6倍。不建议手术中途改为全身麻醉，因此在进行完全的区域阻滞麻醉之前，需要仔细准备和规划。美国区域麻醉协会（American Society of Regional Anesthesia，ASRA）建议在手术过程中给患者戴上口罩，以降低传播风险，并且尽量避免鼻导管吸氧。

腰麻或硬膜外麻醉也并非禁忌，可以常规考虑。早期证据表明，新型冠状病毒感染患者易患血小板减少。在患有脑炎的新型冠状病毒感染患者的脑脊液中发现了新型冠状病毒。因此，在脊髓麻醉期间不要让脑脊液随意流动。

美国区域麻醉协会最新建议，应选择对呼吸运动改变影响最小的神经阻滞。例如，腋路阻滞优于肌间沟或锁骨上神经阻滞。

三、总结

新型冠状病毒是一种新型呼吸道病毒，围手术期对新型冠状病毒感染患者的管理正在研究中。拟行外科手术的新型冠状病毒感染患者给麻醉医师带来极大感染风险。围手术期管理的目标是最大限度地降低医护人员的感染风险，同时给新型冠状病毒感染患者提供安全适当的治疗。此文介绍了如何保护麻醉医师，防护设备，术中麻醉管理的建议，以及在整个医院安全转运新型冠状病毒感染患者的方法。

四、发表同意书

不适用。

五、利益冲突

提交人声明没有财务或其他方面的利益冲突。

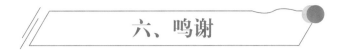

六、鸣谢

宣布没有。

参考文献

[1] Nalla AK, Casto AM, Huang MW, *et al.* Comparative performance of SARS-CoV-2 detection assays using seven different primer/probe sets and one assay kit. J Clin Microbiol 2020. JCM.00557-20. Published online April 8, 2020 [http://dx.doi.org/10.1128/JCM.00557-20]

[2] Wang W, Xu Y, Gao R, *et al.* Detection of SARS-CoV-2 in different types of clinical specimens. JAMA 2020; 323(18): 1843-4. [http://dx.doi.org/10.1001/jama.2020.3786] [PMID: 32159775]

[3] Sethuraman N, Jeremiah SS, Ryo A. Interpreting Diagnostic Tests for SARS-CoV-2. JAMA 2020; 323(22): 2249-51. [http://dx.doi.org/10.1001/jama.2020.8259] [PMID: 32374370]

[4] Guo L, Ren L, Yang S, *et al.* Profiling early humoral response to diagnose novel coronavirus disease (COVID-19). Clin Infect Dis 2020. ciaa310. Published online March 21, 2020. [http://dx.doi.org/10.1093/cid/ciaa310]

[5] Padoan A, Sciacovelli L, Basso D, *et al.* IgA-Ab response to spike glycoprotein of SARS-CoV-2 in patients with COVID-19: A longitudinal study. Clin Chim Acta 2020; 507: 164-6. [http://dx.doi.org/10.1016/j.cca.2020.04.026] [PMID: 32343948]

[6] Mehta N, Kalra A, Nowacki AS, *et al.* Association of Use of Angiotensin-Converting Enzyme Inhibitors and Angiotensin II Receptor Blockers With Testing Positive for Coronavirus Disease 2019 (COVID-19). JAMA Cardiol 2020; 5(9): 1020-6. [http://dx.doi.org/10.1001/jamacardio.2020.1855] [PMID: 32936273]

[7] Mercuro NJ, Yen CF, Shim DJ, *et al.* Risk of QT Interval Prolongation Associated With Use of Hydroxychloroquine With or Without Concomitant Azithromycin Among Hospitalized Patients Testing Positive for Coronavirus Disease 2019 (COVID-19). JAMA Cardiol 2020; 5(9): 1036-41. [http://dx.doi.org/10.1001/jamacardio.2020.1834] [PMID: 32936252]

[8] Diaz-Guimaraens B, Dominguez-Santas M, Suarez-Valle A, *et al.* Petechial Skin Rash Associated With Severe Acute Respiratory Syndrome Coronavirus 2 Infection. JAMA Dermatol 2020; 156(7): 820-2. [http://dx.doi.org/10.1001/jamadermatol.2020.1741] [PMID: 32352487]

[9] https://www.asahq.org/about-asa/governance-and-committees/asa-committees/committ- e-on-occupational-health/coronavirus

[10] Tran K, Cimon K, Severn M, Pessoa-Silva CL, Conly J. Aerosol generating procedures and risk of transmission of acute respiratory infections to healthcare workers: a systematic review. PLoS One 2012; 7(4): e35797. [http://dx.doi.org/10.1371/journal.pone.0035797] [PMID: 22563403]

[11] Lippi G, Plebani M, Henry BM. Thrombocytopenia is associated with severe coronavirus disease 2019 (COVID-19) infections: A meta-analysis. Clin Chim Acta 2020; 506: 145-8. Epub ahead of print [http://dx.doi.org/10.1016/j.cca.2020.03.022] [PMID: 32178975]

[12] Filatov A, Sharma P, Hindi F, Espinosa PS. Neurological complications of coronavirus disease (covid- 19): encephalopathy. Cureus 2020; 12(3): e7352. [http://dx.doi.org/10.7759/cureus.7352] [PMID: 32328364]

[13] American Society of Regional Anesthesia and Pain Medicine. Practice Recommendations on Neuraxial Anesthesia and Peripheral Nerve Blocks during the COVID-19 Pandemic. Asra.com. last Accessed on 5/11/2020.

[14] Anesthesia Patient Safety Foundation. FAQ on Anesthesia Machine Use, Protection, and Decontamination During the COVID-19 Pandemic. Apsf.org. Last accessed on 5/11/2020.

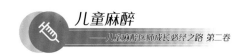
[15] Lindsley WG, Noti JD, Blachere FM, Szalajda JV, Beezhold DH. Efficacy of face shields against cough aerosol droplets from a cough simulator. J Occup Environ Hyg 2014; 11(8): 509-18.
[http://dx.doi.org/10.1080/15459624.2013.877591] [PMID: 24467190]

[16] Chen RF, Chang JC, Yeh WT, *et al*. Role of vascular cell adhesion molecules and leukocyte apoptosis in the lymphopenia and thrombocytopenia of patients with severe acute respiratory syndrome (SARS). Microbes Infect 2006; 8(1): 122-7.
[http://dx.doi.org/10.1016/j.micinf.2005.06.007] [PMID: 16182592]

[17] Greenland, John R *et al*. "COVID-19 Infection: Implications for Perioperative and Critical Care Physicians." Anesthesiology vol. 132,6 (2020): 1346-1361.
[http://dx.doi.org/10.1097/ALN.0000000000003303]

[18] Meng L, Qiu H, Wan L, *et al*. Intubation and Ventilation amid the COVID-19 Outbreak: Wuhan's Experience. Anesthesiology 2020; 132(6): 1317-32.
[http://dx.doi.org/10.1097/ALN.0000000000003296] [PMID: 32195705]

[19] Petrucci N, De Feo C. Lung protective ventilation strategy for the acute respiratory distress syndrome. Cochrane Database Syst Rev 2013; (2): CD003844. [http://dx.doi.org/10.1002/14651858.CD003844.pub4] [PMID: 23450544]

[20] Guérin C, Reignier J, Richard JC, *et al*. Prone positioning in severe acute respiratory distress syndrome. N Engl J Med 2013; 368(23): 2159-68.
[http://dx.doi.org/10.1056/NEJMoa1214103] [PMID: 23688302]

[21] Rhodes A, Evans LE, Alhazzani W, *et al*. Surviving Sepsis Campaign: International Guidelines for Management of Sepsis and Septic Shock: 2016. Intensive Care Med 2017; 43(3): 304-77.
[http://dx.doi.org/10.1007/s00134-017-4683-6] [PMID: 28101605]

[22] Caputo KM, Byrick R, Chapman MG, Orser BJ, Orser BA. Intubation of SARS patients: infection and perspectives of healthcare workers. Can J Anaesth 2006; 53(2): 122-9.
[http://dx.doi.org/10.1007/BF03021815] [PMID: 16434750]

第十章
肌营养不良和线粒体肌病

Divya Dixit, MD[1], Dinesh K. Choudhry, MD[2] and Kumar G. Belani[3]

[1]Department of Anesthesia and Perioperative Medicine, Alfred I. duPont Hospital for Children, Wilmington, DE, USA

[2]Department of Anesthesiology, Shriners Hospital for Children, Philadelphia, PA, USA

[3]Professor of Anesthesiology, Division Head/Clinical Chief and Pediatric Anesthesiologist i Chief, M Health Fairview University of Minnesota Masonic Children's Hospital, Minneapolis, MN, USA

摘要：患有神经肌肉疾病的儿童有广泛的临床表现和麻醉注意事项。神经退行性变和神经肌肉连接受影响或肌肉纤维直接减弱会降低肌肉强度。肌营养不良是一种以进行性肌无力为特征的遗传性疾病。由于骨骼肌、肺和心脏受累，这些儿童在麻醉护理方面面临特殊挑战。本章主要讨论进行性假肥大性肌营养不良、贝克肌营养不良、肢带型肌营养不良、埃默里-德赖弗斯肌营养不良和强直性肌营养不良患儿的围手术期处理。还讨论了线粒体肌病，这是儿科人群中常见的一种临床疾病。脑瘫是一个非特异性的描述性术语，它包含了早期发育中大脑受到损伤导致神经损伤而引起的一系列症状。脑瘫神经病变是非进行性的，但由于痉挛引起的运动功能障碍可能是进行性的，可导致脊柱畸形、关节挛缩和脱位，需要内科和外科干预。对患有上述神经肌肉疾病的儿童进行麻醉护理，需要了解他们的疾病过程，并注意围手术期护理的各个方面。周密的计划应包括彻底的术前评估、对并发症的关注、慢性药物的管理，以及对这些患者细致的术中护理。术后疼痛评估及其处理对于促进康复和平稳的围手术期治疗至关重要。

关键词：贝克肌营养不良、脑瘫、凝血功能障碍、进行性假肥大性肌营养不良、埃默里-德赖弗斯肌营养不良、高钾性心脏停搏、低体温、鞘内巴氯芬泵、乳酸性酸中毒、肢带型肌营养不良、恶性高热易感性、线粒体脑病、线粒体肌病、强直性肌营养不良、神经肌肉脊柱融合、横纹肌溶解、癫痫、痉挛。

一、肌营养不良

肌营养不良是一种遗传性疾病，由于肌纤维中存在功能失调的蛋白质而导致的肌肉无力。这种功能失调的蛋白质是由基因缺陷引起的，这种基因缺陷属于常染色体显性或隐性遗传，与X连锁性状相关的零星新发突变也有报道。当这种基因缺陷在儿童时期表露出得越早，表型通常越严重。器官系统（肌肉组织、心脏、肺、中枢神经和眼科系统）的表现和受累存在显著差异。本文讨论了进行性假肥大性、贝克、肢带型、埃默里–德赖弗斯和强直性肌营养不良的围手术期处理。表10-1罗列了这些疾病的一些特征。

表10-1　肌营养不良综述

肌营养不良	遗传	自然史	运动机能	呼吸障碍	心肌病	其他表现
进行性假肥大性肌营养不良	X连锁隐性	进展	青春期丧失行走能力	常见	常见	CK水平高；认知和神经行为问题
贝克肌营养不良	X连锁隐性	可变但比进行性假肥大性肌营养不良进展慢	存在行走能力	通常不会	常见	CK水平高；比进行性假肥大性肌营养不良温和
肢带型肌营养不良	常染色体隐性或显性	进展	一些人在青年期或中年丧失行走能力	可变但在晚期可见	以某些形式呈现	CK通常增加；智力残疾
埃默里–德赖弗斯肌营养不良	X连锁隐性，常染色体隐性或显性	进展缓慢	存在行走能力	成年期可见	是的，有心肌传导缺陷	CK中度升高，部分患者出现胰岛素抵抗和脊柱僵硬
强直性肌营养不良	常染色体显性	进展缓慢	存在行走能力	睡眠呼吸障碍	是的，有心肌传导缺陷	CK略有增加，智力障碍；胰岛素抵抗；白内障；肌强直；昼夜节律问题引起的嗜睡增加

注：CK，肌酸激酶。

二、进行性假肥大性肌营养不良

（一）引言

与贝克肌营养不良（becker muscular dystrophy，BMD）相比，进行性假肥大性肌营养不良（duchenne muscular dystrophy，DMD）在较早的发病年龄出现严重的临床症状，而前者通常有轻微的临床病程和较晚的发病时间。有一个中间表型的临床症状介于这两者之间：进行性假肥大性肌营养不良相关扩张型心肌病，它出现在几乎没有骨骼肌疾病的成年人中。进行性假肥大性肌营养不良和贝克肌营养不良都是X连锁隐性遗传，主要男性患病。女性携带者通常无症状，但可能有不同程度的肌肉无力或心脏受累。世界范围内进行性假肥大性肌营养不良的发病率估计为1：3500活产男婴。

（二）临床表现

2～6岁时出现肌无力发作症状，受影响的男孩通常走路晚。他们步态蹒跚，跑步和爬楼梯困难，容易跌倒。肌无力发作会影响臀部和肩膀的近端肌肉，因此孩子们必须用手掌向下推地板，然后身体慢慢爬起，双手沿着大腿或躯干下部向上移动，才能站起来（Gowers征）。儿童通常身材矮小、疲劳、腿痛、抽筋和脊柱侧凸。四肢骨折在进行性假肥大性肌营养不良中很常见，常见的原因是跌倒，常发生在独立行走的患者中。他们通常在10～13岁时就必须坐在轮椅上，并在30岁前死于呼吸系统或心脏并发症。

1.心脏受累

心脏受累在进行性假肥大性肌营养不良儿童中很常见，其发病率在青少年时期增加。在一项研究中，超过30%的14岁男孩和50%的18岁男孩有心肌病的临床症状。进行性假肥大性肌营养不良的主要病理机制是心肌萎缩（心肌细胞的损失或消耗）和心室壁变薄导致的功能障碍。纤维组织和脂肪浸润替换了正常心肌，特别是在左心室后基底部，可能引起心腔扩张。心电图改变多为$V_1 \sim V_3$导联R波高大伴R/S比异常，Q波最常见于侧导联（I、aVL、V_6），以及静息性心动过速。可能存在房性期前收缩和室性期前收缩，阵发性室性心动过速偶见于晚期心肌病患者。100%的进行性假肥大性肌营养不良患儿在18岁之前患有心肌病。后乳头肌受累可导致二尖瓣反流。疾病早期的收缩功能下降可能没有症状，因为患有进行性假肥大性肌营养不良的儿童通常不运动。已知猝死与终末期心力衰竭有关。

2.肺部问题

慢性胸肌无力导致无法咳嗽和清除分泌物，并使进行性假肥大性肌营养不良患者反复出现肺炎。痰液堵塞和肺不张使他们易患下呼吸道感染，需长期住院治疗占进行性假肥大性肌营养不良患儿死亡人数的30%。胃排空延迟和喉反射减弱使这些儿童容易误吸。年龄较大患者口咽肌肌力减弱导致吞咽困难，摄入固体食物较摄入液体更为明显。相关的上气道阻塞和睡眠呼吸暂停可能需要辅助咳嗽和无创通气。脊柱侧凸的发生进一步加重了潜在的限制性肺病，可进展为呼吸衰竭。在疾病晚期，进行性假肥大性肌营养不良患者可能出现呼吸困难，需要吸氧治疗，并可能最终需要气管切开。

患有进行性假肥大性肌营养不良的儿童通常患有情绪和行为障碍、发育迟缓（语言或言语迟缓）、智力障碍、注意力缺陷多动障碍、强迫症和焦虑症。

3.胃肠道问题

患有进行性假肥大性肌营养不良的儿童通常有吞咽功能障碍和营养失衡，需要咨询专业营养师。胃肠病学家通常会对胃食管反流、动力问题和胃造瘘管的放置进行随访。胃轻瘫可导致餐后疼痛、恶心和呕吐，以及因食欲减退出现的早期饱腹感。麻醉期间误吸与胃排空延迟和胃食管反流有关。

（三）诊断

进行性假肥大性肌营养不良和贝克肌营养不良可通过基因检测得到确诊。基因缺失或重复是最常见的突变形式，70%～80%的病例中可见到。当致病突变不能确定时，偶尔需要进行肌肉活检。抗肌萎缩蛋白分析显示，进行性假肥大性肌营养不良患者的肌肉中抗肌萎缩蛋白几乎完全缺失，贝克肌营养不良患者的抗肌萎缩蛋白则减少。肌肉组织学检查显示肌纤维坏死伴再生和间质纤维化。血清肌酸激酶浓度在儿童早期最高，甚至在疾病出现临床症状之前，其水平已达正常值的10倍至20倍。随着肌纤维被脂肪浸润所取代，肌酸激酶水平逐渐下降。肌酶（如乳酸脱氢酶、天冬氨酸转氨酶和丙氨酸转氨酶）的水平升高。

体格检查显示骨骼肌无力、小腿肌肉假性肥大（肌群纤维化和脂肪浸润所致的进行性假肥大性肌营养不良的特征）、腰椎前凸、脊柱侧凸、肌张力不足和反射减退。

（四）麻醉管理

患有进行性假肥大性肌营养不良的儿童通常会到手术室进行与跌倒相关的骨科手术，也有因长期不用而引起的关节挛缩和脊柱侧弯手术。患儿也可能进行肌肉活检或经皮胃放置造瘘管手术。彻底的心脏评估是必要的，由于无法运动，许多受心肌病影响的儿童，可能直到疾病的晚期才出现症状。

患有进行性假肥大性肌营养不良的儿童缺乏抗肌萎缩蛋白（低于正常含量的3%），抗肌萎缩蛋白是一种必需的蛋白质，为肌肉细胞骨架提供完整性。这导致肌膜通透性增强，钙从肌质网中释放出来。使用琥珀酰胆碱和吸入麻醉剂等触发因素可能导致受损肌肉细胞内钾大量释放。20世纪90年代初，未确诊的男孩进行性假肥大性肌营养不良患者发生高钾性心脏停搏，是因为使用了琥珀酰胆碱和氟烷作为诱导剂。这些与横纹肌溶解有关，并警告此类患者禁止常规使用琥珀酰胆碱。琥珀酰胆碱诱导的高钾性心脏停搏相关死亡率为30%。因此，琥珀酰胆碱禁用于进行性假肥大性肌营养不良和贝克肌营养不良患儿。

1.横纹肌溶解

进行性假肥大性肌营养不良和贝克肌营养不良患者的管理一直是麻醉护理团队的一个挑战。讨论不再集中在恶性高热的易感性上。相反，它侧重于避免使用触发剂，包括琥珀酰胆碱和挥发性麻醉剂。肌营养不良患者的咖啡因—氟烷挛缩试验可能阳性。这一观点最近由美国恶性高热协会进行了评估，进行性假肥大性肌营养不良和贝克肌营养不良都应从恶性高热易感肌肉疾病列表中删除。然而，毫无疑问，当暴露于琥珀酰胆碱、挥发性麻醉剂甚至长时间卧床姿势等损害时，这些营养不良的肌肉会发生横纹肌溶解。作出这种区分很重要，因为较早的文献和一些非专业媒体继续将肌营养不良病与恶性高热联系在一起。

吸入性药物已用于许多没有恶性高热高代谢表现的患儿。伴有横纹肌溶解可能会出现恶性高热样表现，但使用吸入剂不会出现相关的高代谢综合征。在我们的机构中，我们经常在为进行性假肥大性肌营养不良儿童提供外科护理时在限定时间内使用吸入剂。由于担心高钾性心脏停搏，琥珀酰胆碱禁用于进行性假肥大性肌营养不良患儿。最好避免出现这种危及生命的情况，但如果发生这种情况，需要立即静脉注射氯化钙（10~20 mg/kg）或葡萄糖酸钙（20~40 mg/kg）进行治疗，这会延长心脏动作电位的不应期。此外，过度通气、胰岛素、葡萄糖和支气管扩张剂可用于治疗高钾血症。当使用吸入剂时，需要警惕监测横纹肌溶解综合征症状、血浆钾水平、肌酸激酶值、心律失常和尿液颜色。如果出现肌红蛋白尿，应给予补液、碱化尿液和应用利尿剂，防止肌红蛋白在肾小管中沉积并最终导致肾衰竭。

2.术中问题

进行性假肥大性肌营养不良患儿的气道管理可能会是个难题。一项纳入232名受试者的研究中发现，喉镜检查困难率为4%。认为与肥胖、舌体大、开口受限和颈椎活动受限有关。进行性胸肌无力会影响肺功能，脊柱侧凸会进一步损害肺功能，几乎所有进行性假肥大性肌营养不良患儿都会出现脊柱侧凸。在麻醉诱导时需采取应对误吸的预防措施。限制性肺病伴呼吸衰竭可能见于老年男性患者。此类患者应进行肺功能测试，如用力肺活量、脉搏血氧饱和度，以及动脉血气（如适用），以评估呼吸功能。用力肺活量极低（<1000 mL）的进行性假肥大性肌营养不良患者存在清醒低通气的高风险，术后应转运至重症监护室对这些患者进行监测。

因为进行性假肥大性肌营养不良患儿的肌肉受损，所以非去极化性神经肌肉阻滞剂应谨慎使用。一项研究显示，单次剂量0.3 mg/kg罗库溴铵后，起效和恢复时间均显著延长。另一项研究显示，进行性假肥大性肌营养不良患儿对维库溴铵的易感性增加，较小的剂量就会出现较大的4个成串刺激比值。

考虑到先前存在的限制性肺病、呼吸肌无力和需要夜间呼吸辅助，在手术期间和术后用于疼痛管理的阿片类药物应小心滴定并谨慎使用。通过动脉导管侵入性监测中心静脉压和血压可能适用于脊柱侧弯等重大脊柱手术。在进行重大外科手术后，患者可能需要入住重症监护室，以进行密切的心肺监测和支持。如果适用，区域阻滞麻醉是一种替代方法，可以避免与全身麻醉相关的风险。

（五）结论

进行性假肥大性肌营养不良患者需在疾病早期接受口服泼尼松龙治疗，以维持肌肉力量和行走。建议早期使用血管紧张素转换酶抑制剂进行心脏保护。早期夜间通气支持和糖皮质激素治疗可以保护肺功能，并且在适当的情况下，脊柱侧弯手术可以改善预期寿命。这些患者需要避免使用琥珀酰胆碱，应谨慎使用非去极化类肌松药，尽量减少吸入性药物。这些患者不易患恶性高热。

三、贝克肌营养不良

贝克肌营养不良是一种X连锁隐性遗传性肌营养不良，通常出现于二十岁，主要见于男性。贝克肌营养不良的发病率为1∶100 000至1∶40 000。与进行性假肥大性肌营养不良患者相比，贝克肌营养不良患者的肌无力症状较轻，进展较慢，预期寿命约为50年。抗肌萎缩蛋白减少，力量仍可得以保持，患者可以在成年后仍保持行动状态。智力残疾和肌挛缩并不像进行性假肥大性肌营养不良患者那样常见。虽然骨骼肌受累在贝克肌营养不良中不太严重，但心脏受累很常见。

约 75% 的超声心动图证据显示患者有左室扩张型心肌病的心脏受累。血清肌酸激酶浓度升高，但与进行性假肥大性肌营养不良相比，升高幅度较小。麻醉注意事项与进行性假肥大性肌营养不良患者相同。

四、肢带型肌营养不良

肢带型肌营养不良（limb-girdle muscular type dystrophy，LGMD）是一种异质性疾病，其特征是骨盆和肩胛近端肌群进行性无力和萎缩，为常染色体显性或隐性遗传。呼吸系统损害、误吸和胃食管反流常见，心脏受累伴有心肌病和心律失常也很常见。如进行性假肥大性肌营养不良和其他肌营养不良症所讨论的麻醉问题包括横纹肌溶解的风险。癫痫和精神运动迟缓也可能存在。一份甲状腺手术病例报告显示，除进行了全凭静脉麻醉外，还进行了双侧颈浅丛神经阻滞。这些患者需要避免使用琥珀酰胆碱。这些患者不易患恶性高热。

五、埃默里-德赖弗斯肌营养不良

埃默里-德赖弗斯肌营养不良（Emery-Dreifuss muscular dystrophy，EDMD）在儿童时期发病，通常伴有肘部、踝关节和颈部的肌挛缩，导致关节受限和随后出现的近端肌肉无力。埃默里-德赖弗斯肌营养不良为X连锁、常染色体显性或隐性遗传。心脏传导障碍很常见（PR间期延长和完全性心脏传导阻滞），心律失常可能表现为心悸、晕厥和猝死风险增加。通常需要植入起搏器。心肌病可能在二十岁或三十岁发生。

大多数埃默里-德赖弗斯肌营养不良病例是由核纤层蛋白（emerin蛋白，核纤层蛋白A或核纤层蛋白C）基因突变引起的。核纤层蛋白A和核纤层蛋白C是为细胞提供稳定性和强度的结构蛋白。

麻醉管理的担忧与其他肌营养不良症中讨论的类似，此外，由于颈椎关节活动不足和挛缩，气管插管可能具有挑战性（图10-1）。其他麻醉问题包括心脏传导障碍，以及起搏器和除颤器的管理、胃排空延迟和胃食管反流。据报道，喉罩用于气道管理和硬膜外用于疼痛管理的麻醉方案已取得成功。由于担心使用琥珀酰胆碱后出现高钾血症，应避免使用。对于心脏传导障碍和心肌病，可考虑进行侵入性血流动力学监测。这些患者不易患恶性高热。

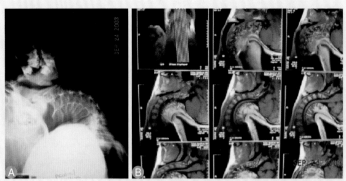

A.颈部侧位X线片；B.CT显示与颈椎曲度相符的气管前凸。

图10-1　埃默里-德赖弗斯综合征儿童

（经许可转载自：Choudhry DK，WG Mackenzie. Anesthetic issues with a hyperextended cervical spine in a child with Emery-Dreifuss syndrome. Anesthesia & Analgesia, 2006;106:6，1611-1612.）

六、强直性肌营养不良

（一）序言

强直性肌营养不良或肌营养不良性肌强直症（dystrophy myotonic，DM）是一组常染色体显性遗传疾病，伴有骨骼肌的进行性病变。它是一种多系统疾病，也影响心脏、肺部、内分泌、胃肠道、眼和中枢神经系统。强直性肌营养不良的发病率约为每10 000人中有13人，使其成为最常见的成年人型肌营养不良症。多系统参与，对镇静剂和麻醉剂敏感，又因轻度患者就可能出现并发症，使麻醉护理具有挑战性。

强直性肌营养不良的一个特征是肌强直，即骨骼肌组织持续挛缩，随之而来的是对各种刺激异常缓慢松弛反应。周围神经和神经肌肉接头处肌肉的神经支配是正常的。肌强直的触发因素可能是疼痛、体温过低、颤抖、钾、应激情况，以及机械打击或电刺激。全身麻醉、局部麻醉或神经肌肉阻滞药物不能预防或缓解肌强直发作。局部浸润麻醉可能有效。

（二）强直性肌营养不良的类型

该疾病有两种类型，强直性肌营养不良1型（也称为Steinert病）和强直性肌营养不良2型（以前称为近端强直性肌病）。强直性肌营养不良1型可进一步分为先天性、儿童期发病和成年期发病。强直性肌营养不良2型是一种较温和的疾病，出现在生命的后几十年。强直性肌营养不良患者肌膜中的氯离子通道传导降低，导致持续去极化，表现为肌强直。基因突变发生在两个基因中：强直性肌营养不良1型中的DMPK（强直性营养不良蛋白激酶）基因和强直性肌营养不良2型中的ZNF9（锌指蛋白9）基因。

1.先天性强直性肌营养不良1型

先天性强直性肌营养不良1型是最严重的疾病形式，产前出现胎动减少。羊水过多可通过超声检查发现。婴儿身体受到严重影响，严重肌张力低下、双侧面部神经麻痹（双侧面瘫）、延髓肌无力，可导致婴儿呼吸衰竭、吸吮不良和喂养困难。嘴角下垂和双侧面部肌肉无力导致典型的倒置"鲤鱼嘴"形嘴和面无表情。

2.儿童期发病强直性肌营养不良1型

患病儿童在运动发育方面可能有中度的延迟。他们通常在学校学习和说话迟缓，并有智力障碍。在5

岁之前，他们不会出现肌肉无力、消瘦或肌强直表现。

3.典型的成年期发病强直性肌营养不良1型

在典型的成年期发病强直性肌营养不良1型中，症状一般出现在15～35岁。和肌肉无力相比，白内障、心律失常和不孕症是更常见的初始症状。行为和认知迟缓在强直性肌营养不良1型患者中很常见。经常出现额头秃顶，与颞肌萎缩、面部无力、眼睑下垂、胸锁乳突肌无力有关。通常存在肢体远端（手指）无力和足部下垂的情况。运动和言语迟缓、咀嚼困难、吞咽困难、胰岛素抵抗和甲状腺问题也很常见。

患有强直性肌营养不良2型的患者在近端髋关节和肩胛、颈部肌肉和肘关节伸肌有较轻微的肌肉无力表现。

（三）临床表现

1.呼吸系统

呼吸系统并发症是强直性肌营养不良1型患者死亡的主要原因。呼吸肌无力（胸壁和膈肌）、无效咳嗽、吸气能力降低导致肺不张、肺泡通气不足和限制性肺疾病，从而引起肺部并发症。误吸风险是由咽肌无力和胃排空延迟造成的。中枢性睡眠呼吸暂停是强直性肌营养不良1型的一个突出特征，白天过度嗜睡可能是由阻塞性睡眠呼吸暂停引起的。二氧化碳增加导致呼吸动力减弱，高碳酸血症可能是长期的。一些强直性肌营养不良1型患者最终可能需要无创通气。

2.心血管系统

心脏传导障碍常见于伴有一度传导阻滞、束支传导阻滞和三度传导阻滞的强直性肌营养不良患者，有猝死风险。心肌病不太常见。

3.肌肉结构

肌强直在所有个体中普遍存在，在成年期起病的强直性肌营养不良1型患者中更为明显，而在强直性肌营养不良2型患者中出现肌强直的比例不到50%。强直性肌营养不良1型患者无法进行日常生活活动，通常发生在30～35岁时，并有预期寿命缩短。两种强直性肌营养不良的肌酸激酶值水平均正常至中度升高。肌肉疼痛是强直性肌营养不良2型患者更突出的症状。

（四）围手术期关注点

强直性肌营养不良患者的管理是具有挑战性的，应该在术前进行精心的护理和准备。如果出现症状，应进行常规实验室检查、空腹血糖和糖化血红蛋白的测定。肝酶可长期升高。通常建议每三年监测一次甲状腺功能。强直性肌营养不良1型患者的内分泌功能障碍随着时间的推移而加重。

1.气道管理

强直性肌营养不良患者需要特别注意气道管理。先天性强直性肌营养不良1型患者通常面部狭窄，腭高弓，张口能力有限，这可能导致插管困难。有强直性肌营养不良患者应用区域阻滞麻醉成功的报道。最好采用快速序列诱导，然而，必须避免琥珀酰胆碱，因为可能出现咬肌过度痉挛和肌强直，这可能导致下颌骨张开困难。此外，在琥珀酰胆碱的作用下，退行性肌肉释放大量钾在理论上是可能的。

2.麻醉诱导

已知使用的静脉诱导剂有丙泊酚、依托咪酯、硫喷妥钠和氯胺酮。丙泊酚在强直性肌营养不良患者中的使用经验并不相同，包括恢复延迟，剂量反应曲线改变，也有使用后平安无事的。据报道，使用丙泊酚会导致肌强直。已有在强直性肌营养不良患者身上使用吸入剂异氟醚、七氟醚和地氟醚的报道，且无任何不良影响。强直性肌营养不良患者发生恶性高热的风险与一般人群相同，并且没有增加恶性高热发病的易感性。然而，它们可能对已有的心肌病产生抑制作用。

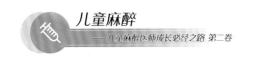

3.肌松药的使用

应避免使用非去极化肌松药进行气管插管和手术肌松。然而，如果认为有必要，最好使用较小剂量的短效和中效肌松药。据报道，阿曲库铵的使用不会出现任何延迟性无力，也不需要使用拮抗剂。新斯的明逆转与肌强直相关，逆转不完全与术后呼吸困难相关。因此，最好让非去极化肌松药自然代谢（如果手术时间和手术性质允许）。最近有报道称，使用舒更葡糖钠可以安全地逆转肌肉松弛。

4.呼吸系统问题

呼吸肌无力可以导致无效咳嗽和反复感染。在对219名患者进行的回顾性研究中，上腹部手术是严重肌肉无力的主要风险因素。缺氧、高碳酸血症和低氧血症引起的通气反应迟钝是常见的关联因素。建议定期对患有强直性肌营养不良1型的成年人进行评估。如果用力肺活量小于预测正常值的50%，则应促使熟悉此类疾病的胸科医师进行术前评估和优化。因此，由胸科医师进行的术前评估对于优化患者的手术是必要的，包括使用肺活量计、坐姿和仰卧肺活量的肺功能测试和近期有肺炎病史时的胸片。

中枢性和阻塞性睡眠呼吸暂停可能使术后治疗复杂化。因此，气管拔管最好在患者清醒且达到预定标准时进行。在一项研究中，与术前值相比，患者术后肺活量显著下降。迟发性呼吸暂停可能发生在术后24小时内，当疼痛治疗包括阿片类药物时更会如此。应考虑使用非甾体抗炎药和对乙酰氨基酚。在此类患者中，使用区域神经阻滞技术是更好的疼痛管理方法。

5.心脏问题

伴有传导延迟的心脏并发症可能导致猝死，强直性肌营养不良1型患者的风险更高。常见的心律失常包括窦性心动过缓、心脏传导阻滞、心房颤动，以及心房扑动和室性心动过速。术前评估包括任何心悸、头晕和呼吸困难的症状，并进行12导联心电图和超声心动图的心脏检查。在计划手术前，所有强直性肌营养不良患者都会从心脏病学咨询中受益。

（五）麻醉管理

1.术前

这些患者的术前焦虑可引发强直发作。由于其对阿片类药物和镇静剂的敏感性增强，术前用药必须使用咪达唑仑，以减轻他们的恐惧和焦虑。有咽部肌肉无力、频繁误吸和胃轻瘫史的患者可考虑使用枸橼酸钠、H_2受体拮抗剂和甲氧氯普胺作为术前用药抑制胃酸分泌。应建议患者严格遵守禁食指南，以尽量降低误吸风险。

2.术中

强直性肌营养不良患者使用标准的美国麻醉医师协会监测仪进行监测，必要时可放置动脉导管监测氧合和高碳酸血症。可选择挥发性麻醉药维持麻醉。吸入剂应滴定至有效，一氧化氮和地氟醚术后苏醒较快。推荐使用半衰期短的静脉诱导剂（如丙泊酚），要减量，尽量降低呼吸暂停发生风险。全静脉麻醉中，输注丙泊酚和阿片类药物（如芬太尼或瑞芬太尼）较为成功。

对于心律失常风险高的患者，应考虑在麻醉诱导前放置体外除颤器起搏垫。有起搏器的患者，应详细了解该设备。上睑下垂患者要保护好眼睛。强直性肌营养不良患者使用巴比妥类药物、阿片类药物、苯二氮草类药物和丙泊酚后，易出现呼吸抑制。为了防止低体温引起的颤抖和肌强直，患者应盖上空气加热毯，保持手术室暖和。静脉输液时使用加温装置。手术操作过程中可能出现强直性收缩，应尽量减少使用电刀。苯妥英和普鲁卡因胺等膜稳定剂对此类患者有帮助。

3.术后

需要吸氧，到达恢复室时应提供无创通气装置。在恢复室，密切监测强直性肌营养不良患者，要保持警惕，保温以避免颤抖。手术期间和手术后最好使用非阿片类药物控制疼痛，避免呼吸抑制和术后肠梗阻。在一项研究中，围手术期接受阿片类镇痛药的儿童中有 44% 发生呼吸系统不良事件，而未接受阿片类镇痛药的儿童为 6%，其中术中使用吗啡的呼吸系统并发症高于芬太尼；肌肉损伤量表等级高和使用肌松药而不逆转都是重要的危险因素 。肺灌洗术后应早期活动，包括鼓励咳嗽、胸部物理治疗和保护上气道，以尽量减少肺部并发症 。

4.结论

强直性肌营养不良患者对镇静剂、麻醉剂和阿片类药物极其敏感，应谨慎使用这些药物。避免引发肌强直，如使用肌松药，应密切监测呼吸和循环功能，这样能获得良好的结果。

七、线粒体肌病

（一）导言

线粒体是重要的细胞器。除通过氧化磷酸化产生三磷酸腺苷（ATP）外，它们还缓冲钙、产生和隔离氧自由基，并在凋亡和炎症小体的活化中发挥作用。线粒体肌病是由骨骼肌中线粒体缺陷引起的疾病，每4000~5000名活产婴儿中就有1人发病。然而，由于线粒体存在于不同类型的细胞中，该疾病可以表现为影响多个组织和器官的多系统疾病。神经系统紊乱、发育迟缓、心律失常、糖尿病和视力受损是线粒体肌病的常见并发症。线粒体必不可少，因为如前所述，需要产生ATP。线粒体内基质的氧化磷酸化过程产生ATP。构成线粒体内呼吸链的有5种复合物。每个复合物都由线粒体内的核 DNA 编码。这些都是基因调控的，任何基因缺陷都会导致线粒体肌病。ATP由复合物1~5的有序电子传递形成。

因此，线粒体肌病是基因突变导致氧化磷酸化受损而形成。正如Ahmed及其同事提出的，线粒体肌病涉及两个基因组，即线粒体基因组（mitochondrial DNA，mtDNA）和核基因组（nuclear DNA，nDNA）。线粒体基因组编码氧化磷酸化跨膜复合物的13个亚基，而核基因组编码其他亚基。这些基因中的任何一个发生突变都会出现临床症状。线粒体基因组基因突变通常由母亲传给孩子。然而，只有线粒体基因组受损的女儿才会遗传该缺陷。此外，由于细胞中有多个线粒体，因此正常线粒体和突变线粒体可能混合在一起。临床表现取决于二者活性的动态平衡，然而核基因组以孟德尔方式遗传。因此，线粒体肌病遗传可以是母系遗传、X连锁遗传、常染色体显性或隐性遗传。

（二）临床表现

因为线粒体对细胞功能至关重要，临床表现和表型非常多样，取决于基因突变的程度。表10-2总结了患者的临床表现。肌病可能单独出现或伴有多系统受累。糖酵解紊乱者有运动诱发的肌肉挛缩，而线粒体肌病患者通常没有。部分患者可能出现横纹肌溶解、肌红蛋白尿和静息性乳酸性酸中毒。肌病合并全身受累提示线粒体缺陷，为诊断提供较好的临床线索。报道过的YARS2 突变引起的基因缺陷，临床特征为一组综合征，包括肌病、乳酸性酸中毒和铁粒幼细胞性贫血。与线粒体肌病相关的其他综合征列于表10-2。

表10-2　线粒体肌病的临床表现

仅有肌病
•运动不耐受和过早疲劳
•选择性进行性眼外肌麻痹（progressive external ophthalmoplegia，PEO）
•眼球、肢体和轴向肌肉受累的进行性眼外肌麻痹
•通常近端，但可以选择性远端
•复发性横纹肌溶解和肌红蛋白尿（罕见）
•静息性乳酸性酸中毒
肌病累及多系统（MELAS综合征为线粒体脑病、乳酸性酸中毒和脑卒中样事件）
•脑病
•周围神经病变
•癫痫
•脑卒中事件
•胃肠动力障碍
•糖尿病
•其他系统受累和综合征
•Kearns-Sayre 综合征
•Leigh 综合征
•线粒体 DNA 耗竭综合征
•线粒体神经胃肠型脑肌病
•肌阵挛性癫痫伴肌肉破碎红纤维综合征
•Pearson 综合征
•神经病变、共济失调和视网膜色素变性综合征

孤立性肌病，即进行性眼外肌麻痹和孤立性肢体肌病，是由核基因组突变引起的，可能伴或不伴线粒体基因组缺陷。有一种线粒体肌病是由原发性辅酶Q10（coenzyme Q 10，CoQ10）缺乏引起的，可能表现为多系统疾病，也可能表现为单独的肌病，症状包括肌痛、肌无力伴肌红蛋白尿和血清肌酸激酶水平升高。辅酶Q10是一种抗氧化酶，支持线粒体呼吸链中电子从复合物 I 和复合物 II 转移到复合物 III。患有这种酶缺乏症的儿童和成年人补充辅酶Q10后，临床症状会有所改善。

（三）线粒体肌病的诊断性检查

患者的完整病史，包括家族史和体格检查，能提示患者哪一种线粒体疾病：孤立性肌病或存在多系统受累。表10-3 列出了进一步评估儿童和成年人以确诊的方法。一些非侵入性检查有助于证实临床怀疑，但需要基因检测来确认是否存在基因缺陷或突变。要结合遗传咨询给患者做定向治疗。尽管形态学检查提示存在肌病的患者通常都做肌肉活检，但这种肌病也可能由抗逆转录病毒药物和他汀类药物的毒性引起，炎症、衰老也会出现肌病。病理组织学标本用Gomori三色染色，线粒体出现参差不齐的红色纤维，而在琥珀酸脱氢酶染色中，表现为参差不齐的蓝色纤维。使用电子显微镜也可以看到这些缺陷。他们提示线粒体的非特异性缺陷。

表10-3　线粒体肌病的检查

无创检查
• 血液和尿液生化分析
• 血乳酸（静息和运动诱导）
• 乳酸 / 丙酮酸比
• 血清 CK
• 尿肌红蛋白
• 电子诊断检查
• 肌电图
• 心电图
• 肌肉、脑成像及其他研究
• 磷磁共振光谱学
• 运动测试
• 颅脑 MRI
• 颅脑 CT
• 分子研究，包括下一代测序
• 线粒体基因组
• 核基因组
有创检查
• 肌肉活检
• 形态学检查，包括电子显微镜
• 生化检查

（四）麻醉管理

对于患线粒体肌病的儿童和成年人，麻醉具有挑战性，并取决于遗传受累的范围和严重程度。当累及多系统时，需要关注系统性疾病。例如，合并糖尿病或心律失常的患者，拟行麻醉计划时要关注这些并发症。患有线粒体肌病的儿童和成年人对麻醉剂敏感，需要仔细滴定心脏抑制剂、肌松药和丙泊酚。丙泊酚会干扰线粒体功能，在线粒体肌病存在的情况下，呼吸循环抑制可能会加剧并导致"丙泊酚输注综合征"。

由于线粒体肌病中线粒体缺陷累及全身各系统，因此必须尽量减少应激，避免增加代谢需求。注意避免长时间禁食、低血糖、术后恶心和呕吐、脱水和血容量不足，并减少使用止血带以免缺血相关的酸中毒。部分患线粒体肌病的儿童可能正在接受生酮饮食控制癫痫发作。要与他们的营养师讨论，决定是否在围手术期使用含葡萄糖的液体。监测血糖，以指导长时间维持性输注葡萄糖，从而为呼吸链提供足够的"燃料"。最好避免使用含乳酸的液体。

与其他患者一样，术中要保持体温正常。吸入剂的使用令人满意，但由于敏感性增加，应仔细滴定其浓度。这种敏感性的增加也适用于其他镇静剂和镇痛药，因为存在与整体肌病状态相关的呼吸抑制的风险。许多情况下，可能不需要肌松药，并可结合小剂量局麻来控制疼痛。虽然琥珀酰胆碱不是禁忌证，但最好避免使用，因为它存在强直反应和横纹肌溶解的风险，以及脆弱肌肉中高钾血症的风险。避免使用琥珀酰胆碱的另一个原因是一些线粒体肌病患者对恶性高热的罕见易感性。线粒体肌病也可能与罗纳丹受体缺陷有关，使患者易患恶性高热（线粒体肌病和恶性高热的易感性：11岁儿童的非卧床麻醉护理。Divya Dixit，Mary Theroux， and Kumar Belani。2019年5月9日至11日，在得克萨斯州奥斯汀市第34届SAMBA年会上，在美国动态麻醉学会科学会议上的摘要介绍）。

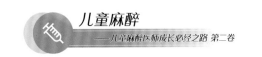

在这种情况下，应避免使用吸入剂。短时间低剂量丙泊酚可以使用，使用期间密切监测乳酸。其他可用于线粒体肌病的药物包括氯胺酮、右美托咪定和依托咪酯。

（五）结论

线粒体肌病儿童要定期检查，评估多系统受累的程度和进展。围手术期根据需要制订相应的治疗计划。麻醉管理的关键在于维持能量需求，以使应激最小。

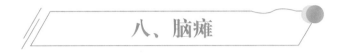

八、脑瘫

（一）导言

脑瘫是一个非特异性的描述性术语，包括一系列症状，这些症状是由在生命早期持续对发育中的大脑造成损害而导致的神经系统损伤引起的，症状范围从认知能力正常的轻度单瘫到严重智力迟钝的痉挛性四肢瘫痪。虽然通常不知道确切的诱发事件，但认为产前脑损伤占病例的75%，产后脑损伤占病例的10%~18%。尽管脑瘫儿童的神经系统病变是非进行性的，但由于痉挛导致的运动功能障碍可能是进行性的，导致脊柱畸形、关节挛缩和脱位，需要进行药物和手术干预。

脑瘫的分类基于神经功能障碍（痉挛、运动障碍、共济失调和混合型）和受累肢体（四肢瘫痪、偏瘫、双瘫和单瘫）的特征。目前，最常用的瑞典脑瘫分类系统（表10-4）涉及运动障碍及其分布。

表10-4　瑞典脑瘫分类系统

类型	受影响的大脑部位	运动障碍
痉挛（70%）	大脑损伤	四肢瘫痪（占所有脑瘫病例的27%） 双侧瘫痪（21%） 偏瘫（21%） 涉及的肢体数量与智力水平相关
运动障碍（10%）	基底神经节	肌张力异常—躯干痉挛收缩 手足徐动症—四肢无目的运动 舞蹈症—四肢近端快速、急促地运动
共济失调（10%）	小脑	包括震颤、失去平衡和言语
混合型（10%）	大脑和小脑	包括痉挛和手足徐动症

（二）外科流行病学

在正常体重出生婴儿中，脑瘫的患病率相当稳定，约为每1000名活产婴儿中出现2.5人。考虑到与脑瘫伴随的并发症，上肢和下肢骨科手术、脊柱大手术、鞘内巴氯芬泵置入和控制痉挛的操作（选择性脊神经背根切断术）经常需要手术干预。口腔运动和咽部功能受损会导致口腔摄入不良、胃肠道反流和吸入性肺炎，因此需要进行胃造口管放置、Nissen胃底折叠术、气管切开术和牙齿修复。

（三）围手术期关注点

1.神经系统

胚胎发育过程中，中枢神经系统是最早发育的器官之一，在发育期间的损伤会导致发育迟缓、认知障碍、视觉和听觉障碍、痉挛、高渗、癫痫、注意力缺陷和自主神经功能障碍。2/3的脑瘫患者出现智力障碍，然而，60%的偏瘫儿童智力正常。大约30%的脑瘫患者有癫痫发作，癫痫在痉挛性偏瘫儿童中最常见，而在共济失调和舞蹈症、手足徐动症儿童中最不常见。强直阵挛和部分复杂性癫痫发作常见。

2.呼吸系统

呼吸系统并发症通常是脑瘫儿童死亡的原因，其起源是多因素的。唾液腺过度活跃，加上吞咽功能受损导致这些儿童口腔分泌物丰富。并发症导致口咽分泌物清除能力受损，引起肺部误吸、反应性气道疾病进展、反复呼吸道感染和慢性肺部疾病。

3.心血管系统

因为脑瘫的病因不是基因缺陷，脑瘫患者的先天性心脏病发生率并不比普通人群高。虽然如此，与正常人群相比，麻醉条件下脑瘫患者被观察到低血压出现的次数更多，这可能与患者对麻醉剂的敏感性增加，以及慢性容量不足有关，尤其是卧床患者和通过胃造口管喂养的患者特别明显。

众所周知，在脊柱融合手术中，脑瘫患者比非脑瘫患者（特发性脊柱侧凸患者）失血更多。凝血因子水平低下是相对凝血障碍的主要原因，而长期服用抗癫痫药也影响了血小板的功能。

4.胃肠系统

有严重神经功能障碍的脑瘫患者，尤其要关注胃食管反流和误吸。一项针对口咽分泌物和静息误吸的研究发现，300名受试儿童中，34%的患儿存在口咽分泌物，存在静息误吸的患儿中，81%有明显的神经功能障碍、发育迟缓和误吸相关的肺部疾病。便秘是公认的脑瘫患者非运动表现，并且在术后加重，最初是由于麻醉剂导致胃肠动力下降，随后是阿片类药物引起的胃肠功能障碍。需要强调的是，便秘等看似微不足道的问题，如果任其不受控制地发展，可能会导致脑瘫的发病率显著升高。

5.体液和电解质

由于咀嚼和吞咽不良，大部分患儿无法通过口服喂养维持足够的营养状态，很大程度上依赖照顾者通过胃造口术或鼻胃管提供营养和水合作用。术前血红蛋白和血细胞比容明显高于预期，通常提示水合不足。

6.肌肉骨骼系统

70%的脑瘫患儿出现痉挛状态，这是干扰运动功能和影响生活质量最严重的症状。这些儿童的脑损伤，是由于抑制性神经元减少，抑制性神经递质γ-氨基丁酸（γ-aminobutyric acid，GABA）和兴奋性神经递质，尤其是谷氨酸之间的相对失衡造成的。痉挛导致髋关节外展被屈曲和内收取代，随着时间的推移，会导致髋关节半脱位或脱位。这些情况很痛苦，会导致坐姿不正，影响会阴卫生，最终导致压疮溃疡。双侧下肢手术，如骨盆和股骨截骨术，可以减轻疼痛并促进护理。

已发现脑瘫患者神经肌肉接头的乙酰胆碱受体分布异常。异常分布的特征是乙酰胆碱受体的扩散超出神经肌肉接头的限制。此外，与非卧床脑瘫患者相比，此类异常在卧床脑瘫患者中出现的可能性更高。

7.体温调节系统

体温过低被确定为脑瘫患者全身麻醉期间观察到的最常见并发症（55.1%）。它发生在全身麻醉过程的早期。低至33~34 ℃的术中核心体温并不少见，并且超过了在其他健康患者中观察到的低温。尽管对这些儿童的体温过低的病因知之甚少，但很可能与儿童早期持续的全身缺血性损伤有关，这种损伤会损害体温调节机制并损害下丘脑功能。此外，脂肪组织的相对缺乏可能使这些儿童更容易受到热量损失的影响。亚低温的后果包括手术失血增加、神经肌肉阻滞时间延长、苏醒延迟、颤抖、伤口感染增加和住院时间延长。

8.药理学

有效治疗与脑瘫相关的并发症需要多种药物。抗惊厥药是围手术期最常见的药物之一，且需要在术后继续使用。手术过程中要维持抗惊厥药在治疗水平。术中当患者大出血时，应合理降低预期药物水平。术前应与患者的神经科医师沟通。已知一种相对较新的抗惊厥药托吡酯，有罕见的不良反应，能引起急性青光眼。长期使用抗惊厥药治疗后的其他不良反应包括血小板计数减少和血小板功能降低。

神经肌肉阻滞剂在四肢瘫痪脑瘫患者中的效力发生改变。琥珀酰胆碱已被证明对脑瘫患者作用更强，而维库溴铵的作用较弱。研究组中卧床脑瘫患者除异常肌肉接头部位剧增外，还遍布存在大量异常的乙酰胆碱受体。这些研究表明在脑瘫患者中使用琥珀酰胆碱需谨慎。

9.体位

一般而言，麻醉患者容易出现体位相关的损伤。患有脑瘫的儿童尤甚，他们通常因为营养不良，体脂减少，易受压区域的衬垫和保护也会随之减少。肌张力异常也会促进脊柱侧弯、脊柱前凸、下肢挛缩、关节僵直、不稳定和半脱位，从而使体位摆放具有挑战性。体位摆放不当会导致神经损伤或皮肤破裂。大腿外周神经（如尺神经）和股外侧皮神经等易损部位需要特殊保护。需要俯卧位手术（如脊柱融合手术）的脑瘫患者特别容易出现角膜受损、视静脉充血和视网膜缺血。俯卧位行复杂脊柱手术的患者中失明发生率很高。脑瘫患者中脊柱侧弯的原因尚不完全清楚，但无疑与肌肉无力、棘旁肌张力不对称和躯干不平衡有关。

（四）麻醉管理

1.术前

鉴于患脑瘫的儿童经历了各种手术和诊断程序，围手术期的顺利进行，需要关注多个问题，彻底的术前评估和优化其状态。患者的认知能力和沟通水平对管理计划影响较大。尽管沟通能力受损，但患者可能具有正常的智力和良好的理解力。上面已经讨论了与气道评估和呼吸系统、神经系统、肌肉骨骼系统和体温调节系统相关的问题。这些儿童经常接受多种药物治疗，如抗癫痫药、抗痉挛药、抗胆碱能药、抗酸药、泻药和支气管扩张剂。对于癫痫发作的儿童，抗惊厥治疗应持续至手术当天（包括手术当天）。可能需要呼吸治疗，如支气管扩张剂、抗生素和胸部理疗。与家人讨论麻醉后疼痛管理是必不可少的，因为疼痛控制不足导致焦虑和肌肉痉挛的可能性增加。这些儿童常有焦虑症，使用苯二氮草类药物（如咪达唑仑）行术前用药很有价值。不过，要根据患者的神经系统状态、肌张力、气道通畅情况和误吸风险调整剂量。大多数患者对术前镇静用药耐受良好，减少剂量优于完全不用。由于这些儿童低体温概率很高，因此在术前等待区进行预热不仅可以提高基线温度，还有助于放置静脉导管。术前长时间禁食可能会使他们脱水，尽管存在潜在的贫血，但其中一些儿童可能会因脱水出现血细胞比容高于预期。必须避免过长的术前禁食，术中早期纠正体液不足。由于颞下颌关节功能障碍、下颌咬合不正和牙齿松动，所以应评估气道是否存在困难气道。但也可能因患者不合作，而不能进行全面的气道评估，回顾以前的麻醉记录有助于规划气道管理。插管前吸引口咽分泌物，以及气管插管后吸引气管内分泌物，对于口咽分泌物过多的儿童有益。

2.术中

矫治慢性痉挛引起的异常，在外科手术中占主导地位。这些异常会导致髋关节半脱位或脱位、脊柱后侧凸和步态异常。此外，通过"导管和泵"装置鞘内注射巴氯芬，是一种广受欢迎的治疗痉挛方式。在所有手术中，脊柱融合术应用最广泛。内翻去旋转截骨术和骨盆截骨术复合软组织松解术，利于治疗由慢性持续痉挛引起的髋关节半脱位和脱位。因为双侧手术，应想到会出现大量失血和术后疼痛。此外，预计术后血红蛋白会下降 $1 \sim 2$ g，应想到可能需要输血。有文献表明，使用氨甲环酸等抗纤维蛋白溶解剂可减少术中失血，其使用已成为我们机构的护理标准。术中吸入气体加湿、静脉输液加温和使用空气加温毯等措施，可以有效预防低体温。

3.鞘内巴氯芬泵

鞘内植入巴氯芬泵是脑瘫患者独有的手术，因为它是治疗痉挛性疾病的方法。巴氯芬通过抑制突触前兴奋性神经递质的释放，抑制氨基丁酸B型受体，从而抑制单突触和多突触脊髓反射。植入分两个步骤，一是鞘内穿刺和置入导管，二是在前腹壁切口植入巴氯芬泵。与此相关的并发症包括导管断裂、移位和弯折等机械问题。感染的威胁永远存在，还可能会发生脑脊液漏，导致硬膜外穿刺后头痛，需要使用硬膜外血贴治疗。植入巴氯芬泵的另一个并发症是因为冲洗导管引起巴氯芬过量。轻度过量可以用毒扁豆碱或氟马西尼治疗，以促进麻醉苏醒。罕见的严重过量会导致昏迷和呼吸肌麻痹，需要收入重症监护室进行机械通气治疗。

4.术后

由于多器官系统受累，患有脑瘫的儿童术后即面临许多挑战。有病例报告表明，脑瘫儿童术后并发症的发生率与术前并发症的严重程度相关。Wass及其同事的一项研究表明，与围手术期不良事件发生率增加相关的因素包括ASA分级大于Ⅱ级、癫痫病史和上呼吸道张力减退。及时抗癫痫药治疗对预防术后癫痫发作非常重要。由于潜在的神经功能损害、低体温和挥发性麻醉剂清除延迟，麻醉苏醒可能会变慢。必须注意清除口咽分泌物并保持气道通畅。术前有呼吸道并发症和分泌物滞留致术后易发生呼吸系统并发症的儿童，外科手术后胸部理疗很有价值。苏醒期若观察到患儿易激惹，识别潜在的原因，如手术疼痛、肌肉痉挛、尿潴留或由不熟悉的环境等引起的焦虑，可能是困难的。让熟悉患儿行为的父母或看护人看护，有助于确定原因并让患儿放心。重点是术后充分镇痛和控制痉挛，可使用静脉内阿片类药物、苯二氮䓬类药物，以及硬膜外或骶管阻滞等技术。结合局部区域、口服、静脉内和经皮途径给药的多模式方法具有许多好处。术后要特别注意体位，防止皮肤破裂，尤其是营养不良的儿童。

5.结论

脑瘫患儿的麻醉关注点有很多，需要仔细关注围手术期的方方面面。彻底的术前评估、关注并发症、慢性药物的管理、细致的术中护理，以及术后评估和疼痛的管理，对促进患者康复和顺利度过围手术期至关重要。

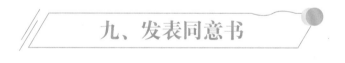

九、发表同意书

不适用。

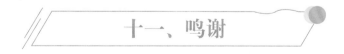

十、利益冲突

提交人声明没有财务或其他方面的利益冲突。

十一、鸣谢

宣布没有。

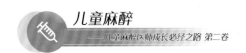

参考文献

[1] Mah JK, Korngut L, Fiest KM, *et al*. A systematic review and meta-analysis on the epidemiology of the muscular dystrophies. Can J Neurol Sci 2016; 43(1): 163-77.
[http://dx.doi.org/10.1017/cjn.2015.311] [PMID: 26786644]

[2] Mah JK, Korngut L, Dykeman J, Day L, Pringsheim T, Jette N. A systematic review and meta-analysis on the epidemiology of Duchenne and Becker muscular dystrophy. Neuromuscul Disord 2014; 24(6): 482-91.
[http://dx.doi.org/10.1016/j.nmd.2014.03.008] [PMID: 24780148]

[3] Carter JC, Sheehan DW, Prochoroff A, Birnkrant DJ. Muscular Dystrophies. Clin Chest Med 2018; 39(2): 377-89.
[http://dx.doi.org/10.1016/j.ccm.2018.01.004] [PMID: 29779596]

[4] 2016.https://rarediseases.org/rare-diseases/limb-girdle-muscular-dystrophies/

[5] Hoogerwaard EM, Bakker E, Ippel PF, *et al*. Signs and symptoms of Duchenne muscular dystrophy and Becker muscular dystrophy among carriers in The Netherlands: a cohort study. Lancet 1999; 353(9170): 2116-9.
[http://dx.doi.org/10.1016/S0140-6736(98)10028-4] [PMID: 10382696]

[6] Emery AEH. Population frequencies of inherited neuromuscular diseases--a world survey. Neuromuscul Disord 1991; 1(1): 19-29.
[http://dx.doi.org/10.1016/0960-8966(91)90039-U] [PMID: 1822774]

[7] Gardner-Medwin D. Clinical features and classification of the muscular dystrophies. Br Med Bull 1980; 36(2): 109-15.
[http://dx.doi.org/10.1093/oxfordjournals.bmb.a071623] [PMID: 7020835]

[8] Smith AD, Koreska J, Moseley CF. Progression of scoliosis in Duchenne muscular dystrophy. J Bone Joint Surg Am 1989; 71(7): 1066-74.
[http://dx.doi.org/10.2106/00004623-198971070-00014] [PMID: 2760082]

[9] McDonald DG, Kinali M, Gallagher AC, *et al*. Fracture prevalence in Duchenne muscular dystrophy. Dev Med Child Neurol 2002; 44(10): 695-8.
[http://dx.doi.org/10.1111/j.1469-8749.2002.tb00272.x] [PMID: 12418795]

[10] Nigro G, Comi LI, Politano L, Bain RJ. The incidence and evolution of cardiomyopathy in Duchenne muscular dystrophy. Int J Cardiol 1990; 26(3): 271-7.
[http://dx.doi.org/10.1016/0167-5273(90)90082-G] [PMID: 2312196]

[11] Tsuda T, Kharouf R, Prada-Ruiz AC, Baffa JM. Recognition and management of preclinical cardiomyopathies in children: special focus on Duchenne muscular dystrophy and anthracycline cardiotoxicity. J Pediatr Cardiol Cardiac Surg 2019; 3(2): 63-79.

[12] Sanyal SK, Johnson WW, Thapar MK, Pitner SE. An ultrastructural basis for electrocardiographic alterations associated with Duchenne's progressive muscular dystrophy. Circulation 1978; 57(6): 1122-9.
[http://dx.doi.org/10.1161/01.CIR.57.6.1122] [PMID: 639232]

[13] Takami Y, Takeshima Y, Awano H, Okizuka Y, Yagi M, Matsuo M. High incidence of electrocardiogram abnormalities in young patients with duchenne muscular dystrophy. Pediatr Neurol 2008; 39(6): 399-403.
[http://dx.doi.org/10.1016/j.pediatrneurol.2008.08.006] [PMID: 19027585]

[14] Birnkrant DJ, Bushby K, Bann CM, *et al*. Diagnosis and management of Duchenne muscular dystrophy, part 2: respiratory, cardiac, bone health, and orthopaedic management. Lancet Neurol 2018; 17(4): 347-61.
[http://dx.doi.org/10.1016/S1474-4422(18)30025-5] [PMID: 29395990]

[15] Bushby K, Finkel R, Birnkrant DJ, *et al*. Diagnosis and management of Duchenne muscular dystrophy, part 2: implementation of multidisciplinary care. Lancet Neurol 2010; 9(2): 177-89. [http://dx.doi.org/10.1016/S1474-4422(09)70272-8] [PMID: 19945914]

[16] Archer SK, Garrod R, Hart N, Miller S. Dysphagia in Duchenne muscular dystrophy assessed by validated questionnaire. Int J Lang Commun Disord 2013; 48(2): 240-6. [http://dx.doi.org/10.1111/j.1460-6984.2012.00197.x] [PMID: 23472962]

[17] Toussaint M, Davidson Z, Bouvoie V, Evenepoel N, Haan J, Soudon P. Dysphagia in Duchenne muscular dystrophy: practical recommendations to guide management. Disabil Rehabil 2016; 38(20): 2052-62.

[http://dx.doi.org/10.3109/09638288.2015.1111434] [PMID: 26728920]

[18]　Darmahkasih AJ, Rybalsky I, Tian C, *et al.* Neurodevelopmental, behavioral, and emotional symptoms common in Duchenne muscular dystrophy. Muscle Nerve 2020; 61(4): 466-74. [http://dx.doi.org/10.1002/mus.26803] [PMID: 31909820]

[19]　Mendell JR, Shilling C, Leslie ND, *et al.* Evidence-based path to newborn screening for Duchenne muscular dystrophy. Ann Neurol 2012; 71(3): 304-13.
[http://dx.doi.org/10.1002/ana.23528] [PMID: 22451200]

[20]　Gurnaney H, Brown A, Litman RS. Malignant hyperthermia and muscular dystrophies. Anesth Analg 2009; 109(4): 1043-8.
[http://dx.doi.org/10.1213/ane.0b013e3181aa5cf6] [PMID: 19762730]

[21]　Hopkins PM. Anaesthesia and the sex-linked dystrophies: between a rock and a hard place. Br J Anaesth 2010; 104(4): 397-400.
[http://dx.doi.org/10.1093/bja/aeq036] [PMID: 20228183]

[22]　Morris P. Duchenne muscular dystrophy: a challenge for the anaesthetist. Paediatr Anaesth 1997; 7(1): 1-4.
[http://dx.doi.org/10.1046/j.1460-9592.1997.d01-41.x] [PMID: 9041567]

[23]　Boltshauser E, Steinmann B, Meyer A, Jerusalem F. Anaesthesia-induced rhabdomyolysis in Duchenne muscular dystrophy. Br J Anaesth 1980; 52(5): 559.
[http://dx.doi.org/10.1093/bja/52.5.559-a] [PMID: 7387811]

[24]　Farrell PT. Anaesthesia-induced rhabdomyolysis causing cardiac arrest: case report and review of anaesthesia and the dystrophinopathies. Anaesth Intensive Care 1994; 22(5): 597-601.
[http://dx.doi.org/10.1177/0310057X9402200518] [PMID: 7818067]

[25]　Obata R, Yasumi Y, Suzuki A, Nakajima Y, Sato S. Rhabdomyolysis in association with Duchenne's muscular dystrophy. Can J Anaesth 1999; 46(6): 564-6.
[http://dx.doi.org/10.1007/BF03013547] [PMID: 10391604]

[26]　Rubiano R, Chang JL, Carroll J, Sonbolian N, Larson CE. Acute rhabdomyolysis following halothane anesthesia without succinylcholine. Anesthesiology 1987; 67(5): 856-7.
[http://dx.doi.org/10.1097/00000542-198711000-00051] [PMID: 3674501]

[27]　Tang TT, Oechler HW, Siker D, Segura AD, Franciosi RA. Anesthesia-induced rhabdomyolysis in infants with unsuspected Duchenne dystrophy. Acta Paediatr 1992; 81(9): 716-9.
[http://dx.doi.org/10.1111/j.1651-2227.1992.tb12344.x] [PMID: 1421917]

[28]　Takagi A. [Malignant hyperthermia of Duchenne muscular dystrophy: application of clinical grading scale and caffeine contracture of skinned muscle fibers]. Rinsho Shinkeigaku 2000; 40(5): 423-7. [Malignant hyperthermia of Duchenne muscular dystrophy: application of clinical grading scale and caffeine contracture of skinned muscle fibers].
[PMID: 11002722]

[29]　Segura LG, Lorenz JD, Weingarten TN, *et al.* Anesthesia and Duchenne or Becker muscular dystrophy: review of 117 anesthetic exposures. Paediatr Anaesth 2013; 23(9): 855-64.
[http://dx.doi.org/10.1111/pan.12248] [PMID: 23919455]

[30]　Muenster T, Mueller C, Forst J, Huber H, Schmitt HJ. Anaesthetic management in patients with Duchenne muscular dystrophy undergoing orthopaedic surgery: a review of 232 cases. Eur J Anaesthesiol 2012; 29(10): 489-94.
[http://dx.doi.org/10.1097/EJA.0b013e3283566789] [PMID: 22801582]

[31]　Phillips MF, Quinlivan RC, Edwards RH, Calverley PM. Changes in spirometry over time as a prognostic marker in patients with Duchenne muscular dystrophy. Am J Respir Crit Care Med 2001; 164(12): 2191-4.
[http://dx.doi.org/10.1164/ajrccm.164.12.2103052] [PMID: 11751186]

[32]　Muenster T, Schmidt J, Wick S, Forst J, Schmitt HJ. Rocuronium 0.3 mg x kg-1 (ED95) induces a normal peak effect but an altered time course of neuromuscular block in patients with Duchenne's muscular dystrophy. Paediatr Anaesth 2006; 16(8): 840-5.
[PMID: 16884467]

[33]　Ririe DG, Shapiro F, Sethna NF. The response of patients with Duchenne's muscular dystrophy to neuromuscular blockade with vecuronium. Anesthesiology 1998; 88(2): 351-4.

171

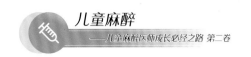

[http://dx.doi.org/10.1097/00000542-199802000-00013] [PMID: 9477055]

[34] Waldrop MA, Flanigan KM. Update in Duchenne and Becker muscular dystrophy. Curr Opin Neurol 2019; 32(5): 722-7.
[http://dx.doi.org/10.1097/WCO.0000000000000739] [PMID: 31343429]

[35] Spurney CF. Cardiomyopathy of Duchenne muscular dystrophy: current understanding and future directions. Muscle Nerve 2011; 44(1): 8-19.
[http://dx.doi.org/10.1002/mus.22097] [PMID: 21674516]

[36] Duboc D, Meune C, Pierre B, et al. Perindopril preventive treatment on mortality in Duchenne muscular dystrophy: 10 years' follow-up. Am Heart J 2007; 154(3): 596-602.
[http://dx.doi.org/10.1016/j.ahj.2007.05.014] [PMID: 17719312]

[37] Eagle M, Baudouin SV, Chandler C, Giddings DR, Bullock R, Bushby K. Survival in Duchenne muscular dystrophy: improvements in life expectancy since 1967 and the impact of home nocturnal ventilation. Neuromuscul Disord 2002; 12(10): 926-9.
[http://dx.doi.org/10.1016/S0960-8966(02)00140-2] [PMID: 12467747]

[38] Eagle M, Bourke J, Bullock R, et al. Managing Duchenne muscular dystrophy--the additive effect of spinal surgery and home nocturnal ventilation in improving survival. Neuromuscul Disord 2007; 17(6): 470-5.
[http://dx.doi.org/10.1016/j.nmd.2007.03.002] [PMID: 17490881]

[39] Melacini P, Fanin M, Danieli GA, et al. Myocardial involvement is very frequent among patients affected with subclinical Becker's muscular dystrophy. Circulation 1996; 94(12): 3168-75.
[http://dx.doi.org/10.1161/01.CIR.94.12.3168] [PMID: 8989125]

[40] Kabade SD, Bhosale R, Karthik SL. Case of limb-girdle muscular dystrophy for total thyroidectomy: Anaesthetic management. Indian J Anaesth 2016; 60(5): 358-60.
[http://dx.doi.org/10.4103/0019-5049.181611] [PMID: 27212726]

[41] Choudhry DK, Mackenzie WG. Anesthetic issues with a hyperextended cervical spine in a child with Emery-Dreifuss syndrome. Anesth Analg 2006; 103(6): 1611-3.
[http://dx.doi.org/10.1213/01.ane.0000246588.32148.0a] [PMID: 17122279]

[42] Aldwinckle RJ, Carr AS. The anesthetic management of a patient with Emery-Dreifuss muscular dystrophy for orthopedic surgery. Can J Anaesth 2002; 49(5): 467-70.
[http://dx.doi.org/10.1007/BF03017922] [PMID: 11983660]

[43] Veyckemans F, Scholtes JL. Myotonic dystrophies type 1 and 2: anesthetic care. Paediatr Anaesth 2013; 23(9): 794-803.
[http://dx.doi.org/10.1111/pan.12120] [PMID: 23384336]

[44] Franke C, Hatt H, Iaizzo PA, Lehmann-Horn F. Characteristics of Na+ channels and Cl- conductance in resealed muscle fibre segments from patients with myotonic dystrophy. J Physiol 1990; 425: 391-405.
[http://dx.doi.org/10.1113/jphysiol.1990.sp018110] [PMID: 1698978]

[45] Udd B, Krahe R. The myotonic dystrophies: molecular, clinical, and therapeutic challenges. Lancet Neurol 2012; 11(10): 891-905.
[http://dx.doi.org/10.1016/S1474-4422(12)70204-1] [PMID: 22995693]

[46] Modoni A, Silvestri G, Pomponi MG, Mangiola F, Tonali PA, Marra C. Characterization of the pattern of cognitive impairment in myotonic dystrophy type 1. Arch Neurol 2004; 61(12): 1943-7.
[http://dx.doi.org/10.1001/archneur.61.12.1943] [PMID: 15596617]

[47] Ashizawa T, Gagnon C, Groh WJ, et al. Consensus-based care recommendations for adults with myotonic dystrophy type 1. Neurol Clin Pract 2018; 8(6): 507-20.
[http://dx.doi.org/10.1212/CPJ.0000000000000531] [PMID: 30588381]

[48] Hoque R. Sleep-Disordered Breathing in Duchenne Muscular Dystrophy: An Assessment of the Literature. J Clin Sleep Med 2016; 12(6): 905-11.
[http://dx.doi.org/10.5664/jcsm.5898] [PMID: 27070248]

[49] Bennun M, Goldstein B, Finkelstein Y, Jedeikin R. Continuous propofol anaesthesia for patients with myotonic dystrophy. Br J Anaesth 2000; 85(3): 407-9.
[http://dx.doi.org/10.1093/bja/85.3.407] [PMID: 11103182]

[50] Groh WJ, Groh MR, Saha C, et al. Electrocardiographic abnormalities and sudden death in myotonic dystrophy type 1.

N Engl J Med 2008; 358(25): 2688-97.
[http://dx.doi.org/10.1056/NEJMoa062800] [PMID: 18565861]

[51] Lund M, Diaz LJ, Ranthe MF, *et al*. Cardiac involvement in myotonic dystrophy: a nationwide cohort study. Eur Heart J 2014; 35(32): 2158-64.
[http://dx.doi.org/10.1093/eurheartj/ehu157] [PMID: 24742887]

[52] Dahlqvist JR, Ørngreen MC, Witting N, Vissing J. Endocrine function over time in patients with myotonic dystrophy type 1. Eur J Neurol 2015; 22(1): 116-22.
[http://dx.doi.org/10.1111/ene.12542] [PMID: 25155546]

[53] Aquilina A, Groves J. A combined technique utilising regional anaesthesia and target-controlled sedation in a patient with myotonic dystrophy. Anaesthesia 2002; 57(4): 385-6.
[http://dx.doi.org/10.1046/j.1365-2044.2002.02374.x] [PMID: 11939999]

[54] Takeda T, Tohmatsu T, Harada T, Murakami N, Dohi S. Postoperative continuous epidural infusion of morphine in a patient with myotonic dystrophy. Masui 1996; 45(11): 1384-7.
[PMID: 8953873]

[55] Mitchell MM, Ali HH, Savarese JJ. Myotonia and neuromuscular blocking agents. Anesthesiology 1978; 49(1): 44-8.
[http://dx.doi.org/10.1097/00000542-197807000-00014] [PMID: 666040]

[56] Russell SH, Hirsch NP. Anaesthesia and myotonia. Br J Anaesth 1994; 72(2): 210-6.
[http://dx.doi.org/10.1093/bja/72.2.210] [PMID: 8110575]

[57] Thiel RE. The myotonic response to suxamethonium. Br J Anaesth 1967; 39(10): 815-21.
[http://dx.doi.org/10.1093/bja/39.10.815] [PMID: 6073471]

[58] Catena V, Del Monte DD, Rubini A, *et al*. Anesthesia and myotonic dystrophy (Steinert's syndrome). The role of total intravenous anesthesia with propofol, cisatracurium and remifentanyl. Case report. Minerva Anestesiol 2007; 73(9): 475-9.
[PMID: 17660741]

[59] Speedy H. Exaggerated physiological responses to propofol in myotonic dystrophy. Br J Anaesth 1990; 64(1): 110-2.
[http://dx.doi.org/10.1093/bja/64.1.110] [PMID: 2302369]

[60] Bouly A, Nathan N, Feiss P. Propofol in myotonic dystrophy. Anaesthesia 1991; 46(8): 705.
[http://dx.doi.org/10.1111/j.1365-2044.1991.tb09752.x] [PMID: 1888001]

[61] Kinney MA, Harrison BA. Propofol-induced myotonia in myotonic dystrophy. Anesth Analg 1996; 83(3): 665-6.
[http://dx.doi.org/10.1213/00000539-199609000-00067] [PMID: 8780319]

[62] Saitoh K, Suzuki H, Inoue S, *et al*. Sevoflurane anesthesia for myotonic dystrophy. Masui 1998; 47(12): 1493-4.
[PMID: 9990221]

[63] Gandhi R, Jain AK, Sood J. Desflurane anaesthesia in myotonic dystrophy. Indian J Anaesth 2011; 55(1): 61-3.
[http://dx.doi.org/10.4103/0019-5049.76599] [PMID: 21431056]

[64] Moulds RF, Denborough MA. Letter: Myopathies and malignant hyperpyrexia. BMJ 1974; 3(5929): 520.
[http://dx.doi.org/10.1136/bmj.3.5929.520] [PMID: 4414306]

[65] Parness J, Bandschapp O, Girard T. The myotonias and susceptibility to malignant hyperthermia. Anesth Analg 2009; 109(4): 1054-64.
[http://dx.doi.org/10.1213/ane.0b013e3181a7c8e5] [PMID: 19762732]

[66] Nightingale P, Healy TEJ, McGuinness K. Dystrophia myotonica and atracurium. A case report. Br J Anaesth 1985; 57(11): 1131-5.
[http://dx.doi.org/10.1093/bja/57.11.1131] [PMID: 3840383]

[67] Buzello W, Krieg N, Schlickewei A. Hazards of neostigmine in patients with neuromuscular disorders. Report of two cases. Br J Anaesth 1982; 54(5): 529-34.
[http://dx.doi.org/10.1093/bja/54.5.529] [PMID: 7073921]

[68] Aldridge LM. Anaesthetic problems in myotonic dystrophy. A case report and review of the Aberdeen experience comprising 48 general anaesthetics in a further 16 patients. Br J Anaesth 1985; 57(11): 1119-30.
[http://dx.doi.org/10.1093/bja/57.11.1119] [PMID: 4052304]

[69] Gurunathan U, Duncan G. The successful use of sugammadex and uneventful recovery from general anaesthesia in a patient with myotonic dystrophy. Indian J Anaesth 2015; 59(5): 325-6.

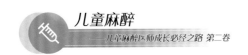

[http://dx.doi.org/10.4103/0019-5049.156894] [PMID: 26019363]

[70] Matsuki Y, Hirose M, Tabata M, Nobukawa Y, Shigemi K. The use of sugammadex in a patient with myotonic dystrophy. Eur J Anaesthesiol 2011; 28(2): 145-6.
[http://dx.doi.org/10.1097/EJA.0b013e3283405b87] [PMID: 20962659]

[71] Mathieu J, Allard P, Gobeil G, Girard M, De Braekeleer M, Bégin P. Anesthetic and surgical complications in 219 cases of myotonic dystrophy. Neurology 1997; 49(6): 1646-50.
[http://dx.doi.org/10.1212/WNL.49.6.1646] [PMID: 9409361]

[72] Ferschl MMR, Day JW, Gropper M. Practical suggestions for the anesthetic management of a myotonic dystrophy patient https://www.myotonic.org/sites/default/files/MDF_LongForm_AnesGuidelines_01C.pdf

[73] Bellini M, Biagi S, Stasi C, et al. Gastrointestinal manifestations in myotonic muscular dystrophy. World J Gastroenterol 2006; 12(12): 1821-8.
[http://dx.doi.org/10.3748/wjg.v12.i12.1821] [PMID: 16609987]

[74] Sinclair JL, Reed PW. Risk factors for perioperative adverse events in children with myotonic dystrophy. Paediatr Anaesth 2009; 19(8): 740-7.
[http://dx.doi.org/10.1111/j.1460-9592.2009.03079.x] [PMID: 19624361]

[75] Lu JQ, Mubaraki A, Yan C, Provias J, Tarnopolsky MA. Neurogenic muscle biopsy findings are common in mitochondrial myopathy. J Neuropathol Exp Neurol 2019; 78(6): 508-14.
[http://dx.doi.org/10.1093/jnen/nlz029] [PMID: 31100146]

[76] Niezgoda J, Morgan PG. Anesthetic considerations in patients with mitochondrial defects. Paediatr Anaesth 2013; 23(9): 785-93.
[http://dx.doi.org/10.1111/pan.12158] [PMID: 23534340]

[77] Ahmed ST, Craven L, Russell OM, Turnbull DM, Vincent AE. Diagnosis and treatment of mitochondrial myopathies. Neurotherapeutics 2018; 15(4): 943-53.
[http://dx.doi.org/10.1007/s13311-018-00674-4] [PMID: 30406383]

[78] Milone M, Wong L-J. Diagnosis of mitochondrial myopathies. Mol Genet Metab 2013; 110(1-2): 35- 41.
[http://dx.doi.org/10.1016/j.ymgme.2013.07.007] [PMID: 23911206]

[79] Harding AE, Petty RK, Morgan-Hughes JA. Mitochondrial myopathy: a genetic study of 71 cases. J Med Genet 1988; 25(8): 528-35.
[http://dx.doi.org/10.1136/jmg.25.8.528] [PMID: 3050098]

[80] Riley LG, Heeney MM, Rudinger-Thirion J, et al. The phenotypic spectrum of germline YARS2 variants: from isolated sideroblastic anemia to mitochondrial myopathy, lactic acidosis and sideroblastic anemia 2. Haematologica 2018; 103(12): 2008-15.
[http://dx.doi.org/10.3324/haematol.2017.182659] [PMID: 30026338]

[81] Bratic A, Larsson NG. The role of mitochondria in aging. J Clin Invest 2013; 123(3): 951-7. [http://dx.doi.org/10.1172/JCI64125] [PMID: 23454757]

[82] Needham M, Mastaglia FL. Immunotherapies for immune-mediated myopathies: a current perspective. Neurotherapeutics 2016; 13(1): 132-46.
[http://dx.doi.org/10.1007/s13311-015-0394-2] [PMID: 26586486]

[83] Pestronk A. Acquired immune and inflammatory myopathies: pathologic classification. Curr Opin Rheumatol 2011; 23(6): 595-604.
[http://dx.doi.org/10.1097/BOR.0b013e32834bab42] [PMID: 21934500]

[84] Allison KR. Muscular dystrophy versus mitochondrial myopathy: the dilemma of the undiagnosed hypotonic child. Paediatr Anaesth 2007; 17(1): 1-6.
[http://dx.doi.org/10.1111/j.1460-9592.2006.02106.x] [PMID: 17184424]

[85] Vanlander AV, Jorens PG, Smet J, et al. Inborn oxidative phosphorylation defect as risk factor for propofol infusion syndrome. Acta Anaesthesiol Scand 2012; 56(4): 520-5.
[http://dx.doi.org/10.1111/j.1399-6576.2011.02628.x] [PMID: 22260353]

[86] Vanlander AV, Okun JG, de Jaeger A, et al. Possible pathogenic mechanism of propofol infusion syndrome involves coenzyme q. Anesthesiology 2015; 122(2): 343-52.

[http://dx.doi.org/10.1097/ALN.0000000000000484] [PMID: 25296107]

[87] Schieren M, Defosse J, Böhmer A, Wappler F, Gerbershagen MU. Anaesthetic management of patients with myopathies. Eur J Anaesthesiol 2017; 34(10): 641-9.
[http://dx.doi.org/10.1097/EJA.0000000000000672] [PMID: 28719515]

[88] Veyckemans F, Heytens L, Scholtes J-L. More on mitochondrial myopathies. Anesth Analg 2016; 122(2): 579-80.
[http://dx.doi.org/10.1213/ANE.0000000000000970] [PMID: 26797559]

[89] Fricker RM, Raffelsberger T, Rauch-Shorny S, et al. Positive malignant hyperthermia susceptibility in vitro test in a patient with mitochondrial myopathy and myoadenylate deaminase deficiency. Anesthesiology 2002; 97(6): 1635-7.
[http://dx.doi.org/10.1097/00000542-200212000-00044] [PMID: 12459698]

[90] Pepper MB, Njathi-Ori C, Kinney MO. Don't stress: a case report of regional anesthesia as the primary anesthetic for gynecologic surgery in a patient with mitochondrial myopathy and possible malignant hyperthermia susceptibility. BMC Anesthesiol 2019; 19(1): 226. [http://dx.doi.org/10.1186/s12871-019-0909-1] [PMID: 31837701]

[91] Wongprasartsuk P, Stevens J. Cerebral palsy and anaesthesia. Paediatr Anaesth 2002; 12(4): 296-303.
[http://dx.doi.org/10.1046/j.1460-9592.2002.00635.x] [PMID: 11982834]

[92] Pharoah PO, Cooke T, Rosenbloom L. Acquired cerebral palsy. Arch Dis Child 1989; 64(7): 1013-6.
[http://dx.doi.org/10.1136/adc.64.7.1013] [PMID: 2629622]

[93] Nolan J, Chalkiadis GA, Low J, Olesch CA, Brown TC. Anaesthesia and pain management in cerebral palsy. Anaesthesia 2000; 55(1): 32-41.
[http://dx.doi.org/10.1046/j.1365-2044.2000.01065.x] [PMID: 10594431]

[94] Mutch L, Alberman E, Hagberg B, Kodama K, Perat MV. Cerebral palsy epidemiology: where are we now and where are we going? Dev Med Child Neurol 1992; 34(6): 547-51.
[http://dx.doi.org/10.1111/j.1469-8749.1992.tb11479.x] [PMID: 1612216]

[95] Murphy NA, Irwin MC, Hoff C. Intrathecal baclofen therapy in children with cerebral palsy: efficacy and complications. Arch Phys Med Rehabil 2002; 83(12): 1721-5.
[http://dx.doi.org/10.1053/apmr.2002.36068] [PMID: 12474176]

[96] Theroux MC, Akins RE. Surgery and anesthesia for children who have cerebral palsy. Anesthesiol Clin North America 2005; 23(4): 733-743, ix. [ix.].
[http://dx.doi.org/10.1016/j.atc.2005.08.001] [PMID: 16310661]

[97] Jacobsson B, Hagberg G. Antenatal risk factors for cerebral palsy. Best Pract Res Clin Obstet Gynaecol 2004; 18(3): 425-36.
[http://dx.doi.org/10.1016/j.bpobgyn.2004.02.011] [PMID: 15183137]

[98] Lipton GE, Miller F, Dabney KW, Altiok H, Bachrach SJ. Factors predicting postoperative complications following spinal fusions in children with cerebral palsy. J Spinal Disord 1999; 12(3): 197-205.
[PMID: 10382772]

[99] Spiroglou K, Xinias I, Karatzas N, Karatza E, Arsos G, Panteliadis C. Gastric emptying in children with cerebral palsy and gastroesophageal reflux. Pediatr Neurol 2004; 31(3): 177-82.
[http://dx.doi.org/10.1016/j.pediatrneurol.2004.02.007] [PMID: 15351016]

[100] Stiers P, Vanderkelen R, Vanneste G, Coene S, De Rammelaere M, Vandenbussche E. Visual- perceptual impairment in a random sample of children with cerebral palsy. Dev Med Child Neurol 2002; 44(6): 370-82.
[http://dx.doi.org/10.1111/j.1469-8749.2002.tb00831.x] [PMID: 12088305]

[101] Van Heest AE, House J, Putnam M. Sensibility deficiencies in the hands of children with spastic hemiplegia. J Hand Surg Am 1993; 18(2): 278-81.
[http://dx.doi.org/10.1016/0363-5023(93)90361-6] [PMID: 8463594]

[102] Eicher PS, Batshaw ML. Cerebral palsy. Pediatr Clin North Am 1993; 40(3): 537-51.
[http://dx.doi.org/10.1016/S0031-3955(16)38549-2] [PMID: 8493064]

[103] Weir KA, McMahon S, Taylor S, Chang AB. Oropharyngeal aspiration and silent aspiration in children. Chest 2011; 140(3): 589-97.
[http://dx.doi.org/10.1378/chest.10-1618] [PMID: 21436244]

[104] Frei FJ, Haemmerle MH, Brunner R, Kern C. Minimum alveolar concentration for halothane in children with cerebral

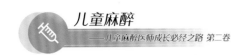

palsy and severe mental retardation. Anaesthesia 1997; 52(11): 1056-60.

[http://dx.doi.org/10.1111/j.1365-2044.1997.257-az0376.x] [PMID: 9404166]

[105]   Choudhry DK, Brenn BR. Bispectral index monitoring: a comparison between normal children and children with quadriplegic cerebral palsy. Anesth Analg 2002; 95(6): 1582-5.

[http://dx.doi.org/10.1097/00000539-200212000-00020] [PMID: 12456420]

[106]   Kannan S, Meert KL, Mooney JF, Hillman-Wiseman C, Warrier I. Bleeding and coagulation changes during spinal fusion surgery: a comparison of neuromuscular and idiopathic scoliosis patients. Pediatr Crit Care Med 2002; 3(4): 364-9.

[http://dx.doi.org/10.1097/00130478-200210000-00007] [PMID: 12780956]

[107]   Theroux MC, DiCindio S. Major surgical procedures in children with cerebral palsy. Anesthesiol Clin 2014; 32(1): 63-81.

[http://dx.doi.org/10.1016/j.anclin.2013.10.014] [PMID: 24491650]

[108]   Delgado MR, Hirtz D, Aisen M, *et al*. Practice parameter: pharmacologic treatment of spasticity in children and adolescents with cerebral palsy (an evidence-based review): report of the Quality Standards Subcommittee of the American Academy of Neurology and the Practice Committee of the Child Neurology Society. Neurology 2010; 74(4): 336-43.

[http://dx.doi.org/10.1212/WNL.0b013e3181cbcd2f] [PMID: 20101040]

[109]   Albright AL. Baclofen in the treatment of cerebral palsy. J Child Neurol 1996; 11(2): 77-83.

[http://dx.doi.org/10.1177/088307389601100202] [PMID: 8881981]

[110]   Howard CB, McKibbin B, Williams LA, Mackie I. Factors affecting the incidence of hip dislocation in cerebral palsy. J Bone Joint Surg Br 1985; 67(4): 530-2.

[http://dx.doi.org/10.1302/0301-620X.67B4.4030844] [PMID: 4030844]

[111]   Miller F, Girardi H, Lipton G, Ponzio R, Klaumann M, Dabney KW. Reconstruction of the dysplastic spastic hip with peri-ilial pelvic and femoral osteotomy followed by immediate mobilization. J Pediatr Orthop 1997; 17(5): 592-602.

[http://dx.doi.org/10.1097/01241398-199709000-00005] [PMID: 9591996]

[112]   Bhananker SM, Ramamoorthy C, Geiduschek JM, *et al*. Anesthesia-related cardiac arrest in children: update from the Pediatric Perioperative Cardiac Arrest Registry. Anesth Analg 2007; 105(2): 344-50.

[http://dx.doi.org/10.1213/01.ane.0000268712.00756.dd] [PMID: 17646488]

[113]   Wass CT, Warner ME, Worrell GA, *et al*. Effect of general anesthesia in patients with cerebral palsy at the turn of the new millennium: a population-based study evaluating perioperative outcome and brief overview of anesthetic implications of this coexisting disease. J Child Neurol 2012; 27(7): 859-66.

[http://dx.doi.org/10.1177/0883073811428378] [PMID: 22190505]

[114]   Dickerson RN, Brown RO, Hanna DL, Williams JE. Energy requirements of non-ambulatory, tube-fed adult patients with cerebral palsy and chronic hypothermia. Nutrition 2003; 19(9): 741-6.

[http://dx.doi.org/10.1016/S0899-9007(03)00123-0] [PMID: 12921883]

[115]   Mitchell D, Laburn HP. Pathophysiology of temperature regulation. Physiologist 1985; 28(6): 507-17.

[PMID: 3912777]

[116]   Görges M, West NC, Cheung W, Zhou G, Miyanji F, Whyte SD. Preoperative warming and undesired surgical and anesthesia outcomes in pediatric spinal surgery-a retrospective cohort study. Paediatr Anaesth 2016; 26(9): 866-75.

[http://dx.doi.org/10.1111/pan.12939] [PMID: 27312044]

[117]   Guest JD, Vanni S, Silbert L. Mild hypothermia, blood loss and complications in elective spinal surgery. Spine J 2004; 4(2): 130-7.

[http://dx.doi.org/10.1016/j.spinee.2003.08.027] [PMID: 15016389]

[118]   Chalam KV, Tillis T, Syed F, Agarwal S, Brar VS. Acute bilateral simultaneous angle closure glaucoma after topiramate administration: a case report. J Med Case Reports 2008; 2: 1.

[http://dx.doi.org/10.1186/1752-1947-2-1] [PMID: 18182113]

[119]   Rose JB, Theroux MC, Katz MS. The potency of succinylcholine in obese adolescents. Anesth Analg 2000; 90(3): 576-8.

[http://dx.doi.org/10.1097/00000539-200003000-00015] [PMID: 10702440]

[120]   Hepaguşlar H, Ozzeybek D, Elar Z. The effect of cerebral palsy on the action of vecuronium with or without anticonvulsants. Anaesthesia 1999; 54(6): 593-6.

[http://dx.doi.org/10.1046/j.1365-2044.1999.00799.x] [PMID: 10403876]

[121]　Epstein NE. Perioperative visual loss following prone spinal surgery: A review. Surg Neurol Int 2016; 7 (Suppl. 13): S347-60.
　　　　[http://dx.doi.org/10.4103/2152-7806.182550] [PMID: 27274409]

[122]　Imrie MN, Yaszay B. Management of spinal deformity in cerebral palsy. Orthop Clin North Am 2010; 41(4): 531-47.
　　　　[http://dx.doi.org/10.1016/j.ocl.2010.06.008] [PMID: 20868883]

[123]　Shapiro F, Sethna N. Blood loss in pediatric spine surgery. Eur Spine J 2004; 13(1): S6-17.
　　　　[http://dx.doi.org/10.1007/s00586-004-0760-y]

[124]　Bayhan IA, Sees JP, Nishnianidze T, Rogers KJ, Miller F. Infection as a complication of intrathecal baclofen treatment in children with cerebral palsy. J Pediatr Orthop 2016; 36(3): 305-9.
　　　　[http://dx.doi.org/10.1097/BPO.0000000000000443] [PMID: 26296219]

[125]　Kolaski K, Logan LR. A review of the complications of intrathecal baclofen in patients with cerebral palsy. NeuroRehabilitation 2007; 22(5): 383-95.
　　　　[http://dx.doi.org/10.3233/NRE-2007-22505] [PMID: 18162701]

[126]　Dickey MP, Rice M, Kinnett DG, et al. Infectious complications of intrathecal baclofen pump devices in a pediatric population. Pediatr Infect Dis J 2013; 32(7): 715-22.
　　　　[http://dx.doi.org/10.1097/INF.0b013e318287f02a] [PMID: 23429557]

[127]　Vender JR, Hester S, Waller JL, Rekito A, Lee MR. Identification and management of intrathecal baclofen pump complications: a comparison of pediatric and adult patients. J Neurosurg 2006; 104(1) (Suppl.): 9-15.
　　　　[PMID: 16509474]

[128]　Albright AL, Ferson SS. Intrathecal baclofen therapy in children. Neurosurg Focus 2006; 21(2): e3. [http://dx.doi.org/10.3171/foc.2006.21.2.4]
　　　　[PMID: 16918224]

[129]　Imerci A, Rogers K, Dixit D, McManus M, Miller F, Sees JP. The effectiveness of epidural blood patch in patients with cerebral palsy treated with intrathecal baclofen implantation. Paediatr Anaesth 2020; 30(2): 153-60.
　　　　[http://dx.doi.org/10.1111/pan.13791] [PMID: 31837185]

第十一章
儿科少见疾病的麻醉

B. Randall Brenn[1,2] and Dinesh K. Choudhry[1,3]

[1]Department of Anesthesiology, Shriners Hospital for Children, Philadelphia, PA, USA

[2]Department of Anesthesiology, Vanderbilt University Medical Center, Nashville, TN, USA

[3]Department of Anesthesiology, Thomas Jefferson University, Philadelphia, PA, USA

摘要：非儿科麻醉医师遇到的几种罕见的儿科疾病值得讨论，因为未能认识到与它们相关的独特问题，可能导致重大的发病率和死亡率。前纵隔肿块与主要的肺和心血管结构共享相同的空间，如果受压，可危及气道、心脏和大血管。对潜在的主要生理紊乱的认识和对其诊断和处理的多学科方法，将确保围手术期的安全。先天性肺气道畸形是儿童最常见的肺部畸形之一，需要在出生后一年通过胸腔镜手术治疗。这类患儿的麻醉管理往往由于患儿年龄小，且术中需要肺隔离和维持足够的氧合而具有挑战性。了解婴儿肺隔离技术对这些儿童安全使用麻醉药是必要的。先天性多发性关节挛缩综合征是一种罕见的、非进行性的、以先天性关节挛缩为特征的先天性异质性疾病。这些儿童需要在童年期间通过接受频繁的手术解决各种肌肉和骨骼异常。由于与肌肉骨骼畸形、神经、心血管和呼吸系统相关的共病，他们的麻醉管理经常具有挑战性。在麻醉前对疾病进行彻底地评估和准备，对良好的围手术期结局至关重要。嗜铬细胞瘤是一种儿童罕见的神经内分泌肿瘤，在麻醉管理期间可能会无法预料地出现。它分泌儿茶酚胺，可导致危及生命的围手术期血流动力学不稳定。细致的术前药物治疗、术中麻醉管理和术后监测对保证安全结局至关重要。

关键词：青少年、α-受体阻滞剂、前纵隔肿块、先天性多发性关节病、β-受体阻滞剂、支气管压迫、儿茶酚胺、先天性肺气道畸形、先天性肺损伤、挛缩、插管困难、高热、婴儿、肢体畸形、淋巴瘤、单肺通气、小儿、嗜铬细胞瘤、上腔静脉综合征、畸胎瘤、胸腔镜手术。

一、前纵隔肿块

（一）介绍

虽然在儿童中相对罕见，但前纵隔肿块是儿科麻醉医师焦虑的常见原因。关于全身麻醉在前纵隔肿块中的危害报道可以追溯到几十年前。这是因为肿瘤的位置与主要的肺和心血管结构共享相同的空间，导致麻醉相关并发症发生的可能性更大（图11-1）。意识到潜在的重大生理紊乱、多学科的诊断和管理方法，将确保患者的疗程安全。

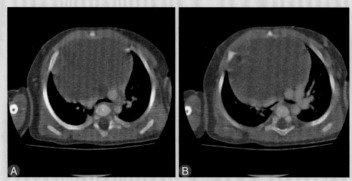

可以看到肿瘤占据了胸腔的大部分。A.在中远端气管水平远端隆突；B.在主支气管水平远端隆突。

图11-1 一例被认为是畸胎瘤的婴儿前纵隔肿块CT影像

（源自：The study of Brenn, et al. Perioperative management of an anterior mediastinal teratoma in an infant: one more tool in the toolbox. BMJ Case Rep 2018. with permission from BMJ Publishing Group Ltd.）

（二）流行率

前纵隔肿块以多种原发肿瘤类型为代表，但其具体患病率尚不清楚。这是由于恶性肿瘤报告通常按肿瘤类型进行，大多数病例得到治疗但没有报告。必须记住，无论前纵隔肿瘤是何种类型，肿瘤所处的位置都是至关重要的。表11-1是几个较大病例系列的合成，并显示肿瘤类型的相对比例。淋巴瘤在儿童中最常见。然而，有不同的肿瘤类型，并存在于不同的年龄。通常，淋巴瘤发生在青少年早期至晚期，而生殖细胞肿瘤，如畸胎瘤可能存在于婴儿期。

表11-1 AMM原发肿瘤类型及相对比例

案例系列	总例数	淋巴瘤	生殖细胞	胸腺	全部	其他
马伦等。1986 年	179	80	43	30	0	26
安赫列斯库等。2007 年	118	82	0	0	12	24
佩格等。2008 年	40	40	0	0	0	0
哈克等。2008 年	56	40	0	0	16	0
斯特里克等。2010 年	45	28	4	3	0	10
加里等。2011 年	26	16	0	0	4	6
阿克等。2015	69	60	1	3	0	5
共计	533	346	48	36	32	71
百分比	100%	64.92%	9.01%	6.75%	6.00%	13.32%

（三）纵隔隔室

纵隔间包含彼此紧密相连的重要器官。虽然纵隔传统上被任意地分为前、中、后，但大多数肿瘤不限于这些界限。一种更多功能和解剖学定位的新系统正在被用来更好地描述和描绘肿瘤。这个分类系统在图11-2显示描述了血管前室、内脏室和椎旁间室3个部分。

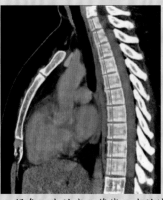

图像显示了拟议的分类。红色：血管前室；绿色：内脏室；蓝线：内脏/椎旁分界线；黄线：椎旁间室。矢状位与侧位胸片的分类系统相似。

图11-2　来自CT对比的矢状面

血管前室由胸腔入口、胸骨、膈肌、顶胸膜和前心包构成。许多典型的前纵隔肿瘤，如淋巴瘤、胸腺肿瘤、生殖细胞肿瘤和神经内分泌肿瘤，均可在此区发现。肿瘤可以是原发性的，也可以是继发性的。

内脏室也以胸腔入口和膈肌为界，但在前面以包覆心脏和大血管、气管-支气管树和食道结构的心包为界。在后面，隔室与前面的椎体以线为界。内脏室的肿瘤通常是淋巴瘤、转移性扩散和先天性气管和食管异常，这些在血管造影成像上表现为肿瘤。

如前所述，椎旁室从胸腔入口向膈肌延伸，前面它以椎体为界。腔室沿着所有横突横向延伸，最终回到棘突。椎旁间室病变通常起源于神经内分泌，如起源于神经元和神经节。

对于本章，我们只关注血管前室和内脏室区域内肿瘤的影响。

（四）前纵隔肿块的病理生理学

正如前面提到的，前纵隔肿瘤的影响可能会阻碍各种器官或结构的功能。生理效应取决于肿瘤的位置、大小和生长速度。前纵隔肿瘤可损害气道、全身静脉结构、心脏和大血管。

（五）气道效应

在自然通气过程中，胸腔内压和气道压之间会产生明显的压力梯度。通常，胸腔内压比气道压低5～6 mmHg，即使面对压缩性肿块，气道压也有助于气道向胸腔内扩张。因此，在肿块变得太大之前，自主呼吸负压通气能够很好的耐受。

当开始正压通气时，梯度通常减小到1～2 mmHg，因此来自气道上肿块的压力可能不容易克服，导致气道腔狭窄。随着腔面积的减少，气道阻力迅速增加（四次方），存在气道塌陷风险。神经肌肉阻滞的增加进一步损害气道的完整性。因此，维持自主呼吸被认为是麻醉护理的重点之一。在某些情况下，通过推进气管内插管或严格的支气管镜检查绕过严重狭窄的气道，可以挽救生命。

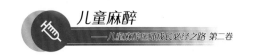
（六）全身静脉系统

上腔静脉是一种低压、薄壁的血管，在内脏腔内易受压而闭塞。上腔静脉完全阻塞可导致上腔静脉综合征，以面部肿胀、颈部水肿和上气道损害为特征。静脉回流减少可导致心脏前负荷减少和心排血量减少。由于血管位于内脏间隙的后部，侧卧位或俯卧位可以充分去除血管负担以改善症状，而仰卧位可能耐受性较差。上腔静脉综合征患者应被认为是高风险的，因为麻醉可以显著地加剧梗阻。

（七）心脏和大血管

前纵隔肿块会发生外部压迫、侵袭性生长，并引发胸膜或心包积液。

如果肿瘤位于内脏室，所有以上问题都需要确定。虽然主动脉有一定的抗压能力，但其他结构都会受到压迫。积液会逐渐损害心脏功能。淋巴瘤，尤其是快速生长的淋巴瘤，也会侵犯心肌并引发心律失常。

（八）麻醉并发症的危险因素分析

数十年来，对前纵隔肿瘤患儿进行麻醉诱导的风险已众所周知。早期病例报告将呼吸道症状与麻醉并发症联系起来，一些报告中患者即使没有明显的呼吸道症状，也出现了并发症甚至死亡。

9.4%~20%前纵隔肿块的麻醉并发症有不同的报道。这些估计通常来自单个机构的系列病例报告，试图探索与麻醉并发症相关的围手术期因素。每一份报告都强调了麻醉期间与气道损害相关的不同因素。在连续29例病例报告中，并发症发生率为20%，与麻醉期间气道损害相关的因素有前位肿块、淋巴瘤、上腔静脉综合征、喘鸣和心包或胸腔积液。在对117例前纵隔肿块患者的临床和影像学信息的回顾中，相关症状包括端坐呼吸、上半身水肿、大血管受压和支气管主干受压。在另一项并发症发生率为15%的63例患者回顾中，气管压迫是最能预测麻醉并发症的，阳性预测值为100%，阴性预测值为98%。

因此，静息时呼吸困难、端坐呼吸和上腔静脉综合征的临床症状是特别坏的预兆。气管或支气管主干阻塞的影像学表现是预测前纵隔肿块相关麻醉并发症的主要表现。

（九）术前检查

前纵隔肿块通常从最初的胸部X线片引起护理人员的注意，通常可以帮助护理人员大致了解肿瘤的位置和大小，但需要进行额外的检查才能了解病情的严重程度，谨慎的做法是采取多学科的方法管理这些患者，以确保医疗团队意见一致。

CT是最好和最常见的成像。CT显示肿瘤的精确位置和大小及其与纵隔主要结构的关系。大量研究表明了气管横截面积（cross-sectional area，CSA）与呼吸道症状和麻醉结局之间的关系。一般来说，气管横截面积降低>50%，几乎普遍与呼吸道症状有关，降低到<30%，与手术室的麻醉并发症有关。

对前纵隔肿块人群的肺功能进行了研究，结果喜忧参半。肺功能检查（PFTS）如果实施得当，将提供关于疾病梗阻性质的信息，然而，人们普遍认为它们是不必要的。肺功能检查并不比病史、体格检查和CT更有助于确定患者的诊断或预后。CT成像的三维解释通常不是对前纵隔肿块做，但它们可以提供关于肿块的额外信息。具体地说，一个三维成像（图11-3）就可以清楚地显示气管和支气管压迫的程度。

（十）风险分层

当患者就诊时，需要尽快识别潜在的风险。最常见的情况是，胸部X线显示纵隔增宽（前纵隔肿块）。第一步包括彻底的病史和体格检查，以及实验室测试和CT成像。根据这些测试的结果，可以对如何在手术室中进行麻醉计划提出建议。

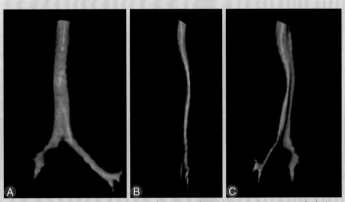

A.前后位；B.侧视图；C.斜视图。三维成像显示了气管-支气管阻塞的程度，从气管中部，通过隆突，延伸到两个主支气管。

图11-3 气管-支气管树的三维（three dimensions，3D）重建

（源自：The study of Brenn, et al. Perioperative management of an anterior mediastinal teratoma in an infant: one more tool in the toolbox. BMJ Case Rep 2018. with permission from BMJ Publishing Group Ltd）

根据临床和影像学体征和症状，患者被分为低、中和高风险类别（表11-2）。如果患者没有呼吸损害的临床或放射学证据，则可以使用镇静剂或麻醉剂，而且无须担心。如果患者因气管压迫（＞70%）、喘鸣或端坐呼吸症状而被认为有高风险，那么进行镇静或麻醉是禁忌的。处于中高风险的患者应该有个体化的计划来限制肌肉松弛并保证自主呼吸。

表11-2 儿童前纵隔肿块风险类别

	低风险	中风险	高风险
征兆	无放射线气道压迫 无心脏或血管压迫	轻度气管压迫＜70% 无支气管压迫	气管压迫＞70%； 气管 CSA＜70% 伴支气管压迫； 大血管压迫； ECHO 压塞生理学
症状	无	轻中度体位	端坐呼吸 喘鸣或发绀

注：CSA，横截面积；ECHO，超声心动图。根据症状和体征表对儿童前纵隔肿块进行分层的风险。

资料来源：Pearson, J. K. and G. M. Tan (2015). "Pediatric Anterior Mediastinal Mass: A Review Article." Semin Cardiothorac Vasc Anesth19(3): 248-254. Reprinted by the permission of SAGE Publications, Inc.

（十一）管理

前纵隔肿块患者的麻醉和手术处理可能是不一致的，因为外科医师希望作出准确的诊断，但镇静或麻醉可能会危及生命。重要的是要有一个多学科的方法来诊断，以实现最安全的治疗。

麻醉小组的目标是确保患者的安全和避免不必要的风险。对于儿科前纵隔肿块患者还有额外的考虑因素，因为该计划将需要考虑患者的年龄和情绪状态。一些年幼的儿童不能耐受局部麻醉和镇静，而且全身麻醉的风险也很高。在这些情况下，其他的诊断途径，如在获得组织活检前使用类固醇或放射缩小肿瘤，可能是必要的。

如果患者的麻醉风险低，继续进行镇静或麻醉才是合适的。如果患者气道受损或心排血量减少，制订计划是很重要的。可能需要采取紧急措施以确保安全。

如果有高度的气管或支气管阻塞，侧位甚至半俯卧位可能是救命的方法。对于这样的"急救体位"，应该提前谋划。普通外科或耳鼻喉科医师应该通过硬支气管镜检查，绕过阻塞以使患者通气（即使是暂时的）。气管或支气管支架也被使用。Heliox是一种氦和氧的混合物，这种气体被提倡使用，可以

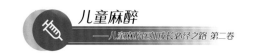

通过降低吸入气体的密度允许更好的气流。然而，较高浓度的氦将限制给氧浓度。

在某些情况下，已经提倡提前计划体外膜肺氧合或体外循环。但临时开放所需通道可能并不总是现实的，所以计划和预先在老年患者放置套管可能是一个更安全的选择。对于患有大的囊性前纵隔肿块的婴儿，抽吸液体可能是减轻气管–支气管或心脏梗阻的一种选择。

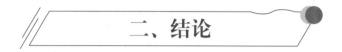

二、结论

为了安全地处理儿童有症状的大型前纵隔肿块，由肿瘤医师、外科医师、麻醉医师组成的多学科团队必须联合制订基于危险分层的计划，以确保最佳结局。如果有可能发生麻醉事故，麻醉医师必须是患儿的保卫者。虽然纵隔肿物相对罕见，并最终在三级护理医院进行管理，但重要的是所有麻醉从业者都要认识到可能发生的风险，强调通过侵入性由小到大的方法获得诊断。对紧急气道的患儿来说，事先准备好抢救方案可以挽救患儿的生命

三、先天性肺气道畸形

（一）介绍

先天性肺部病变包括多种罕见但临床意义重大的发育异常，如先天性肺气道畸形（congenial pulmonary airway malformation，CPAM）、支气管肺隔离症、先天性肺叶气肿和支气管源性囊肿。先天性肺气道畸形以前被称为先天性囊性腺瘤样畸形（congenital cystic adenomatoid malformation，CCAM），是最常见的肺畸形之一，表现为肺组织的多囊性肿块，细支气管结构增生，无法成熟。

（二）发病机制

先天性肺气道畸形的确切发病机制尚不清楚。人们普遍认为，这些病变是由胚胎肺和气道发生障碍引起的。肺发育标志物的表达提示，先天性肺气道畸形是由正常肺发育的短暂和局灶性非遗传性破坏所致。据推测，囊肿的发生可能是由支气管芽未能与肺泡间充质结合或终末细支气管过度生长所致。它们零星发生，病灶周围的肺一般正常，它们一般与任何其他先天性异常无关。这些病变与细支气管结构相似，但缺乏支气管腺体、支气管软骨和伴随的肺泡。由于与气道相连，可能会形成气体滞留和膨胀，导致呼吸窘迫。先天性肺气道畸形对此类患儿的麻醉提出了挑战，包括氧合和肺隔离的需要。

（三）临床表现

先天性肺气道畸形通常表现为以下三种方式之一：新生儿呼吸窘迫、幼儿反复肺炎或偶发于无症状的成年人。在患有先天性肺气道畸形的新生儿中，分娩后开始呼吸可能会导致气体滞留和进一步的囊肿扩张，并恶化出现呼吸损害（图11-4）。如果需要手术切除病变节段，可以在胸腔镜下进行，也可以通过开胸手术进行，手术切除后预后一般良好。

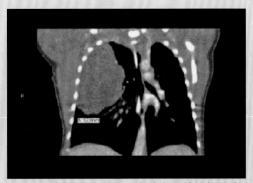

图11-4　胸部CT造影显示右肺先天性肺气道畸形

[经许可转载自：Budzinski J., Choudhry D. K. (2018). Fogarty catheter for lung isolation in CPAM. Int J Anesthesiol 5(2):1-3. open access]

（四）麻醉管理

术前：先天性肺气道畸形通常在生命早期被诊断，大多数儿童在1个月至1岁期间要求切除病变肺段。没有任何呼吸窘迫的症状，也没有相关的先天畸形。术前进行全面评估，并遵循禁食指南，如同其他接受大型手术的婴儿和儿童。由于手术病灶靠近大血管结构，应为手术备血。

术中：常规标准监测包括心电图、脉搏血氧仪和血压。建议进行有创动脉血压监测。它允许密切的监测血流动力学，便于进行血气分析（如果需要）。需要获得两条良好的外周静脉通路。吸入面罩诱导由氧、一氧化二氮和七氟醚完成。

新生儿单肺通气（one-lung ventilation，OLV）：先天性肺气道畸形病变肺段病灶切除的手术入路可采用胸腔镜或开胸手术，手术切除后预后一般良好。随着越来越多胸腔镜入路在肺部手术中的普及，OLV在婴儿和儿童的外科手术中被要求相当频繁，以提高可视化程度和减少由牵开器引起的肺部牵拉。胸腔镜手术切口小，术后疼痛少，炎症少，恢复时间短。

麻醉设备、肺隔离装置、监测、技术和药理学的进步增加了单肺麻醉的安全性。婴儿和新生儿，由于他们的体型，无法适应双腔支气管导管或支气管封堵器。这个年龄组的肺隔离技术是通过将单腔气管导管插入非手术侧肺内进行通气，或将Fogarty导管（fogarty catheter，FC）放置到单腔气管导管旁边来实现肺隔离技术。后一种技术提供了准确的肺隔离优点，并且在需要让塌陷肺膨胀时，不需要将单腔气管导管撤入主气管内。Fogarty导管在我们医院已经被用于婴儿OLV多年，并且效果很好，没有任何并发症（图11-5）。通过直接喉镜将其推进至气管，然后将单腔气管导管放置在阻塞器旁。再将纤支镜放入气管导管内，向前推进纤支镜，将Fogarty导管准确定位在所需要的主支气管位置，并在纤支镜下进行Fogarty导管球囊充气。这两种技术都有其优点和缺点，支气管内入路具有操作简单、不需要任何特殊设备的优点，但也存在一些缺点。单腔气管导管不能同时进入左右两侧支气管，一旦其进入一侧支气管内，另一侧肺内气体将排出减缓，导致术侧肺塌陷减慢。若要双肺通气时，则需掀起手术铺巾找到气管导管，将其固定物解开，再将气管导管退至主气道后固定气管导管，这一系列过程比较烦琐。另外，Fogarty导管的放置需要较高的技术技巧、特殊的装置、直径较小的纤支镜，Fogarty导管放置在所需位置后，有可能从支气管脱入主气管，导致单腔气管导管完全阻塞，这时需要立即球囊放气。此外，Fogarty导管需在可视的条件下进行放置，放置过程需要轻柔，不能使用暴力，以免出现肺损伤和气胸。只要Fogarty导管放置程序正确，它很容易实现肺萎陷，且仅通过球囊放气就能使肺重新复张。

面对OLV造成的巨大分流，维持新生儿的最佳氧合可能具有挑战性。它需要更高的吸入氧浓度，通气侧肺依赖3~5 cmH$_2$O的呼气末正压和低浓度挥发性药物，优先选异氟醚或七氟醚，以减少缺氧性肺血管收缩能力的减弱，这样有助于将血液转移到通气侧肺。重要的是要保持潮气量5~8 mL/kg，并避免高潮气量和高压力，因为这可能造成通气侧肺气压伤和容积伤，更高的压力也会使血液转移到未通气的手术

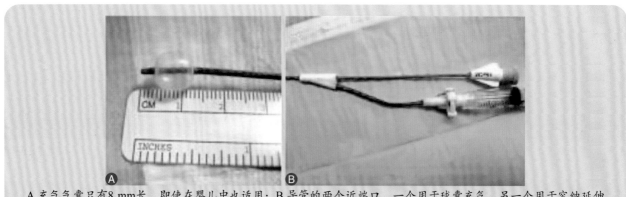

A.充气气囊只有8 mm长，即使在婴儿中也适用；B.导管的两个近端口，一个用于球囊充气，另一个用于容纳延伸到导管远端的管心针。

图11-5　Fogarty经腔栓子切除术导管3 F（爱德华兹生命科学中心，Arrow International）

侧肺，从而加剧分流。

术后： 手术完成后，一旦恢复两肺通气，就需要通过轻柔的、较大的潮气量呼吸确保塌陷的手术肺完全扩张。大多数患儿能耐受气管拔管，恢复足够的自然通气，随后被转到新生儿重症监护室或儿科重症监护室进行恢复和术后疼痛管理。在我们机构，采用多模式方法进行术后疼痛管理。将多孔胸壁导管置于手术侧胸壁的肌层中，并通过导管开始输注罗哌卡因0.2～0.3 mg/（kg·h）。对于不受控制的疼痛，可静脉注射对乙酰氨基酚（10 mg/kg）或阿片类药物（纳布啡或吗啡0.05 mg/kg）。

（五）结论

先天性肺气道畸形是儿童最常见的肺部畸形之一，需要在出生后一年通过胸腔镜手术干预。它给麻醉管理带来了挑战，包括氧合和肺隔离的需要。对婴儿肺隔离技术的良好理解对这些儿童安全使用麻醉药是必要的。

四、先天性多发性关节病

（一）介绍

关节病综合征是一种罕见的、非进行性的、先天性的、异质性的疾病，以先天性关节挛缩为特征。关节病这个术语更多的是一个临床发现，而不是一个在300余种多样性疾病中独具特征的诊断。先天性多发性关节挛缩症（arthrogryposis multiplex congenita，AMC）是关节病综合征中最严重的一种，其名称来源于希腊语，意思是"弯曲或钩状的关节"。较轻的远端关节弯曲综合征（distal arthrogryposis syndrome，DAS）仅涉及手和脚的远端关节，并与多种综合征相关。它影响到每2000至3000名活产婴儿中的一名，性别比例大致相等。

（二）发病机制

先天性多发性关节挛缩症的病因仍不清楚，但通常，任何导致胎儿活动减少的原因都可能导致关节挛缩，因为连接到关节的肌腱没有伸展到正常长度。运动对于关节及其周围结构的正常发育是必不可少的，缺乏胎动会导致额外的结缔组织在它们周围发育，限制它们的运动并进一步加剧挛缩。虽然胎儿活动迟缓是先天性多发性关节挛缩症的主要原因，但胎动减少有多种内在和外在原因。脊髓前角细胞病变是脊髓退行性病变的最常见原因之一，脊髓肌肉萎缩是另一常见原因。重症肌无力被认为与先天性多发性关节挛缩症有很强的联系，因为母体抗体通过胎盘转移进入胎儿循环，干扰胎儿乙酰胆碱受体功能，导致胎儿肌肉受损和宫内胎动受损。充满羊水的羊膜腔保护胎儿免受外来有害因素影响，并为胎儿的发育和活动提供足够的空间。此外，母体疾病，如糖尿病、强直性肌营养不良、多发性硬化症和感染（如风疹、水痘、巨细胞病毒和弓形虫病）与胎儿失智和随后的先天性多发性关节挛缩症密切相关。然而，这种关系是因果关系还是巧合关系，仍然没有得到证实。在大多数情况下，先天性多发性关节挛缩症不是遗传导致的，然而，在30%的情况下，可能确定为遗传原因。关节病的流行已有报道，然而，尚不清楚是由感染性因素、环境因素造成的，还是仅仅偶然发生。

（三）分类

目前，已知的先天性多发性关节挛缩症亚组有许多，其体征、症状和病因各不相同。其主要是遗传因素和环境因素共同作用引发的，并有明显的重叠。现已有超过100个遗传缺陷被确定会导致多种关节萎缩表型，淀粉样变性和远端关节萎缩这两大类病变的患病率已下降50%~65%。肌发育不良在活产儿中患病率为1：10 000，没有遗传倾向，发病部位不包括下颌和躯干，四肢对称挛缩，智力通常正常。而远端关节挛缩在活产儿中的患病率为1/2500，关节挛缩涉及手和脚，并伴有其他身体结构的异常。

（四）诊断性检查

当产前常规超声扫描时发现缺乏活动能力和位置异常时，即为主要诊断。根据病史和全身检查，进一步评估这些儿童，包括X线检查评估关节和骨骼异常，超声检查评估中枢神经系统和内脏异常，MRI评估因挛缩而模糊的肌肉块。肌肉活检是为了排除任何潜在的肌病，肌电图可能用于区分神经病理性和肌病性病因。

（五）围手术期关注

患有先天性多发性关节挛缩症的儿童在童年期间需要通过频繁的手术解决各种骨骼和内脏异常，并需要肌肉活检来明确诊断。先天性多发性关节挛缩症患儿的麻醉处理常因各种不良反应和并发症而具有挑战性。这些儿童的肢体畸形包括短缩、压迫、蹼、桡骨头脱臼和髌骨缺失。远端关节比近端关节受影响更频繁。然而，受影响程度最严重的是远端手和脚的变形（图11-6）。

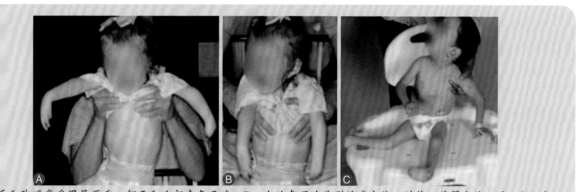

A：手和脚通常受累最严重，躯干和头部幸免于难；B：上肢表现为典型的肩内旋、肘伸、前臂内旋，腕、指、拇指屈曲畸形；C：脚可能有许多不同的变形方式。

图11-6　先天性多发性关节挛缩症患儿的四肢畸形

（图片由费城儿童医院H.Van Bosse医师提供）

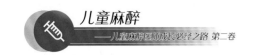
中枢神经系统：神经系统受累可表现为癫痫发作、结构畸形和智力低下。

颅面畸形：这些异常可能涉及颅缝增生、小头畸形和腭部异常，如腭裂、高弓状腭或黏膜下裂。面部畸形表现为不对称、鼻梁扁平、小下颌、上腭高拱、下颌活动范围受限（牙关紧闭），颈椎发育不良导致颈椎不稳定和僵硬。

呼吸系统：呼吸系统问题包括喉裂和气管狭窄。肌肉无力和膈肌发育不良可能影响肺功能。由于躯干肌肉无力和偶尔的椎体结构异常，这些儿童可能会出现脊柱侧弯。脊柱侧弯早期开始，可进行性导致呼吸功能受损。

心血管：各种先天性心脏缺陷已被报道，尽管在儿童先天性多发性关节挛缩症中很少发生。在先天性多发性关节病患者中，观察到手术过程中血流动力学不稳定，需要多剂量血管升压药。然而，尚未观察到先天性多发性关节病与心肌病有直接联系，以及对常用麻醉药的异常血流动力学反应。

高热：在不同的研究中，术中高热的发生率存在显著差异。原因尚不完全清楚，但可能只是由于关节病综合征的异质性及相关神经肌肉病和相关肌病的较高发病率，这导致了对这些患儿恶性高热的关注。有病例报告提示，麻醉期间的高热和高代谢反应与恶性高热不一致。回顾了32年来对67名患者使用的398种麻醉药，发现尽管使用了已知的触发剂，但没有恶性高热的证据。此外，最近对关节病患者的370种麻醉药的回顾没有发现术中高热或高代谢反应概率增加的证据。导致体温升高的高代谢反应与恶性高热不同，前者与使用的麻醉剂类型无关，并对主动降温措施有反应。这种反应是可以预见的，温度必须被监测，主动冷却的措施应该是准备好的。

静脉通路：由于四肢挛缩、关节畸形，以及需要重复建立静脉通路的多次手术，建立静脉通路可能具有挑战性。可以利用超声引导下静脉置管，避免多次反复穿刺。

定位：四肢的挛缩使得手术过程中的定位相当具有挑战性。需要特别注意用足够的衬垫保护压力区域，并避免过度拉伸。

局部麻醉：局部麻醉技术在儿童先天性多发性关节挛缩症中的应用是有争议的，因为其病因之一是选择性脊髓前角细胞病变。局部麻醉技术的实施可能是困难的，因为四肢的多处挛缩，导致解剖异常，并难以获得最佳定位。骶管阻滞和髂筋膜阻滞分别成功地用于这些儿童的术后疼痛缓解和肌肉活检，没有任何神经系统后遗症。

五、麻醉管理

考虑到儿童的多系统受累，周密的术前评估和麻醉计划是必要的。应进行神经系统、呼吸系统、肌肉骨骼和心脏评估。

先天性多发性关节病儿童对使用强效吸入剂的麻醉诱导耐受性好，有良好的安全性记录。在存在潜在的肌病时，谨慎地避免使用琥珀酰胆碱。非去极化肌松药是经常使用的，并有良好的安全记录。

尽管可能出现各种颅面异常导致气道管理困难，但对大多数关节病患儿使用DL进行气管插管不构成重大挑战。然而，先天性多发性关节挛缩症患儿也存在气管插管困难风险，对此，以往手术麻醉记录单的回顾提供了有价值的信息。对于那些有气道问题病史并符合困难插管标准的人，采取谨慎的计划是至关重要的。喉罩、视频喉镜、软性纤维镜等处理困难气道的各种设备，以及足够的帮助应该是现成的，使用这些设备的必要技能和设备的可靠性是必不可少的。对于需要反复手术并有困难气道的儿童，谨慎的做法是进行气管造口术。与气道损伤和缺氧相关的反复插管高风险超过了气管切开的风险。

区域技术虽然具有挑战性，但在提供良好的镇痛和减少阿片类药物需求方面很有价值。在超声引导下，上肢和下肢阻滞已经安全使用，硬膜外导管也经常用于广泛的双侧下肢矫正手术。留置导管有助于术后疼痛控制，也有助于控制术后理疗时的疼痛。

手术过程中的定位经常具有挑战性，需要特别注意保护压力区域，避免过度拉伸，以免神经和软组织损伤。

高代谢反应可导致体温升高，这与所使用的麻醉剂类型无关，并且采取主动降温措施是有效的。这种反应是可以预见的，体温应该被监测，主动降温的措施应该是随时可用的。此外，需要强调的是，麻醉医师必须对与MH明显相关的共存肌病保持警惕，如中央轴空病和King Denborough综合征。

总之，关节病综合征提出了与肌肉骨骼畸形、神经系统、心血管和呼吸系统受累有关的各种挑战。针对本病，在麻醉前进行全面的评估和准备，对于良好的围手术期结局至关重要。

六、嗜铬细胞瘤

（一）介绍

嗜铬细胞瘤（pheochromocytoma，PHEO）是一种神经内分泌肿瘤，在儿童中相当罕见，且可能在麻醉管理期间引发无法预料的情况。这些功能性肿瘤能分泌儿茶酚胺，可在围手术期及术中危及患者的生命安全。虽然嗜铬细胞瘤在小儿和成年人的临床表现和麻醉管理中有共性，但麻醉医师仍然需要注意其重要的差异，以更安全的方式进行儿童嗜铬细胞瘤的麻醉管理。

（二）流行病学

嗜铬细胞瘤是一种罕见的疾病，每年发病率为每百万人2～9例，其中10%发生在儿童。在大多数情况下，儿童年龄在11～13岁。虽然在成年人中的性别比例没有差异，但在儿童中，男女比例为2∶1。儿童中70%的病例可能与遗传关联。

与成年人相比，儿童更有可能发生多发性、肾上腺外和转移性肿瘤。与成年人相比，儿童高血压并不常见。嗜铬细胞瘤占高血压成年人的0.2%～0.6%，而1%～2%的高血压儿童可能患有嗜铬细胞瘤。

遗传性或家族性病因在儿科嗜铬细胞瘤病因中更为普遍。如MENⅡA和ⅡB型、神经纤维瘤病、Sturge-Weber综合征、Von Hippel-Lindau和结节性硬化症等都与嗜铬细胞瘤有关。

（三）病理生理学

嗜铬细胞瘤是一种功能性肿瘤，通常分泌儿茶酚胺，如肾上腺素或非肾上腺素，偶尔也会分泌多巴胺。具体来说，肾上腺髓质的肿瘤被称为嗜铬细胞瘤，而肾上腺外的肿瘤被称为副神经节瘤。儿茶酚胺的分泌可以是持续性的、阵发性的，或者两者兼而有之，导致共同的症状学。高血压患者的典型症状是出汗、心悸和头痛。患者可能出现高血压或低血压、高热、神经异常和多系统器官衰竭，这可能会使诊断复杂化。有趣的是，与分泌儿茶酚胺主要为肾上腺素的成年人相比，儿童分泌的主要儿茶酚胺是去甲肾上腺素。虽然有一些重叠，但这可能对管理很重要。

（四）风险评估

虽然手术切除肿瘤被认为是治疗嗜铬细胞瘤的唯一方法，有趣的是，麻醉和手术本身也会对患者造成致命的威胁。由于儿童嗜铬细胞瘤很少见，因此对相关风险的系统研究也很少。目前，最大型的研究来自梅奥诊所的一项跨越13年的回顾性分析，研究报告显示，143名接受嗜铬细胞瘤手术的患者，有31%

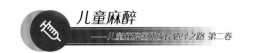
（45/143）的患者在围手术期发生了不良事件

（五）术前管理

儿童嗜铬细胞瘤的术前处理遵循成年人的处理方式，只有几个不同的考虑。需要记住的是，由于术前使用α-受体阻断剂和补液治疗受到重视，以及避免此类患者行急诊手术，因此手术切除嗜铬细胞瘤已变得安全。

虽然嗜铬细胞瘤在儿科人群中很少见，但必须记住嗜铬细胞瘤通常与遗传易感性和多发性或肾上腺外肿瘤有关。因此，术前影像学和核医学评估应在手术前进行。甲基碘苄基胍核显像在活动性肿瘤中具有特异性摄取，可以识别多发和转移的肿瘤位点，这些位点可以通过CT或MRI进一步进行解剖学定义。

α-受体阻滞剂：嗜铬细胞瘤的药物治疗中最重要的是使用α-受体阻滞剂。最常使用的是酚苄明，是一种非特异性的α-受体阻滞剂，对α1-受体和α2-受体均有作用。酚苄明是一种长效的α-受体阻滞剂，通常采用口服的方式，目前已是成年和儿童患者的一线药物。酚苄明的口服剂量从小剂量开始至足量，因为它会在早期引起显著的低血压，头晕甚至晕厥。随着酚苄明的剂量增加，补液也需同时进行，有助于补充血容量和减轻直立性低血压等症状。通常，酚苄明的剂量开始为每天两次，10 mg/次，然后从7~14天逐渐增加剂量。到手术前增加剂量至每天两次，50 mg/次。最终服用的剂量并不重要，在没有直立性低血压的情况下，使用足够的α-受体阻滞剂且保持合适的血容量来维持正常的血压更为重要。

选择性α-受体阻滞剂（哌唑嗪、多沙唑嗪、特拉唑嗪和酚妥拉明）通常静脉给药，作用时间相对较短，用于重症监护室环境中的高血压危象，也用于手术当天。选择性α1-受体阻断可能导致反射性心动过速。可能需要β-受体阻滞剂进行阻断来帮助控制心率变化。

β-肾上腺素能受体阻滞剂：需要强调的是，不建议将β-肾上腺素能受体阻滞剂作为成年人或儿童嗜铬细胞瘤的一线治疗药物。对于α-受体激动引起的血管收缩，β-受体阻滞剂对心脏的收缩功能有抑制作用。β-肾上腺素能受体阻滞剂也不能减弱α-受体激动导致的高血压危象及充血性心力衰竭的作用。然而，在应用α-受体阻滞剂后，β-肾上腺素能受体阻滞剂可用于治疗α-受体阻滞剂导致的心动过速。β-肾上腺素能受体阻滞剂用于成年人多于儿童，因为儿童嗜铬细胞瘤通常以分泌去甲肾上腺素为主，而成年人嗜铬细胞瘤以分泌肾上腺素为主。因此，小儿嗜铬细胞瘤患者通常不需要使用β-肾上腺素能受体阻滞剂。

α-甲基对位酪氨酸：使用α-甲基对位酪氨酸可以竞争性抑制酪氨酸羟化酶，这对儿茶酚胺的合成至关重要。这种药物已被用于减少切除嗜铬细胞瘤时肿瘤分泌儿茶酚胺的量，从而降低术中因儿茶酚胺分泌过多导致的高血压危象的概率。α-甲基对位酪氨酸通常在术前2~3天使用，在α-受体阻滞剂及补液治疗后开始使用。目前，已尝试将α-甲基对位酪氨酸作为嗜铬细胞瘤单一疗法的一部分，但由于仅在限制儿茶酚胺的进一步合成方面有效，肿瘤中仍会有之前已经合成的儿茶酚胺颗粒。因此，建议在使用足量α-受体阻滞剂后联合使用α-甲基对位酪氨酸。

钙通道阻断剂：钙通道阻断剂（地尔硫䓬、尼卡地平）已用于嗜铬细胞瘤，但通常不被认为是一线治疗。它们已与α-受体阻滞剂联合使用，特别用于难治性患者。

（六）术中管理

术中处理的目标是维持血流动力学稳定。血压的剧烈波动深深植根于嗜铬细胞瘤术中管理之中，并与喉镜检查和插管、气腹的创建及肿瘤的操作有关。尽管术前治疗似乎很充分，但高血压危象仍可能发生，术中准备需要考虑到这一点。

监测和准备：在切除嗜铬细胞瘤的过程中，需要预见血压的广泛波动，并有必要用动脉波形连续监测血压。中心静脉通路也被推荐用于输送血管活性药物。在成年人嗜铬细胞瘤中，常通过测量右心和左心压力进行CO监测。这是通过肺动脉插管或食管超声心动图实现的。在儿童中，食管超声心动图可能有帮助，因为肺动脉插管并不常见。

虽然开腹或腹腔镜手术方式都被采用，失血通常不是这些病例的问题。然而，重复的实验室检查可能是必要的，包括葡萄糖监测。

儿科麻醉诱导可以通过静脉注射或吸入药物实现。需要提到的是，地氟醚可能与高血压有关，作为维持剂没有任何优势。肌肉松弛对于腹腔镜或开腹入路是必要的，维库溴铵、罗库溴铵和阿曲库铵都可以被使用，维库溴铵在最近的综述中被推荐。正如所提到的，琥珀酰胆碱可能是禁忌证，因为肌颤搐的发生可以机械地挤压肿瘤，导致儿茶酚胺释放。

神经阻滞：腰麻和硬膜外技术已成功应用。已经证明硬膜外麻醉可以很好地控制血流动力学和激素水平。在考虑腰麻前应小心，因为它可能会导致进一步的低血压，尤其是在α-受体阻滞不足的患者中。

对于高血压的快速治疗，需要准备好血管扩张剂。硝普钠和硝酸甘油被认为是嗜铬细胞瘤血管活性治疗的主要药物。其他药物，如瑞芬太尼、艾司洛尔和硫酸镁，也被成功使用。硝普钠虽然在快速起效时能有效地减少前负荷和后负荷，但在更高剂量和更长时间使用时有氰化物或硫氰酸盐中毒的不良反应。硝酸甘油对前负荷作用大于后负荷，但相关毒性较小。

尼卡地平是一种强效的钙离子通道阻滞剂，也是一种强效的动脉血管扩张剂。起效时间短，主要缺点是药效持续几个小时，因此一旦肿瘤切除，低血压时间可能会延长。艾司洛尔是短效的β-受体阻滞剂，不仅能有效地减少心动过速的发生率，而且降低收缩压的作用比舒张压明显。艾司洛尔可单次静脉推述或持续泵注，1~2分钟起效，作用持续9分钟。基于这些原因，艾司洛尔通常比尼卡地平更可取。

硫酸镁作为治疗嗜铬细胞瘤的有效方法得到了广泛的重视。镁的降压机制是通过直接拮抗儿茶酚胺受体而抑制儿茶酚胺的释放。它还具有钙通道阻断能力，抗心律失常潜能，是一种有效的血管扩张剂。通过这种方式，硫酸镁能有效地调节儿茶酚胺的储存和循环，以及在喉镜检查和探查肿瘤时能有效地维持血压平稳。

（七）术后管理

术后也可能有明显的低血压、反跳性高血压和低血糖问题。术后出现难治性的低血压与切除肿瘤后儿茶酚胺分泌减少，以及α-受体阻滞剂的残余作用息息相关。儿茶酚胺受体通常会下调，对肾上腺素或去甲肾上腺素的反应减弱。加压素是嗜铬细胞瘤切除术后常用的加压药物。

虽然术前就发现嗜铬细胞瘤患者合并高血糖，但对于肿瘤切除后导致的低血糖，处理起来可能更加棘手。儿茶酚胺会抑制胰岛素的释放，肿瘤切除后儿茶酚胺的降低可能会导致高胰岛素血症，从而导致葡萄糖摄取过多。因此，在肿瘤切除后持续数天密切监测血糖和及时治疗血糖异常是必要的。令人惊讶的是，高血压可能在术后表现明显。多达一半的成年患者有高血压，使术后病程复杂化。如果高血压在首次肿瘤切除后持续超过一周，影像学检查可能是必要的，以排除可能被遗漏的额外肿瘤或转移性疾病。

（八）结论

嗜铬细胞瘤在成年人中很少见，在儿童中更少见。儿童嗜铬细胞瘤往往是多病灶，肾上腺外，更常见的与恶性肿瘤相关，需要详细的核医学和放射学成像。此外，儿童期嗜铬细胞瘤容易分泌去甲肾上腺素，主要由α-肾上腺素能刺激而导致高血压。细致的术前药物治疗和补液治疗、熟练的术中麻醉管理、警惕的术后监测和干预对安全结局至关重要。

191

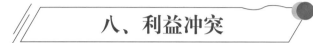

七、发表同意书

不适用。

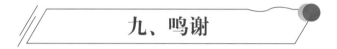

八、利益冲突

提交人声明没有财务或其他方面的利益冲突。

九、鸣谢

宣布没有。

参考文献

[1] Brenn BR, Hughes AK. The Anesthetic Management of Anterior Mediastinal Masses in Children: A Review. Int Anesthesiol Clin 2019; 57(4): e24-41.
[http://dx.doi.org/10.1097/AIA.0000000000000247] [PMID: 31503096]

[2] Carter BW, Tomiyama N, Bhora FY, et al. A modern definition of mediastinal compartments. J Thorac Oncol 2014; 9(9) (Suppl. 2): S97-S101.
[http://dx.doi.org/10.1097/JTO.0000000000000292] [PMID: 25396318]

[3] Edwards C. Anterior Mediastinal Mass.Clninical Anesthesiology. New York: Springer-Verlag 2014; pp. 29-34.
[http://dx.doi.org/10.1007/978-1-4614-8696-1_4]

[4] Ciardiello FM, Viscardi F. G. Clinical Approach: Recommendations for the Clinicians.The Mediastinal Mass Current Clinical Pathology. 1st ed. Philadelphia: Humana Press 2018; pp. 7-15.
[http://dx.doi.org/10.1007/978-3-319-90368-2_2]

[5] Lam JC, Chui CH, Jacobsen AS, Tan AM, Joseph VT. When is a mediastinal mass critical in a child? An analysis of 29 patients. Pediatr Surg Int 2004; 20(3): 180-4.
[http://dx.doi.org/10.1007/s00383-004-1142-6] [PMID: 15064964]

[6] Anghelescu DL, Burgoyne LL, Liu T, et al. Clinical and diagnostic imaging findings predict anesthetic complications in children presenting with malignant mediastinal masses. Paediatr Anaesth 2007; 17(11): 1090-8.
[http://dx.doi.org/10.1111/j.1460-9592.2007.02279.x] [PMID: 17897276]

[7] Ng A, Bennett J, Bromley P, Davies P, Morland B. Anaesthetic outcome and predictive risk factors in children with mediastinal tumours. Pediatr Blood Cancer 2007; 48(2): 160-4.
[http://dx.doi.org/10.1002/pbc.20702] [PMID: 16317755]

[8] Azizkhan RG, Dudgeon DL, Buck JR, et al. Life-threatening airway obstruction as a complication to the management of mediastinal masses in children. J Pediatr Surg 1985; 20(6): 816-22.
[http://dx.doi.org/10.1016/S0022-3468(85)80049-X] [PMID: 4087108]

[9] Slinger P, Karsli C. Management of the patient with a large anterior mediastinal mass: recurring myths. Curr Opin Anaesthesiol 2007; 20(1): 1-3.

[http://dx.doi.org/10.1097/ACO.0b013e328011390b] [PMID: 17211158]

[10] Brenn BR, Reddy SK, Van Arendonk KJ, Morgan WM. Perioperative management of an anterior mediastinal teratoma in an infant: one more tool in the toolbox. BMJ Case Rep 2018.
[http://dx.doi.org/10.1136/bcr-2018-227022]

[11] Pearson JK, Tan GM. Pediatric Anterior Mediastinal Mass: A Review Article. Semin Cardiothorac Vasc Anesth 2015; 19(3): 248-54.
[http://dx.doi.org/10.1177/1089253215578931] [PMID: 25814524]

[12] Hack HA, Wright NB, Wynn RF. The anaesthetic management of children with anterior mediastinal masses. Anaesthesia 2008; 63(8): 837-46.
[http://dx.doi.org/10.1111/j.1365-2044.2008.05515.x] [PMID: 18547295]

[13] Blank RS, de Souza DG. Anesthetic management of patients with an anterior mediastinal mass: continuing professional development 2011; 58(9): 853-9-60-7.
[http://dx.doi.org/10.1007/s12630-011-9539-x]

[14] Lezmi G, Hadchouel A, Khen-Dunlop N, Vibhushan S, Benachi A, Delacourt C. [Congenital cystic adenomatoid malformations of the lung: diagnosis, treatment, pathophysiological hypothesis]. Rev Pneumol Clin 2013; 69(4): 190-7. [Congenital cystic adenomatoid malformations of the lung: diagnosis, treatment, pathophysiological hypothesis].
[http://dx.doi.org/10.1016/j.pneumo.2013.06.001] [PMID: 23850268]

[15] Correia-Pinto J, Gonzaga S, Huang Y, Rottier R. Congenital lung lesions--underlying molecular mechanisms. Semin Pediatr Surg 2010; 19(3): 171-9.
[http://dx.doi.org/10.1053/j.sempedsurg.2010.03.003] [PMID: 20610189]

[16] Alt B, Shikes RH, Stanford RE, Silverberg SG. Ultrastructure of congenital cystic adenomatoid malformation of the lung. Ultrastruct Pathol 1982; 3(3): 217-28.
[http://dx.doi.org/10.3109/01913128209016647] [PMID: 6293133]

[17] Boucherat O, Bonnet S. MicroRNA signature of end-stage idiopathic pulmonary arterial hypertension: clinical correlations and regulation of WNT signaling. J Mol Med (Berl) 2016; 94(8): 849-51.
[http://dx.doi.org/10.1007/s00109-016-1431-2] [PMID: 27236600]

[18] Prendergast B, Fernando AM, Mankad PS. Congenital cystic adenoid malformation in a pre-term infant: management considerations. Pediatr Surg Int 1998; 14(1-2): 92-3.
[http://dx.doi.org/10.1007/s003830050446] [PMID: 9880708]

[19] Lezmi G, Vibhushan S, Bevilaqua C, et al. Congenital cystic adenomatoid malformations of the lung: an epithelial transcriptomic approach. Respir Res 2020; 21(1): 43.
[http://dx.doi.org/10.1186/s12931-020-1306-5] [PMID: 32019538]

[20] Laberge JM, Flageole H, Pugash D, et al. Outcome of the prenatally diagnosed congenital cystic adenomatoid lung malformation: a Canadian experience. Fetal Diagn Ther 2001; 16(3): 178-86.
[http://dx.doi.org/10.1159/000053905] [PMID: 11316935]

[21] Hammer GB, Harrison TK, Vricella LA, Black MD, Krane EJ. Single lung ventilation in children using a new paediatric bronchial blocker. Paediatr Anaesth 2002; 12(1): 69-72.
[http://dx.doi.org/10.1046/j.1460-9592.2002.00818.x] [PMID: 11849579]

[22] Choudhry DK. Single-lung ventilation in pediatric anesthesia. Anesthesiol Clin North America 2005; 23(4): 693-708, ix. [ix.].
[http://dx.doi.org/10.1016/j.atc.2005.07.006] [PMID: 16310659]

[23] Benumof JL, Augustine SD, Gibbons JA. Halothane and isoflurane only slightly impair arterial oxygenation during one-lung ventilation in patients undergoing thoracotomy. Anesthesiology 1987; 67(6): 910-5.
[http://dx.doi.org/10.1097/00000542-198712000-00006] [PMID: 3688534]

[24] Shimizu T, Abe K, Kinouchi K, Yoshiya I. Arterial oxygenation during one lung ventilation. Can J Anaesth 1997; 44(11): 1162-6.
[http://dx.doi.org/10.1007/BF03013338] [PMID: 9398955]

[25] Gleich SJ, Tien M, Schroeder DR, Hanson AC, Flick R, Nemergut ME. Anesthetic Outcomes of Children With Arthrogryposis Syndromes: No Evidence of Hyperthermia. Anesth Analg 2017; 124(3): 908-14.

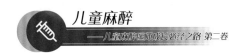

[http://dx.doi.org/10.1213/ANE.0000000000001822] [PMID: 28099287]

[26]   Kalampokas E, Kalampokas T, Sofoudis C, Deligeoroglou E, Botsis D. Diagnosing arthrogryposis multiplex congenita: a review. ISRN Obstet Gynecol 2012; 2012: 264918.
[http://dx.doi.org/10.5402/2012/264918] [PMID: 23050160]

[27]   Hall JG. Arthrogryposis multiplex congenita: etiology, genetics, classification, diagnostic approach, and general aspects. J Pediatr Orthop B 1997; 6(3): 159-66.
[http://dx.doi.org/10.1097/01202412-199707000-00002] [PMID: 9260643]

[28]   Reimann J, Jacobson L, Vincent A, Kornblum C. Endplate destruction due to maternal antibodies in arthrogryposis multiplex congenita. Neurology 2009; 73(21): 1806-8.
[http://dx.doi.org/10.1212/WNL.0b013e3181c34a65] [PMID: 19933984]

[29]   Dalton P, Clover L, Wallerstein R, et al. Fetal arthrogryposis and maternal serum antibodies. Neuromuscul Disord 2006; 16(8): 481-91.
[http://dx.doi.org/10.1016/j.nmd.2006.05.015] [PMID: 16919948]

[30]   Vajsar J, Sloane A, MacGregor DL, Ronen GM, Becker LE, Jay V. Arthrogryposis multiplex congenita due to congenital myasthenic syndrome. Pediatr Neurol 1995; 12(3): 237-41.
[http://dx.doi.org/10.1016/0887-8994(95)00004-Y] [PMID: 7619191]

[31]   Wynne-Davies R, Williams PF, O'Connor JC. The 1960s epidemic of arthrogryposis multiplex congenita: a survey from the United Kingdom, Australia and the United States of America. J Bone Joint Surg Br 1981; 63-B(1): 76-82.
[http://dx.doi.org/10.1302/0301-620X.63B1.7204479] [PMID: 7204479]

[32]   Hall JG, Aldinger KA, Tanaka KI. Amyoplasia revisited. Am J Med Genet A 2014; 164A(3): 700-30.
[http://dx.doi.org/10.1002/ajmg.a.36395] [PMID: 24459070]

[33]   Darin N, Kimber E, Kroksmark AK, Tulinius M. Multiple congenital contractures: birth prevalence, etiology, and outcome. J Pediatr 2002; 140(1): 61-7.
[http://dx.doi.org/10.1067/mpd.2002.121148] [PMID: 11815765]

[34]   Nguyen NH, Morvant EM, Mayhew JF. Anesthetic management for patients with arthrogryposis multiplex congenita and severe micrognathia: case reports. J Clin Anesth 2000; 12(3): 227-30.
[http://dx.doi.org/10.1016/S0952-8180(00)00147-1] [PMID: 10869924]

[35]   Hopkins PM, Ellis FR, Halsall PJ. Hypermetabolism in arthrogryposis multiplex congenita. Anaesthesia 1991; 46(5): 374-5.
[http://dx.doi.org/10.1111/j.1365-2044.1991.tb09548.x] [PMID: 2035784]

[36]   Martin S, Tobias JD. Perioperative care of the child with arthrogryposis. Paediatr Anaesth 2006; 16(1): 31-7.
[http://dx.doi.org/10.1111/j.1460-9592.2005.01676.x] [PMID: 16409526]

[37]   Baines DB, Douglas ID, Overton JH. Anaesthesia for patients with arthrogryposis multiplex congenita: what is the risk of malignant hyperthermia? Anaesth Intensive Care 1986; 14(4): 370-2.
[http://dx.doi.org/10.1177/0310057X8601400408] [PMID: 3565726]

[38]   Ion T, Cook-Sather SD, Finkel RS, Cucchiaro G. Fascia iliaca block for an infant with arthrogryposis multiplex congenita undergoing muscle biopsy. Anesth Analg 2005; 100(1): 82-4.
[http://dx.doi.org/10.1213/01.ANE.0000138036.83973.9A] [PMID: 15616056]

[39]   Pujari VS, Shivanna S, Anandaswamy TC, Manjunath AC. Arthrogryposis multiplex congenita: An anesthetic challenge. Anesth Essays Res 2012; 6(1): 78-80.
[http://dx.doi.org/10.4103/0259-1162.103380] [PMID: 25885508]

[40]   Isaacson G, Drum ET. Difficult airway management in children and young adults with arthrogryposis. World J Otorhinolaryngol Head Neck Surg 2018; 4(2): 122-5. [http://dx.doi.org/10.1016/j.wjorl.2018.04.003] [PMID: 30101221]

[41]   Savenkov AN, Pajardi GE, Agranovich OE, Zabolskiy D, van Bosse HJP. Anaesthesiology for Children With Arthrogryposis. J Pediatr Orthop 2017; 37 (Suppl. 1): S27-8.
[http://dx.doi.org/10.1097/BPO.0000000000000998] [PMID: 28594690]

[42]   Flick RP, Gleich SJ, Herr MM, Wedel DJ. The risk of malignant hyperthermia in children undergoing muscle biopsy for suspected neuromuscular disorder. Paediatr Anaesth 2007; 17(1): 22-7.
[http://dx.doi.org/10.1111/j.1460-9592.2006.02105.x] [PMID: 17184427]

[43] Farrugia FA, Charalampopoulos A. Pheochromocytoma. Endocr Regul 2019; 53(3): 191-212.
[http://dx.doi.org/10.2478/enr-2019-0020] [PMID: 31517632]

[44] Pamporaki C, Hamplova B, Peitzsch M, *et al.* Characteristics of Pediatric vs Adult Pheochromocytomas and Paragangliomas. J Clin Endocrinol Metab 2017; 102(4): 1122-32.
[http://dx.doi.org/10.1210/jc.2016-3829] [PMID: 28324046]

[45] Bholah R, Bunchman TE. Review of Pediatric Pheochromocytoma and Paraganglioma. Front Pediatr 2017; 5: 155.
[http://dx.doi.org/10.3389/fped.2017.00155] [PMID: 28752085]

[46] Naranjo J, Dodd S, Martin YN. Perioperative Management of Pheochromocytoma. J Cardiothorac Vasc Anesth 2017; 31(4): 1427-39.
[http://dx.doi.org/10.1053/j.jvca.2017.02.023] [PMID: 28392094]

[47] Kinney MA, Warner ME, vanHeerden JA, *et al.* Perianesthetic risks and outcomes of pheochromocytoma and paraganglioma resection. Anesth Analg 2000; 91(5): 1118-23.
[PMID: 11049893]

[48] Scholten A, Cisco RM, Vriens MR, *et al.* Pheochromocytoma crisis is not a surgical emergency. J Clin Endocrinol Metab 2013; 98(2): 581-91.
[http://dx.doi.org/10.1210/jc.2012-3020] [PMID: 23284003]

[49] Naruse M, Satoh F, Tanabe A, *et al.* Efficacy and safety of metyrosine in pheochromocytoma/paraganglioma: a multi-center trial in Japan. Endocr J 2018; 65(3): 359-71.
[http://dx.doi.org/10.1507/endocrj.EJ17-0276] [PMID: 29353821]

[50] Thanapaalasingham K, Pollmann AS, Schelew B. Failure of metyrosine therapy for preoperative management of pheochromocytoma: a case report. Can J Anaesth 2015; 62(12): 1303-7.
[http://dx.doi.org/10.1007/s12630-015-0480-2] [PMID: 26362800]

[51] Mannelli M. Management and treatment of pheochromocytomas and paragangliomas. Ann N Y Acad Sci 2006; 1073: 405-16.
[http://dx.doi.org/10.1196/annals.1353.044] [PMID: 17102109]

[52] Lebuffe G, Dosseh ED, Tek G, *et al.* The effect of calcium channel blockers on outcome following the surgical treatment of phaeochromocytomas and paragangliomas. Anaesthesia 2005; 60(5): 439-44.
[http://dx.doi.org/10.1111/j.1365-2044.2005.04156.x] [PMID: 15819762]

[53] Nizamoğlu A, Salihoğlu Z, Bolayrl M. Effects of epidural-and-general anesthesia combined versus general anesthesia during laparoscopic adrenalectomy. Surg Laparosc Endosc Percutan Tech 2011; 21(5): 372-9.
[http://dx.doi.org/10.1097/SLE.0b013e31822dd5e1] [PMID: 22002277]

[54] James MF, Cronjé L. Pheochromocytoma crisis: the use of magnesium sulfate. Anesth Analg 2004; 99(3): 680-6. [table of contents.].
[http://dx.doi.org/10.1213/01.ANE.0000133136.01381.52] [PMID: 15333393]

[55] Herroeder S, Schönherr ME, De Hert SG, Hollmann MW. Magnesium--essentials for anesthesiologists. Anesthesiology 2011; 114(4): 971-93.
[http://dx.doi.org/10.1097/ALN.0b013e318210483d] [PMID: 21364460]

[56] Amar L, Servais A, Gimenez-Roqueplo AP, Zinzindohoue F, Chatellier G, Plouin PF. Year of diagnosis, features at presentation, and risk of recurrence in patients with pheochromocytoma or secreting paraganglioma. J Clin Endocrinol Metab 2005; 90(4): 2110-6.
[http://dx.doi.org/10.1210/jc.2004-1398] [PMID: 15644401]